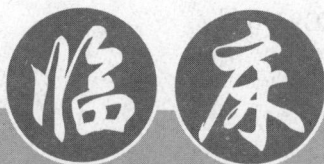

状态医学

虢周科　编著

中国中医药出版社

·北　京·

图书在版编目（CIP）数据

临床状态医学 / 虢周科编著 .—北京：中国中医药出版社，2017.5

ISBN 978 – 7 – 5132 – 4054 – 3

Ⅰ . ①临…　Ⅱ . ①虢…　Ⅲ . ①临床医学—研究　Ⅳ . ① R4

中国版本图书馆 CIP 数据核字（2017）第 039336 号

中国中医药出版社出版

北京市朝阳区北三环东路 28 号易亨大厦 16 层

邮政编码　100013

传真　010 64405750

廊坊市三友印务装订有限公司印刷

各地新华书店经销

开本 710 × 1000　1/16　印张 25.5　字数 377 千字

2017 年 5 月第 1 版　2017 年 5 月第 1 次印刷

书号　ISBN 978 – 7 – 5132 – 4054 – 3

定价　118.00 元

网址　www.cptcm.com

如有印装质量问题请与本社出版部调换

社长热线　010 64405720

购书热线　010 64065415　010 64065413

微信服务号　zgzyycbs

书店网址　csln.net/qksd/

官方微博　http：//e.weibo.com/cptcm

淘宝天猫网址　http：//zgzyycbs.tmall.com

作者介绍

虢周科，男，生于1959年，医学博士，主任医师，教授，硕士、博士研究生导师，广东省名中医师承指导老师，深圳市名中医，广州中医药大学附属深圳市中医院脑病与心理病科主任，国家中医药管理局"十二五"重点专科建设单位学科带头人。1977年考入陕西中医学院（现陕西中医药大学），1990年毕业于成都中医学院（现成都中医药大学），获医学博士学位。曾荣获深圳市青年科技带头人、深圳市优秀中医药工作者、深圳市医管中心最佳医生等称号。

现任广州中医药大学硕士、博士研究生导师，兼任世界中医药学会联合会中医心理学专业委员会副会长，世界中医药学会联合会中医心身医学专业委员会副会长，中华中医药学会脑病专业委员会常委，广东省中医药学会中医心理学专业委员会主任委员，广东省中西医结合学会神经科专业委员会常委，广东医学会行为与心身分会委员，深圳市中医药学会脑病专业委员会主任委员，深圳市中西医神经精神专业委员会主任委员，深圳市医学会心身分会副主任委员，深圳市医学会神经病学专业委员会副主任委员，深圳市医学会精神病学专业委员会副主任委员。

作为脑病心理专科负责人，在国内较早开创中医脑病心理临床专科，长期致力于中医药诊治脑病心理疾病和心身疾病的临床及科研，长年坚持临床一线，诊治患者30万人次。提出了临床状态医学理论，发挥中医药诊治脑病、心理疾病和疑难杂病的优势和特色，擅长运用中医药治疗中风、痴呆、眩晕、头痛、失眠等中医脑病，以及抑郁症、焦虑症等多种精神心理障碍性疾病。对心身疾病如胃肠病、肝胆病、心悸、胸闷胸痛、肾病、腰痛、慢性疼痛、围绝经期综合征、经前期综合征疾病的中医诊疗有独特的良效。获中医药科技进步奖8项，出版专著4部，发表学术论文80余篇，培养博士研究生2名、硕士研究生20名，培养学术继承人2人。

内容提要

　　全书分为上篇和下篇两部分。上篇以理论研究为核心，通过对临床状态医学理论的阐述，使医务工作者初步掌握临床状态医学的理论纲要。本部分共六章，第一章介绍了临床状态医学的含义，阐述了临床状态医学对生理机制的认识及中医学在临床状态医学中的地位和作用，临床状态医学对病因、发病和病理变化的认识；第二章为中医学中的状态医学思想，分别从中医经典《黄帝内经》、部分后世医家的思想及中医学的特点进行阐释；第三章介绍了临床状态医学的优势和意义；第四章介绍了临床状态医学中的诊断方法，包括中医四诊法、心身兼顾法、多元诊断法、兼容替代法、三维诊断法；第五章为临床状态医学的治疗方法，从治疗目标、治疗模式及具体的治疗方法介绍等方面进行阐述；第六章为临床状态医学对医师的要求，介绍了提高临床诊疗能力的方法。下篇从常见临床症状、常见疾病诊疗两方面详细介绍了临床状态医学在临床中的应用，列出35种常见症状及疾病的状态医学诊疗思路和方法，并附27则病案探讨临床应用的效果。本书理论与实践相结合，具有一定的学术、实用价值，可供中医、中西医结合人员和中医药院校学生阅读参考。

张 序

　　我国有中医、西医两套医学体系，如何使中医、西医更好地发挥促进民众健康的重要作用，需要理论上的突破和创新。临床状态医学以中医学的整体观念、辨证论治为指导思想，统合了中、西两种医学模式，以状态为纲，以生命健康为目标，中医、西医各自发挥作用，也能互相协同，纠正疾病状态，治疗疾病，恢复人体的健康状态。临床状态医学强调生物－心理－社会医学模式，吸取疾病医学、中医学、精神医学、伦理学、社会文化因素等，注重"以人为本"，强调调整机体健康状态，体现了现代科学发展既不断分化深入，又相互交错渗透的总体趋势。临床状态医学的提出使医学体系更加丰满和完善。

　　临床状态医学是研究人体生命健康的医学，是以人体的生理病理及其所反映的生命状态为研究对象。它的治疗目标是达到躯体和心理的健康状态，保障人良好的社会实践。对目前还不能根治的疾病，临床状态医学力图解除或减轻患者的痛苦，恢复患者良好的生命状态。因此，虢周科教授提出的临床状态医学理论，有着重要的意义。

　　虢周科教授长期从事临床一线工作，诊治了大量的患者，积累了丰富的临床经验，在国内较早将生物－心理－社会医学模式用于中医临床，创建了国内中医院最早的中医脑病心理科。他勤奋学习，善于思考，五年寒暑，辛勤翰墨，终于完成了这部临床状态医学专著。该书传承中医学术思想，并有一定的理论创新，对临床工作具有指导意义，故乐之为序。

张学文
2017 年 2 月

刘　序

　　中华传统文化中，中医是最有魅力的瑰宝之一，这既在于它神奇的医疗效果，也在于它深奥神秘的医学理论。纵观几十年中西医结合的发展历程，虽然在实践探索过程中取得了很多成绩，但也存在不少问题。通过对诸多问题的思考和长期的临床实践，深圳市中医院脑病心理科號周科教授撰写了《临床状态医学》，他所提出的临床状态医学理论为中西医结合提供了一个载体。

　　以往人们进行中西医结合的理论探索大都追求对中医科学性认识上的统一、医疗实践和科学研究与现代科学接轨。中医是科学，但不是现代意义上的西方科学，中医的气血、阴阳、脏腑、经络、辨证论治等，从概念到医疗手段都不是现代意义的科学解释，中医和西医认识的对象是相同的，都是人体的疾病现象，其目的都是治疗疾病。西医运用现代各种科学技术及西医的理论体系去诊疗，中医则运用传统中医学的理论，通过望、闻、问、切等传统的诊疗方法去辨证论治。中医辨证论治的"证"就是客体在空间上所呈现的形态和态势，反映的是疾病在人体动态发展的整个过程某一点的状态。辨证论治既是治疗疾病的方法，也是调整人体状态的方法。所以，中医学对临床状态医学有很大的指导意义。临床状态医学的思路就是在中医理论的指导下，在中西医结合治疗疾病的同时，调整患者的机体状态。在运用临床状态医学诊疗过程中，中西医有机结合，各取所长，提高疗效，而且更好地保存了中医传统的精华，使中医学更容易推广，更容易走进西医世界。该书的问世对中西医结合事业将有一定的推动作用。

刘保延

2017 年 3 月

吴 序

随着人类社会生活的变迁，现代的医学模式已经不能完全适应当代社会人们对健康的需求。临床上诸多的疑难杂症，也给患者和医生带来很大的困扰。为此，基于坚实的中西医基础、丰富的临床实践及长期的思考，广州中医药大学虢周科教授编著了《临床状态医学》一书。临床状态医学以中医学理论为指导，吸取了中医学"天人合一"、心身一体、整体观念的思想，是一种以人体的生理病理及其所反映的生命状态为研究对象的临床医学。临床状态医学以生物医学为基础，借助生物－心理－社会医学模式，但它的研究方法、研究指标、研究目标均不完全等同于传统的疾病医学、心身医学和单纯的中医学。本书深入浅出，结合其多年的临床经验及临床案例系统地介绍了临床状态医学的诊疗方法。

该书有以下特点：①重视心理因素及整体状态。人是一个整体，人和自然是一个整体，人的心身是一个整体。②注重动态观察疾病。人体处于动态平衡状态当中，疾病也是在不断的发展变化过程中，要动态地观察疾病及人体的状态。③在诊断方面，提出心身兼顾、多元诊断、三维诊断、兼容替代法，在诊断疾病的同时，重视患者的身心状态和中医证候状态。④在治疗方面，以健康的状态为治疗目标，既重视疾病的治疗，更重视人体的生命状态，在很多情况下，即使疾病没有彻底消除，也要尽量达到气血调和、脏腑和谐、情志平衡与环境和谐的健康的身心状态，并使其保持良好的社会实践能力。

愿将本书推荐给广大的临床工作者，相信本书的出版将有助于拓宽临床思路，提高临床疗效，对我国中医学和中西医协同发展，将起到积极的推动作用，故乐以为序。

吴以岭
2017 年 2 月

编写说明

本书是我从医 30 余载，基于临床实践，潜心研究，总结出的一套从临床状态医学角度诊疗疾病的理念、方法和临证诊疗体系，可为临床诊治疾病提供新的诊疗思路。

临床状态医学是以中医的整体观念为指导，以系统思维为特征，结合中西医两套医学体系，吸收伦理学、人文思想，整合疾病医学、中医学及心身医学等医学的长处而形成的一门研究人体生理病理、疾病诊治以及心身关系的新兴的临床医学。其研究的对象是人体的生理病理及其所反映的生命状态。

全书分为上篇和下篇两部分。上篇基于临床实践和中医学理论，阐述了提出临床状态医学的缘由，总结了临床状态医学的基本理论、诊疗思路与方法等；下篇为临床状态医学方法在临床常见症状和常见疾病诊疗中的具体应用，并附有 27 个病案。所列临床常见症状及常见疾病分设西医的病因及发病机制、中医病因病机、临床状态医学诊断思路、临床状态医学治疗方法等栏目。书末附参考书目以备查阅。

本书理论联系实践，突出了临床状态医学的系统性及临床可行性，对教学、医疗、科研具有指导意义。

本书是我临床治学的精心之作，系统反映了本人的学术思想和临床经验。在成书过程中，深圳市中医院脑病心理科的同事及研究生魏佳、郑浩涛、桂丹、黄彬青、钟雨阳、关天翔、陆清红等均参与了编写工作，付出了辛勤的劳动；深圳市中医院的领导也给予大力支持，在此一并表示感谢！

由于个人学识有限，书中疏漏在所难免，祈请广大同道提出宝贵意见，以便再版时修订完善。本书医学内容仅供参考，不作为诊断及医疗依据。所有医疗意见、医疗行为请在专科医师指导下进行。

虢周科

2017 年 2 月

目　录

绪 言

　　临床医生所要面对的疾病，越来越多的是那些预后不佳且缠绵难愈的病种，例如高血压病、脑血管病、帕金森病、痴呆、糖尿病、恶性肿瘤、类风湿性关节炎、慢性呼吸系统疾病等，而这些疾病往往与心理及社会应激、不同个体的气血阴阳脏腑经络状态纠缠在一起，因果关系难以分辨。

　　例如，临床上经常可以看到不仅所谓的功能失调性疾病的发生与患者的机体状态密切相关，如失眠、虚弱等；器质性疾病如糖尿病、高血压病、恶性肿瘤，包括感染性疾病也与机体状态有关，如带状疱疹、乙型肝炎、艾滋病、结核病等，多是在机体状态差的情况下发病的。疾病的治疗效果也与状态有关，状态良好易于恢复，否则不易恢复。至于气血亏虚、阴阳失调、脏腑不和等，更是中医临床常见的人体状态问题。

　　疾病不仅与躯体的生理状态相关，还与心理状态、社会状态有关。远古时代由于生产力水平低下，人们的生存环境差，外伤和感染性疾病多发；营养不良状态的时代，消化系统疾病和包括结核在内的呼吸道疾病多发；在物质丰富、营养相对过剩的时代，肥胖、血脂异常、高血压病增多；在竞争压力较大的时代，心理障碍、睡眠障碍、肿瘤多发。

　　经长期观察发现，患有相同或者相近疾病的患者，由于身体、心理状态不同，往往预后有差异。例如同为肿瘤患者，身体及心理状态好、气血阴阳经络脏腑状态好，往往预后好；否则，预后差。尽管很多器质性疾病不能被治愈，经过治疗却能使患者保持良好的心身状态、气血阴阳脏腑经络状态，进而能够高质量地工作、学习和生活，而且，随着人体状态的持续好转，原来的器质性疾病也有可能减轻甚至被治愈，比如神经性皮炎、湿疹、糖尿病等。

还有一些患者，躯体疾病不严重，但身体状态和心理状态却较差，他们以多种多样反复出现的躯体症状为主诉求医，即所谓的疑难（怪）病。这类患者，经过反复检查，未能发现明显器质性病变，经多次、多处和多个医生治疗没有明显效果，患者异常痛苦甚至绝望。这种患者是相当大的一个群体。

综上，人体状态还对疾病的发生、发展、治疗效果、预后、社会功能恢复都有重大影响，因此不可不重视。但是，虽然人体状态对疾病具有重要影响，但西医学往往忽视患者的人体状态，只关注生物学的观念仍根深蒂固。这种观念只把发现疾病、征服疾病作为医学的终极目标，忽视了"患病的人"，只关注"人患的病"。如此一来，往往会影响病人的依从性，从而影响治疗效果。

具体而言，近代西医走的是以外科手术和化学合成药物疗法为主的对抗医学之路。所谓对抗医学，就是把人看作一个孤立的封闭系统，医疗的责任就是与疾病做斗争，对外采用手术剥离清除病灶，对内采取杀菌抑菌的对抗疗法。对抗疗法往往快速起效，但是临床也存在疗效不好或毒副作用大的问题。比如抗生素的滥用问题。如果人们过于相信抗生素抵抗病菌的效果，忽视人体自身所起到的主要抵抗作用，就会出现滥用的问题。从而导致菌群失调，超级细菌产生等，还有过度输液的问题等。

由于现阶段对生命现象和规律的研究还处于探索阶段，因此单纯以疾病医学方式干预人体以求得效果的刚性方法，很可能有失之偏颇的情况。如先前有研究表明，围绝经期妇女及时服用激素，可有效预防冠心病、改善相关症状，造成很多妇女都去服用。可最近有关研究显示，服用激素非但不能预防冠心病，相反会导致卵巢癌的发生率明显上升。

临床有些疾病和症状，比如游走性疼痛、头晕、麻木、怕冷等，病人非常痛苦，检查却没有发现生物学阳性指标，无法诊断，无法有的放矢地治疗。而很多疾病即便得到明确诊断，也不是都能得到有效的治疗。甚至许多疾病是现代疾病医学无法治愈的。那么，是不是应该寻求用新的理念和方法去解决问题呢？

追根溯源，人类疾病的痛苦主要是疾病造成的状态的痛苦，如疼痛、失眠、饮食改变、心理痛苦、躯体不适、适应能力差、工作学习效率下降、生活质量下降等。在由于各种原因不能祛除疾病的情况下，标本兼治，治疗疾病的同时，调整疾病状态，才是医学的目标所在。由于疾病和疾病状态之间的循环反馈关系，调整疾病状态还有可能通过提高人体抵抗力、自律性而达到治疗疾病的目的。

至此，就提出了一个问题：什么是人体状态？人体状态指人体的健康状态，应该包括躯体，心理，中医学的气血、阴阳、脏腑、经络等方面，是一个高度概括的既相对独立又互为一体的综合体。世界卫生组织1978年对健康的定义是：健康不仅指一个人没有疾病或虚弱现象，还是指一个人生理上、心理上、社会适应上的完好状态。1989年又增加了道德健康。

假设有这样的一种医疗模式，临床医师深谙中医、西医、心理医学以及人文医学，在诊疗疾病的同时，重视调整患者心身状态、气血阴阳脏腑经络状态，是不是就能够取得更理想的疗效呢？

因而，编者基于长期临床实践和思考，提出"临床状态医学"的理念。临床状态医学是研究人体生命健康的医学，以人们躯体、心理、生活质量、社会功能为研究对象，它治疗的目标是：达到躯体、心理健康及平衡状态，保障人良好的社会实践。

鉴于中医药在调整人体状态方面具有先进的理念、方法，因此被作为临床状态医学体系的指导思想和重要的方法学。临床状态医学就是在中医学理论的指导下，在诊治疾病的基础上，结合中西医两套医学体系来调整患者的机体状态。但临床状态医学不是单纯地调整状态，而是以诊治疾病本身为基础的。脱离了治疗疾病，调整状态就无从谈起，但仅仅治疗疾病，忽略人体状态，便会存在很多问题。

具体地讲，临床状态医学吸收了传统中医学的天人合一、心身一体、整体观念的思想，是一门以人们躯体、心理、生活质量、社会功能为研究对象的临床医学。虽然它以疾病医学为基础，借助了生物－心理－社会医学的模式，但它的研究方法、研究指标、研究目标均不完全等同于传统的疾病医学、心身医学和单纯的传统中医学，它是对现有医学模式、方法的有益补充。

临床状态医学以"整体"和"状态"的理念为指导，既要收集患者的生物学资料，也要收集其心理、生活质量、社会功能的资料，做出状态诊断。通过临床干预，不仅使疾病得到管控，而且要使人体达到一种正常的状态。这种状态下，生物学指征达到或者可能没有完全达到疾病医学临床痊愈的标准，但患者因疾病而带来的痛苦减轻或者消失，心理状态和社会功能恢复，患者能拥有一个良好的生命状态而生存。换句话说，临床状态医学不仅仅研究身体的健康，更注重研究生命的健康。

上 篇

基础理论

第一章　临床状态医学概述

　　曾经治疗过一例乳腺癌患者，11 年前因退休和疼痛患了抑郁症，每天大部分时间闷闷不乐，失眠，没有什么兴趣，什么活动也不愿意参加。整天待在家，喊太累，生活太没意义了，甚至不想活了，心烦。来诊的时候，她耷拉着眼皮，目无光彩（中医叫无神），不时叹气，被诊断为：乳腺癌术后，抑郁状态，肝郁气滞状态。接受疏肝理气解郁的中药和抗抑郁药物治疗，患者服药后心情渐渐好起来，2 个月后精神焕发。再服药 1 年，同时根据其气血脏腑经络情况辨证论治，坚持治疗 11 年，精神比以前更好，外表仿佛也没有衰老。还有一位患有鼻咽癌的女老师，化疗、放疗后说不出话，畏风。做老师的不能讲话，真是痛苦。整天闷闷不乐，吃不好，睡不香，担心癌症治不好，活不了多久，痛苦不堪，被诊断为：鼻咽癌术后，肝血不足、抑郁状态。服药 2 个月后，症状明显好转，经过心身治疗、中药调理，服药 3 年，肿瘤未见复发，患者精力充沛，说话声音洪亮，心情愉快，人也年轻了许多。另一位患有前列腺癌的患者，也是类似的情况。服药 2 年，前列腺癌未见复发，生活质量好得很。由此可以看出，肿瘤只是病理状态的结局，只治疗肿瘤的本身是不够全面的，关键是要治疗肿瘤的病理过程，纠正病理变化和机体状态，才是治本之法。当然祛除肿瘤这个病理产物是必须的，但不是万全之策。一些心慌胸闷的患者，如果他们的心电图及心肌酶谱没有心肌梗死的表现，那么经过调整临床状态，可能会取得好的效果。

　　不少"慢性胃炎""慢性肠炎"患者，他（她）们服用了很多治疗胃炎、肠炎的中西药物无效，通过纠正临床状态，往往取得满意的疗效。

有几例不孕的妇女，她们经妇科诊治没有效果，有的被口头告知是"输卵管通而不畅"引起的，结果按照纠正临床状态的方法进行治疗，顺利怀孕，还生下了健康宝宝。

不少偏头痛、头晕的患者，怕冷怕热的患者，腰酸背痛的患者，顽固的皮肤病如神经性皮炎患者，经过调整临床状态，症状和病痛明显好转。甚至一例扁平疣患者，在治疗抑郁症的过程中，服药一个半月后，发现脚上的鸡眼也好了。因此，临床病理状态纠正了，结局就改变了。

陕西中医药大学附属制药厂有一种根据陕西-著名外科教授的方剂制成的纯中药骨痨敌注射液，治疗骨结核、肺结核等结核病效果很好。这个方子里没有抗结核的中药，而是以黄芪等药物为主，扶正祛邪，增强人体机能状态以达到消灭结核菌、治疗结核的目的。新近又有治疗菌血症的血必净注射液，其主要成分是活血化瘀的中药，没有清热解毒的成分，同样很有效果。

每天面对这些脑病、心理疾病，特别是所谓的疑难杂（怪）病患者，如何利用自己的所知所学，帮助他们减轻或消除病痛，恢复身体健康以及良好的生活质量和社会功能，是笔者近十余年来最常思考的问题。经过不断的摸索、实践和验证，笔者提出了一种新的医学主张——临床状态医学。疾病医学是研究人的组织结构的生理、病理变化的科学，精神医学和心身医学是研究人的精神、情感、思维生理病理变化的科学，传统中医学是研究人的脏腑经络、气血阴阳生理病理变化的科学。那什么是临床状态医学？

一、临床状态医学的含义

临床状态医学是以中医的整体观念为指导，以系统思维为特征，结合中西医两套医学体系，吸收伦理学、人文思想，整合疾病医学、中医学、心身医学等医学的长处而形成的一门新兴的临床医学。其研究对象是人体的生理病理及其所反映的生命状态。临床状态医学认为，疾病和患病个体都有不同的临床状态，这种临床状态既包括疾病不同阶段的不同病理变化，更重要的是包括患者的中医证候状态和心身状态。因此，除了诊疗疾病以外，还要调整患者的脏腑经络、气血阴阳、寒热虚实、正邪状态和心理状态。如高血压病，除血压升高之外，还有肝阳上亢、肝肾不足等中医状态，有焦虑状态或者抑郁状态，只有综合把握好疾病和临床状态并加以处理，才能取得较好的疗效。临床状态医学重视研究疾病对人的生活、学习、工作、社交、享受等生命质量的影响，进而通过治疗疾病，调整人体状态旨在恢复人体的健康。举个例子，比如一个人患了癌症，疾病医学首先想到的是除掉肿瘤，因此会采用术疗、放疗、化疗，尽量把癌细胞消灭干净；而临床状态医学不会只将着眼点放在消除肿瘤上，它会更多地考虑患者的生命质量，尽管它不反对使用疾病医学的治疗手段，但它会权衡这些治疗与生命状态的关系，做出相对完美的方案。临床状态医学关注的是疾病及治疗疾病给病人带来的痛苦，而不仅仅是疾病本身和医学本身。临床状态医学不仅要考虑疾病医学的治疗方案能否解决病痛，还要考虑这种方案会不会带来更多的痛苦？比如，临床状态医学既要干预遏制肿瘤，又要通过调整人体状态，达到恢复正气，抵制肿瘤生长，甚至祛除肿瘤的目的。临床状态医学重视局部与整体、精神与躯体、形态与功能、医学与伦理、总体与个体、医生与患者的关系。如咽喉异物感、慢性浅表性胃炎，疾病医学考虑的是局部的炎症，而临床状态医学考虑的可能与焦虑状态和脏腑及气机有关；慢性疼痛，疾病医学想到的是结缔组织的炎症，临床状态医学想到的是与抑郁状态及中医的病机证候的关系；颈椎骨质增生，疾病医学认为是疾病，临床状态医学可能认为这是一种正常的生理组织状态。疾病医学考虑的是救死扶伤，而临床状态医学在救死扶伤的同时，更要考虑人道主义原则；疾病医学往往把医生放在核心和主导地位，而临床状态医学则把患者放在与医生同样重要的地位。

疾病医学是以消除疾病为目的，临床状态医学是以保持生命良好状态为目的。也就是说，疾病医学是治疗疾病的科学，临床状态医学是调整生命健康状态的科学。与疾病医学不同，临床状态医学要求在疾病医学的基础上，关注人体的生理病理状态和社会功能。它以人体的生理和谐平衡和社会生活功能良好的目标为指导思想，应用疾病医学和临床状态医学的技术，创造开放的医疗环境氛围，充分调动患者的积极性，接受患者的信息反馈，提高患者的参与度和配合度，实施干预手段，纠正失衡状态，从而恢复生理状态，进而恢复正常功能。采用患者和医生共同评估的方式判定疗效。与生物医学模式和生物－心理－社会的医学模式不同，临床状态医学不仅以治愈疾病为目的，更是以人体恢复良好生命状态为目的。临床状态医学是基于传统医学的理论和丰富的医学实践之上，在系统思维思想指导下的一种医学理念，临床状态医学不是单纯地调整人体状态，而是以诊治疾病为基础的。

临床状态医学与心身医学的区别，主要表现在以下几方面。

（一）指导思想不同

心身医学是从心身相关的基本立场出发，考察人类健康和疾病问题，其理论基础是"心身相关"原理。状态医学是从人体生命出发，其指导思想是以中医的整体观念为指导，以系统思维为特征，以疾病医学为基础，是包括中西医两个医学体系的一种医学形态。

（二）治疗针对的方向不同

心身医学针对的是疾病本身，如焦虑症、抑郁症等心身相关疾病；临床状态医学针对的是患者所患疾病以及患病时处于的状态，包括中医证候状态、西医疾病、心身状态。

（三）治疗手段不同

心身医学的治疗手段主要有西医治疗、心理治疗；临床状态医学有中医治疗（包括中药、针灸、推拿、导引等）、西医治疗、心理治疗、中医心理治疗。

（四）治疗目的不同

心身医学治疗的目的是针对心理疾病本身去消除该疾病，达到疾病消除的目的；临床状态医学的目的是在治疗疾病的同时，还要针对患者的状态进行调整，使患者处于一个各方面（气血、阴阳、脏腑、情志、免疫、电解质、营养、神经递质等）动态平衡的状态。

（五）治疗达到的效果不同

通过心身医学理念去指导的治疗后期达到的结果往往是疾病本身被消除，如抑郁症、焦虑症消除，但是在治疗的过程中产生的"副产品"往往遗留下来，如长期服用抗焦虑、抗抑郁药导致身体肥胖、血压升高、血脂升高、口干、口苦、皮疹等诸多问题。而临床状态医学用调整患者状态的理念去指导治疗，最终会达到一个气血调和、脏腑和谐、情志平衡、与环境和谐、营养平衡、水电解质平衡、神经递质平衡、免疫平衡、基因平衡的状态。

中医学实际就是一种关于状态的传统医学，临床状态医学深受中医学的思想影响。中医学的阴阳五行、整体观念、动态平衡、脏腑经络、气血津液、病因病机、辨证论治、理法方药、因人制宜、因地制宜、因时制宜、同病异治、异病同治、背反偕同、气功太极、导引吐纳、针灸拔罐、按摩推拿等理论及实践方法都是临床状态医学的生动体现，是临床状态医学形成的基石。

二、临床状态医学对生理机制的认识

人是一个复杂的生命活动体，人体是一个多参数、非线性的、模糊的复杂体系。这种生命体系的健康状态包含有人体阴阳平衡、气血调和、脏腑和谐、情志舒畅等方面。这应该是临床状态医学理论的生理学基础。

（一）阴阳平衡

阴阳平衡就是机体在形态结构、生理病理及疾病防治方面的对立统一关系。阴阳，是宇宙中相互关联的事物和现象对立双方的属性概括。阴阳平衡包括：阴阳的对立制约、互根互用、互藏与交感、消长与转化等。阴阳平衡还有一层含义，即生命体内的阴阳二气在生理状态下的自我协调和在病理状态下的自我恢复平衡的能力及趋势。它揭示了人体疾病自愈的内在变化机制，调动和发挥人体内的阴阳双方的自和潜能以及修复、调节作用。所谓阴阳平衡，是指阴阳双方虽然不断地处在相互对抗、相互排斥、相互作用的运动中，但阴阳双方仍然维持着相对稳定的、动态的平衡。在人体则标志着生命活动的稳定、有序、协调。如《素问·生气通天论》说："阴平阳秘，精神乃治。"如果阴阳双方的动态平衡遭到破坏，人体就会生病。而养生、锻炼与治疗的一切方法和手段，都不外乎是维持或恢复机体阴阳的平衡。故《素问·至真要大论》说："谨察阴阳所在而调之，以平为期。"阴阳是天地万物所遵循的总纲，是主要的平衡因素。

（二）气血调和

人体之气的生成，主要取决于两方面：一是来源要充足，或者说要有足够的原料，这就需要先天禀赋充足、后天饮食营养丰富，以及吸入的自然界清气源源不断；二是肺、脾（胃）、肾三脏的功能正常且配合协调，才能保障气的来源充足。三脏之中，又以脾、肺两脏的功能更为重要。

气是生命的动力，它具有推动与调控作用，人体的生长发育以及所有脏腑经络生理活动的进行，都要靠气的激发推动作用。另一方面，人体精、血、津液等有形物质的生成，以及血液的循环、津液的输布等，也要靠气的运动来推动，所以有"气行则血行""气行则水行"的说法。气还具有温煦作用，气能产生热量，使人体温暖，消除寒冷。人的体温能维持相对恒定的状态，脏腑经络以及各组织器官能维持旺盛的功能活动，都要仰赖气的温煦作用。同时，人体的精血津液等液态物质，也要依靠气的温煦才能运行输布，所以有"血得热则行，得寒则凝"的说法。气还有固摄、气化、防御等作用。

由水谷之精化生的营气和津液是生成血液的主要物质，也是血液构成的主要成分。化生血的另一基本物质是肾精，因为精与血之间具有相互资生、相互转化的关系，所以肾精充足就可以化为肝血以充实血液。

血的功能有三：一是濡养，二是化神，三是涵气。血液含有人体所必需的丰富的营养物质，它通过血脉布达周身，内至五脏六腑，外达皮肉筋骨以及各个官窍，不断地发挥其滋润濡养的作用，所以《难经》说："血主濡之。"全身各组织器官得到血的充分濡养，才能进行正常的生理活动。如"目得之而能视，耳得之而能听，手得之而能摄，掌得之而能握，足得之而能步"等。(《金匮钩玄》)此外，血液的营养作用还可以从肌肤的色泽、毛发的荣枯等方面表现出来。如血液充盈，营养正常，则面色红润、毛发润泽、感觉灵敏、活动自如。

"气为血帅，血为气母。"气为血帅指的是气能生血、气能行血及气能统血三个方面。气能生血，血的化生过程离不开气化，无论是饮食物转化成水谷精微、水谷精微转化成营气和津液、营气和津液转化成血液的过程，还是精转化成血的过程，均需要依靠气的作用；气能行血，血液在脉中的循行有赖于气的推动，即所谓"气行则血行，气滞则血瘀"，心气的推动、肺气的宣发布散、肝气的疏泄条达均与血液的运行密切相关；气能统血，气对血液具有统摄作用，使之循行于脉中，而不致外溢。血为气母，即血是气的载体，同时也是气的营养来源。气血关系平衡是人体健康状态的重要因素，把握气血关系是维持气血平衡的关键。

（三）脏腑和谐

《黄帝内经》指出，人就是一个以五脏六腑为核心的有机整体，脏腑关系着人的生老病死。凡是人体有了病，无论大小，不管轻重缓急，都和五脏六腑有着密切关系。无论是风邪外感，还是情志内伤，只要殃及脏腑及其功能失调，疾病也就随之而来。人的健康是由里及表的，只有脏腑平衡，气血精津才能充盈畅达，身体才能安泰。

只有脏腑之间处于一种协调统一的工作状态，人体才能完成各种复杂的生命活动。比如说心主血脉这个功能的实现要建立在肝藏血和脾统血这两个脏器功能的基础上；膀胱储藏、排泄尿液功能的实现要建立在肺通调水道和肾主水液的功能之上等。

脏与腑之间，一阴一阳，一表一里，不仅生理上相互联系、配合，病理上也相互影响、传变。人体的正常生命活动取决于阴阳两个方面的相对平衡，人体的健康只有在人体的各脏腑器官协调一致的情况下，才能充分地吸收、利用人体所得到的各种营养物质，以保证正常人体生命活动的需要。

正因为人体各脏腑之间存在着一种相互联系、相互制约的动态关系，所以当某一脏腑的功能出现异常时，往往也会对它所联系、制约的其他脏腑产生影响，从而造成脏腑之间无法协调统一的运转，这种情况我们也称为"脏腑失和"。因此最好的治疗办法就是调和，使失和的脏腑恢复原先的协调运转。

（四）情志平衡

《黄帝内经》云："故能形与神俱，而尽终其天年，度百岁乃去。"中医学认为，神是人体生命活动的主宰。人体所具备的神，是指人的生命活力及其灵性和生机。古人认为神浊则骨老，多情则骨衰；神在于养，情在于节。精神稳定乐观，神思就稳定；神思稳定，气血就平和；气血平和，就有利于保护脏腑功能；脏腑功能正常，人就远离疾病和衰老。

情志是指人在智、情、意、行方面的精神状态，主要包括发育正常的智力、稳定而快乐的情绪、高尚的情感、坚强的意志、良好的性格及和谐的人际关系。中医养生历来强调情志养生法，并将之列为诸法之首。因为人为"万物之灵"，具有很高的思维能力，人的情志状态决定整个机体的平衡和失调。所以，中医药学非常强调精神情志状态对人体健康的影响，认为良好的精神状态可以增进健康和延年益寿，而不良的精神情志刺激可使人体气机紊乱，脏腑阴阳气血失调，导致疾病的发生。

（五）环境因素

《黄帝内经》中指出了地理环境对人的寿命有影响。《素问·五常政大论》篇记载，"东南方，阳也；阳者，其精降于下，故右热而左温。西北方，阴也；阴者，其精奉于上""阴精所奉，其人寿，阳精所降，其人夭""一洲之气，生化寿夭不同，其故何也。岐伯曰：高下之理，地势使然也""高者，其气寿；下者，其气夭"。上述这些论述说明西北地区地高气寒，元气不容易耗散，其空气清新，所以人多长寿，东南地区地势低洼炎热，元气容易耗散，其空气受到污染，所以人多夭。这均说明了人体与环境息息相关。

同时机体有适应地理环境的能力，能随着地理环境的改变而调节自身的应激状态。如脉象的变化"春日浮，如鱼之游在波，夏日在肤，泛泛乎万物有余，秋日下肤，蛰虫将去，冬日在骨，蛰虫周密，君子居室"。一年四季气候变化对人体的影响也是非常重要的，《黄帝内经》有载"天有四时五行，以生长收藏，以生寒暑燥湿风"，这充分体现了四季气候变化的规律。中医充分认识到人体生命活动易受外界环境的影响，每个人有其独特的体质，这种个体差异就决定了每一个体对于"风、寒、暑、湿、燥"都会有不同的适应能力。

自然环境优美不仅有益于身体健康，而且可以美化人的生活和心灵，它为家庭、个人提供了舒适优美的居住环境，是健康、幸福、长寿的摇篮。例如世界著名的五大长寿地区——前苏联高加索、巴基斯坦罕萨、厄瓜多尔卡理、中国新疆的南疆和广西的巴马，这些无一不是环境优美、温度适宜、空气清新、水源洁净的地区。从城乡分布来看，长寿人口农村多于城区，山区高于平原地区，提示长寿与自然环境有关。一般来说，农村污染少，空气新鲜，而城市特别是工矿区工业废水、废气和废渣较多，自然环境受到污染，深刻影响了人体健康，导致疾病的发生。除与生存的外部环境有关外，还与人体内环境有密切的关系。内环境通过损伤、负荷、疾病等方式影响寿命。如细胞内氧负荷对细胞衰老的直接影响，氧分子具有两重性，既为生存所必需，又具有潜在的毒性。细胞内的线粒体中有 1% ~ 4% 的氧分子能变为氧自由基，氧自由基可引起生物大分子广泛的氧化损伤，导致蛋白质分子的失活和降解，以及 DNA 中碱基交换和单链断裂。同时，蛋白质和 DNA 等生物大分子可与葡萄糖缓慢进行非酯促糖基化，这些糖基可逐渐氧化，进而使蛋白质、酯类的核酸（如 DNA）广泛交联，形成脂褐质（老年斑），胶原蛋白与弹性力蛋白等相互交织形成网状结构发生交换，组织含水量下降，皮肤皱缩、肌腱与血管失去弹性，从而导致衰老。

（六）营养平衡

《黄帝内经》云："五谷为养，五果为助，五畜为益，五菜为充，气味合而服之，以补精益气。"五谷包括五种谷物；五菜指各种蔬菜；五畜指猪、羊、牛、鸡、犬；五果包括各种水果。五谷、五果、五畜、五菜四大类饮食形成了人们主要的膳食结构，是人体不可或缺的营养来源。每种食物都有其四性（寒、热、温、凉）和五味（酸、苦、甘、辛、咸）。通过食物的四性五味，可以有效地平衡人体寒热虚实的偏颇。要保持人体的平衡，不可五味偏嗜。如《黄帝内经》所言："咸走血，多食之令人渴，咸入于胃，其气上走中焦，注于脉，则血气走之，血与咸相得则凝，凝则胃中汁注之，注之则胃中竭，竭则咽路焦，故舌本干而善渴……辛入于胃，其气走于上焦，上焦者，受气而营诸阳者也，姜韭之气熏之，营卫之气不时受之，久留心下，故洞心……"

对于不同体质的人应给予不同的饮食。人有阴阳、气血、寒热、虚实之差，饮食也应随之调补，如气虚之人要多吃补气的食物，诸如肉类、人参等。血虚之人宜多吃大枣，阴虚者应多食滋阴食物……另外对于食物的宜忌，中医亦有丰富的经验，有相宜、相忌之分。相宜是指两种或两种以上食物相配可以起到互补调味作用。相忌则指的是两种食物相配而出现性能降低或起不良作用，如人参与萝卜，因为人参补气，萝卜破气，同食会减弱人参的作用。

此外，还应根据季节的不同调整膳食，所谓"春多酸，夏多苦，秋多辛，冬多咸"，春季万物始动、阳气生发，此时要少吃肥腻、辛辣之物，以免助阳外泄，多吃绿色菜蔬、豆类及豆制品；夏季炎热多雨，宜吃些甘寒、清淡、少油的食品，如苦瓜、绿豆、西瓜、鸭肉等；秋季万物收敛、燥气袭人，宜吃些滋润性质的食品，如乳类、蛋类等；冬季天寒地冻、万物伏藏，此时最宜吃些温热御寒之品，如羊肉、狗肉、干姜等。

再者，无论食疗、药膳，都要有度，应适可而止，如不能一味进补等。

人体要维持健康状态需要各种营养素，膳食所提供的营养（热能和营养素）和人体所需的营养恰好一致，人体消耗的营养与从食物获得的营养达成平衡，即营养平衡。

平衡的膳食包括热量营养素构成平衡、氨基酸平衡、各种营养素摄入量之间平衡及酸碱平衡，动物性、植物性食物平衡。否则，就会影响身体健康，甚而导致某些疾病的发生。

（七）津液代谢平衡

津液是机体一切正常水液的总称，包括各脏腑组织器官的内在体液及其正常的分泌物，如胃液、肠液和涕、泪等。津液，同气和血一样，是构成人体和维持人体生命活动的基本物质。津液的生成、输布和排泄是一个复杂的生理过程，涉及多个脏腑的生理功能。早在两千多年前的《素问·经脉别论》篇中有云："饮入于胃，游溢精气，上输于脾，脾气散精，上归于肺，通调水道，下输膀胱，水津四布，五经并行，合于四时五脏阴阳，揆度以为常也。"津液在人体生成和代谢中同时发挥重要作用。津液有滋润和濡养的生理功能。如：布散于肌表的津液，具有滋润皮毛肌肤的作用；流注于孔窍的津液，具有滋润和保护眼、鼻、口等孔窍的作用；渗入血脉的津液，具有充养和润滑血脉的作用，而且也是组成血液的基本物质；注入于内脏组织器官的津液，具有濡养和滋润各个脏腑的作用；渗于骨的津液，具有充养和濡润骨髓、脊髓和脑髓等作用。《灵枢·决气》云："腠理发泄，汗出溱溱，是谓津……谷入气满，淖泽注于骨，骨属屈伸，泄泽，补益脑髓，皮肤润泽，是谓液。"津液的病理状态，也称津液失常，即津液的生成、输布、排泄的过程或者某一个环节失常，津液的生成和排泄之间失去平衡，从而出现津液的生成不足，耗散和排泄过多，以致津液在体内的环流缓慢，形成水液滞留、泛滥等病理变化。

津液又可细分为五液，五液分别是指汗、涕、泪、涎、唾五种体液。《素问·宣明五气》篇说："五脏化液，心为汗，肺为涕，肝为泪，脾为涎，肾为唾，是谓五液。"在临床上，若五液分泌异常，则可反映所属脏腑的病变。汗为心之液，它的排泄在生理上会受到心的控制。例如，感觉冷时，毛窍闭合而无汗；天热、运动感觉热时，则毛窍大开而多汗。汗的异常主要有自汗、盗汗两种。心阳不足、心气虚，不能守住心液，则见自汗，此时应补气补阳。涕为肺之液，肺开窍鼻，肺之津液充盈，出于鼻窍则为涕，鼻涕可滋润鼻窍，使其保持畅通，保证呼吸和嗅觉功能的正常，肺的病变可从鼻涕的异常表现看出来，如肺阴虚者可表现为鼻干无涕；因风寒导致肺气失宣者，多表现为鼻流清涕；流黄浊鼻涕的人应该清肺泄热。泪为肝之液，肝开窍于目，肝血及肝之津液充盈，溢于目则为泪，泪可滋润眼目，若肝有病变，就会从泪的异常表现出来。泪少而眼干，为肝阴血不足，应滋肝养血，忌愤怒，宜清补；迎风流泪、两眼发痒，为肝经受风邪，应少用眼，保持清洁，也可用野菊花、桑叶煎水熏洗。涎为脾之液，脾开窍于口，脾之阴精上布于口，则为涎，主要用来溶解食物，助消化。脾胃虚弱者可表现为口淡乏味，恶心且口水多，应温中健脾。唾为肾之液，肾气旺盛，肾之阴精上充于口为唾，有湿润口腔和溶解食物的作用。唾液的异常变化可反映肾的病变。人体要处于正常的状态，必须要保持津液平衡。

从西医角度而言，体液广泛地分布于体内各部分，按照分布的区域分为细胞外液（包括血浆和组织间隙液）与细胞内液。细胞外液约占体重的20%，其中血浆约占5%，组织间隙液约占15%（包括淋巴及脑脊液等）。细胞直接生活于细胞外液中，其营养物质与氧的供应及代谢终末产物的移除，均有赖于细胞外液，因此细胞外液被称为内环境。细胞外液的化学组成和理化性质的相对恒定，对保持细胞的正常形态与功能是非常重要的。细胞内液约占体重的40%，其组成较细胞外液更为稳定。

水与电解质共同构成了体液，其中主要是水，其次是电解质。它们是人体保持健康状态的重要因素。

水与电解质的平衡是动态的平衡，表现在体液的交换上。体内各部分体液的含量，虽相当稳定，但绝不是固定不变。同位素标记实验证明，各部分体液的成分在不断地交换着，只是这种交换处于动态平衡之中，所以不影响其相对稳定性。

水与电解质不平衡时，细胞内、外液容积会发生改变。机体失水时其含水量减少，达到体重2%以上时叫做脱水，此时出现口渴的感觉；如失水超过6%时，出现剧烈口渴、尿少、软弱无力以及体温升高（脱水热）；如失水超过15%时，可导致昏迷甚至死亡。根据脱水时细胞外液渗透压的高低，分别称为等渗脱水、高渗脱水与低渗脱水。在这些情况下，细胞内液的渗透压与容积相应地发生改变。高渗脱水与低渗脱水即令失去的水分相等，然前者引起强烈渴觉，而后者却不出现渴觉。与上述情况相反，当体内水潴留超过体重2%时，称为积水。根据细胞外液渗透压的高低，将积水分为等渗积水、高渗积水与低渗积水3种。特别值得注意的是低渗积水，水分进入细胞内可引起细胞内液容积增加，使细胞肿胀，导致严重后果。例如水中毒时，出现呕吐、抽搐、昏迷，甚至死亡，这是由于低渗积水使脑细胞发生水肿的结果。

（八）经络调节

人体是由五脏六腑、五官九窍、四肢百骸等组成的复杂有机体，其各部分虽有各不相同的生理功能，但又共同组成一个有机的整体。这种相互联系、彼此配合及有机协调的关系，主要是依靠经络系统的联络、沟通作用实现的。

《灵枢·经脉》指出："经脉者，所以决死生，处百病，调虚实，不可不通。"这说明了经络系统在生理、病理和防治疾病方面的重要性。经络系统有以下几方面的功能。

1. 经络的联系作用

由于十二经脉及其分支的纵横交错，入里出表，通上达下，相互络属于脏腑，奇经八脉联系沟通十二正经、十二经筋、十二皮部联络筋脉皮肉，从而使人体的各个脏腑组织器官有机地联系起来，构成了一个表里、上下彼此之间紧密联系、协调共济的统一体。如《灵枢·本脏》所言："夫十二经脉者，内属于脏腑，外络于肢节。"

2. 经络的濡养作用

人体各个组织器官，均需气血濡养，才能维持正常的生理活动。而气血通过经络循环贯注而通达全身，发挥其营养脏腑组织器官、抗御外邪保卫机体的作用。如《灵枢·本脏》所言："经脉者，所以行血气而营阴阳，濡筋骨，利关节者也。"

3. 经络的感应作用

经络不仅有运行气血等营养物质的功能，而且还有传导信息的作用。所以，经络也是人体各组成部分之间的信息传导网。当肌表受到某种刺激时，刺激量就沿着经脉传于体内有关脏腑，使该脏腑的功能发生变化，从而达到疏通气血和调整脏腑功能的目的。脏腑功能活动的变化也可通过经络而反映于体表。经络循行四通八达而至机体每一个局部，从而使每一局部成为整体的缩影。针刺中的"得气"和"行气"现象，就是经络传导感应作用的表现。

4. 经络的调节作用

经络系统通过对各种信息的接收、传递、变换等作用，自行调节气血的运行，协调脏腑的关系，以维持人体内、外环境的相对平衡。当人体发生疾病时，出现气血不和及阴阳偏胜偏衰的证候，可运用针灸等治法以激发经络的调节作用，以"泻其有余，补其不足，阴阳平复"。实验证明，针刺有关经络的穴位，对各脏腑有调节作用，即原来亢进的可使之抑制，原来抑制的可使之兴奋。

神经递质是在神经元、肌细胞或感受器间的化学突触中充当信使作用的特殊分子。神经递质在神经、肌肉和感觉系统的各个角落都有分布，是维持生物正常生理功能的重要物质，也是维持机体平衡状态的重要成分之一。

脑内神经递质分为四类，即生物原胺类、氨基酸类、肽类、其他类。生物原胺类神经递质是最先发现的一类，包括多巴胺（DA）、去甲肾上腺素（NE）、肾上腺素（E）、5-羟色胺（5-HT）。氨基酸类神经递质包括 γ-氨基丁酸（GABA）、甘氨酸、谷氨酸、组胺、乙酰胆碱（Ach）。肽类神经递质分为内源性阿片肽、P物质、神经加压素、胆囊收缩素（CCK）、生长抑素、血管加压素和缩宫素、神经肽Y。其他神经递质分为核苷酸类、花生酸碱、阿南德酰胺等。

人脑中有数以千万计的脑细胞通过神经递质将信息从一个神经元（神经细胞）传递到另一个神经元。当大脑中的神经递质浓度失衡时，神经元所接收到的信号就会减弱或改变，这时人体往往出现失眠、焦虑、强迫、抑郁、恐惧等症状，有的还会出现记忆力减退、健忘、思维迟缓等。下面以神经递质不平衡而致人体认知功能方面的改变为例做相关阐述。

内源性吗啡肽是人体大脑内分泌的一种神经递质，具有镇静和产生欣快感的作用，是一种健康的递质，没有依赖性。

5-羟色胺作为人体的内源性活性物质，其作用非常广泛，对情绪、睡眠、体温、摄食和痛觉等都有调节作用。另外，5-羟色胺系统与焦虑症、抑郁症存在着密切的关系，研究发现，中枢神经系统中5-羟色胺功能降低，可能导致精神不正常。另外对躁狂症和抑郁症患者脑脊液中的5-羟色胺检查后发现，其较正常人降低。

乙酰胆碱是一种功能非常广泛的神经递质，对躯体和内脏运动具有关键性作用，是影响大脑信息传递速度的主要递质，其功能涉及感觉、学习和记忆、疼痛、睡眠和觉醒、体温调节和摄食等多种生理和心理活动的调节。

γ-氨基丁酸作为一种重要的兴奋性神经递质，其主要功能在于提高个体对于敌意、愤怒等情绪的控制作用。低水平的GABA会削弱个体对于这些反应的抑制性，导致焦虑、抑郁情绪的增加，从而增加焦虑症和抑郁症的发病可能性。抑郁症的病理生理和神经药理的研究中也发现，抑郁患者脑脊液中GABA含量较低，用GABA激动剂可改善抑郁症状，提示低水平的GABA与抑郁症的发病有关。

（九）免疫平衡

中医学认为，人体的免疫力可理解为正气，指的是人体的机能活动及其抗病、康复能力。人体的机能活动是以气、血、精、津液等基本物质为基础，精、气、血、津液旺盛则脏腑、经络功能正常，人体就有抵御外邪及康复的能力。

人体在整个生命活动中，必然会遭受邪气的侵袭，正气必然与之抗争。

疾病的发生与否，以及病后的转归结局，实际上是由正气和邪气相争的结局决定的。疾病的发生，一方面由于人体本身的正气虚弱，容易遭受邪气的侵袭；另一方面，由于邪气的侵犯，破坏了机体的相对平衡状态，从而导致人体发病。但被邪气侵犯之人，并不是一定会产生疾病的。因为邪气侵犯人体后，正气即奋起抗邪，正气与邪气斗争的胜负，决定着发病与否。

在一般情况下，人体正气旺盛，足以抗御邪气的侵袭，即使受到邪气的侵犯，也能及时消除其不利影响，因此不会发生疾病。故《黄帝内经》曰："正气存内，邪不可干。"正能胜邪，则不发病。邪气侵袭人体时，正气即起来抗邪，若正气强盛，抗邪有力，则病邪难于侵入，或侵入后即被正气及时消除，不产生病理反应，即不发病。当人体正气不足，即正气相对虚弱，无力抗御邪气的侵袭，又不能及时消除其不利的影响，从而导致人体脏腑等结构的损伤和功能活动的紊乱，由此产生疾病。如《灵枢·百病始生》中所言："风雨寒热，不得虚邪，不能独伤人。卒然逢疾风暴雨时不病者，盖无虚，故邪不能独伤人。此必虚邪之风，与其身形，两虚相得乃客其形。"中医学认为，疾病的发生和变化，虽然错综复杂，但总其大要，不外关系到人体本身的正气和邪气两个方面。

免疫系统是机体执行免疫应答，发挥免疫功能的重要系统，由免疫器官、免疫细胞和免疫活性物质组成，是防卫病原体入侵最有效的武器。它能识别和清除外来入侵的抗原，这种防止外界病原体入侵和清除已入侵病原体及其他有害物质的功能被称为免疫防御，使人体免于病毒、细菌、污染物质及疾病的攻击；亦能识别和清除体内发生突变的肿瘤细胞、衰老细胞、死亡细胞或其他有害的成分，这种随时发现和清除体内出现的"非己"成分的功能被称之为免疫监视，清除新陈代谢后的废物及免疫细胞与病毒打仗时遗留下来的病毒死伤尸体，都必须藉由免疫细胞加以清除；通过自身免疫耐受和免疫调节使免疫系统内环境保持稳定，修补免疫细胞能修补受损的器官和组织，使其恢复原来的功能。健康的免疫系统是无可取代的，但常可能因为持续摄取不健康的食物而失效，或者功能亢进对自身器官或组织产生伤害。

现代研究发现，免疫平衡对人体的健康至关重要。它随时处于战备状态，能够预防疾病，并能明确地知道应该什么时候、什么地方、如何采取适当行动摧毁入侵的物质，而不会伤害人体其他细胞。

有些被医生宣布只剩几个月生命的癌症患者，却依然活了很多年；有大约5%的人能够抵抗艾滋病，在他们血液里找到了HIV病毒，可没有任何症状产生……为什么这些人能够抵抗各类疾病？因为他们有比其他人更平衡的免疫力。人体90%以上的疾病与免疫系统失调有关。

为什么直到科技高度发达的今天，人类的健康依然遭受着各种细菌、病毒的威胁？像十几年前的"非典"，以及近年来流行的手足口病、禽流感、猪流感、甲型H1N1流感……这与我们的免疫功能发生了障碍有很大的关系。在正常的情况下，致病源与人体免疫力之间能保持精确的平衡，如果因某种原因打破了这种平衡，人体自身免疫系统不能防御、识别、清除致病源，就会生病。如现代生活压力过大，不安、焦急、睡眠不足等都会造成免疫力下降。随着年龄的增长，免疫力也会随之衰退。

要调节免疫平衡，需从日常生活入手。充分摄取高质量的营养是维持免疫平衡的重要一步，比如适当补充富含维生素和矿物质的食物，改善肠道生态环境等。

保持规律的睡眠，乐观的情绪，都是提高免疫力的好方法。除此之外，运动是促进新陈代谢、调节免疫平衡不可替代的方法。建议每日进行20～30分钟慢跑、游泳、骑自行车等有氧运动，但不宜超过一小时，否则会导致体内氧化过度而影响免疫力。如若免疫功能失调，出现过高或过低，都将造成免疫损伤。临床证实，免疫力过高，可导致变态反应或自身免疫疾病，如荨麻疹、过敏性皮炎、哮喘、红斑狼疮、类风湿、病毒感染以及各种自身免疫性血液病。免疫力过低，对人的健康同样带来危害。

（十）基因平衡

中医学认为，基因平衡实质上为精气的充足，即先天之精的充足。《灵枢·决气》曰："两神相搏，合而成形，常先身生，是谓精。"《灵枢·经脉》亦云："人始生，先成精，精成而后脑髓生，骨为干，脉为营，筋为刚，肉为墙，皮肤坚而毛发长。"由上述可知，"先天"是指禀受于父母的"两神相搏"之精，以及由先天之精化生的先天之气，是由遗传而来，为人体生命的本原。其在个体生命过程中，先身而生，是后天脏腑形成及人体生长发育的动力。先天之精决定了人体的生长发育等过程。

关于基因还有"禀赋"一说，"禀赋"又称"禀性""资禀"等，主要指父母体质性状遗传方面的影响，因而一个人"肥瘦，长短，大小，妍媸，皆肖父母也（《幼科发挥·胎疾》）。"这方面中医继承了中国传统文化先天禀赋观，在儿科中常有专门论述，如明代《幼科类萃》提出"论小儿受胎禀赋浓薄不同"，指出小儿个体体质遗传差异的普遍现象。该篇提到："大抵禀赋得中道为纯粹，阴阳得所，刚柔兼济，气血相和，百脉相顺，精备神全，脏腑充实，形体壮健。其未周之时，颅囟坚合，睛黑神清，口方背厚，骨粗臀满，脐深肚软，茎小卵大，齿细发润，声洪稳睡，此皆受胎气之得中和者也。"相反，"才生下有身破裂者必死，阴囊白者必死，阴不起者必死，无粪门者必死，股间无生肉者必死，忽如鸦声者必死。其周岁之间颅囟开解，齿发未生，手足挛缩如鹤，即身体瘦瘠，或四五岁不能行立，此皆受胎气之不足者也。"这都说明先天之本对人体的重要性，在防病、抗病中都发挥不可或缺的作用。

基因，又称为遗传因子，是具有遗传效应的 DNA 片段。基因支持着生命的基本构造和性能，储存着生命的种属、血型、孕育、生长、凋亡过程的全部信息。生物体的生、长、衰、病、老、死等一切生命现象都与基因有关。

基因有两个特点，一是能完全复制自身，以保持生物的基本特征；二是在繁衍后代上，基因能够"突变"和变异，当受精卵或母体受到环境或遗传的影响，后代的基因组会发生有害缺陷或突变。绝大多数产生疾病，在特定的环境下有的会遗传，也称遗传病。但在正常的条件下，生命会在遗传的基础上发生变异，这些变异是正常的变异。

基因也存在着平衡，它们的平衡对于生命体维持健康状态起着非常关键的作用。

以细胞增殖与细胞凋亡间的平衡为例简单阐述基因调控的平衡。细胞增殖与细胞凋亡在生物体内受基因的有序调控，形成动态平衡，是机体稳态的要素。正常细胞的过度增殖会形成肿瘤，过度凋亡则会走向衰老。这样肿瘤与衰老之间存在着既统一又矛盾的关系。处理好受基因调控的肿瘤和衰老两者之间的关系，就可以使人们既能长寿又不易患肿瘤。

长寿和癌症是多基因调控的生命和疾病现象，它们由正反两种基因（促进长寿和抑制长寿、促发癌症与抑制癌症）共同作用和调控。基因不可能单独发生作用，也不能单独产生生命。基因活动涉及基因组中一群基因的协同作用、程序化表达，从而使生命活动有条不紊地进行。疾病或证候（包括肿瘤和衰老）就是不同层次的基因群或基因网络的失衡，因此不能以某个基因的功能来代表整体的功能状态。基因群或基因网络在体内还存在互相对立又互相依赖的关系，好比中医所说的相生相克的状态，从而构成了基因调控的基础。基因调控在它适宜的范围内做出调整，维持自身的有序化及稳定性，但当有序化和稳定性被非序化和非稳定性打破时，基因就可能发生突变和异常，这种变化对产生疾病的影响是非常大的。

三、中医学在临床状态医学中的地位和作用

临床状态医学是在中医学的基础上建立起来的，中医学在临床状态医学中的地位和作用是无可取代的。中医学是一门"究天人之际，通健病之变，循生生之道，谋天人合得"的健康生态智慧学。中医学的治疗目标是谋求实现"标本相得，邪气乃服""阴阳自合，其病自愈""正气存内，邪不可干""精神内守，病安从来"。中医学养生治病的"专门方法是辨证论治"，"证是辨证论治的核心逻辑和逻辑起点""包括了人的主体性反应的状态变量和相应的环境变量"，"辨证的诊断认识，是关于证候反应的功能目标动力学的诊断"。

中医学在不断创新发展中形成了鲜明特点，如重视整体，注重"平""和"，强调个体化，突出"治未病"，方法简便。中医学在本质上讲就

是一种传统的临床状态医学。中医药和西医药相互补充、协调发展，共同维护和增进民众健康，已经成为中国特色医药卫生体制的重要特征。

下面分五个方面论述中医学在临床状态医学中的地位与作用。

1. 中医学为临床状态医学提供了理论基础和指导思想

临床状态医学关注的是人的整体状态，包括心理状态、生理状态、生活质量等各个方面，更注重整体性，这种思想就是来源于中医学的整体观念。

整体观念是中医学关于人体自身的完整性及人与自然、社会环境的统一性的认识。

（1）整体观念认为，人体是一个结构复杂的有机整体。构成人体的各个部分之间，各个脏腑形体官窍之间，在结构上不可分割，在功能上相互协调、相互为用，病理上相互影响，此为人体自身的统一。

（2）自然环境是人类赖以生存的物质基础，人体的生理功能和病理变化，必然受到自然环境的影响，而自然环境的各种变化，如寒暑的更替、地域的差异也必然对人体的生理病理产生直接或间接的影响。正如《素问·宝命全形论》篇所提及"天地合气，命之曰人"；"人以天地之气生，四时之法成"。《灵枢·邪客》亦有云："人与天地相应也。"此即人与自然环境的统一。

（3）人的本质是一切社会关系的总和，人不仅有自然属性，还有社会属性。社会是生命系统的一个组成部分。人从小到大的成长过程就是由生物人变为社会人的过程。人生活在社会环境之中，社会的变迁与人的身心健康和疾病的发生有着密切关系。社会角色、地位的不同，以及社会环境的变动不仅影响人们的心身状态，而且疾病谱的构成也不尽相同。此为人与社会环境的统一。

整体观念是中国古代哲学思想和方法在中医学中的具体体现，是同源异构及普遍联系思维方法的具体表达，要求人们在观察、分析、认识和处理有关生命、健康和疾病等问题时，必须注重人体自身的完整性及人与自然社会环境之间的统一性和联系性。

整体观念为临床状态医学提供了理论基础和临床实践的指导思想，其贯穿于临床状态医学的状态诊断、治疗等各个方面。比如临床状态医学所采用的诊断方法（见第五章）就充分考虑到了人体的疾病、中医辨证、证候状态、心理状态等方面，而非单一的疾病诊断。

2. 中医学为临床状态医学提供了状态诊断的方法

临床状态医学的诊断体系中包含了中医状态的诊断内容，中医学为临床状态医学的多元诊断评估奠定了基础。

中医的四诊——望、闻、问、切是中医状态诊断的最佳方法。在四诊合参基础上的中医辨证，就是对人体的脏腑经络气血阴阳、寒热虚实表里正邪状态做出判断。

关于中医的"证"，一般认为"证"就是疾病的某一阶段的病理状态，相同的疾病可以有不同的证，不同的病也可以有相同的证，"证"即是针对疾病出现的不同阶段的病理状态。钱学森亦曾提到，"证"这个问题在中医里是个核心问题，中医的"证"是人体功能状态，也包括了患者临床状态的信息。临床状态医学就是在中医学基础上全面了解和分析病情，不但要看到发生病变的局部情况，而且要看到病变所在脏腑的病理变化，同时还要注意与其他脏腑的关系，注意整体的阴阳气血失调情况。

临床状态医学继承了中医学的辨证方法体系，中医学在历史上所形成的辨证分类方法众多，如八纲辨证、气血津液辨证、脏腑辨证、六经辨证、卫气营血辨证、三焦辨证、经络辨证等。

3. 中医学为临床状态医学提供了方法论的指导

（1）变易思维

中医学不仅阐述了自然界、人类社会、人的生命（天、地、人）是一个系统联系、协调完整的统一整体，而且进一步揭示了宇宙间的一切事物都处于永恒的运动、变化和发展之中，认为一切物质，包括整个自然界都处于永恒的无休止的运动中，"动而不息"是自然界的基本规律。

中医学认为，人体生命历程是气机"升、降、出、入"的运动过程，并把建立在此基础上的阴阳对立统一的动态平衡状态作为健康和治疗的目标。人体的阴阳存在对立、转化、消长和制约的关系，始终处于彼此消长的不断运动变化状态；五行之中存在相生相克的关系，且生中有克，克中有生，构成一个能量交流、功能制约的藏象模型，亦即人体生命模型。

中医学还认为，疾病的发展变化是有规律的，认为升、降、出、入的逆乱反常，会导致疾病的发生。从阴阳学说的角度而言，疾病是阴阳矛盾运动失去平衡协调，即阴阳相互联系、相互作用被破坏，出现偏胜偏衰的结果。在疾病过程中，阴阳之间出现了消长失衡的矛盾运动，而表现出"阴胜则阳病，阳胜则阴病"；或阴不制阳，阳不制阴；或阴损及阳，阳损及阴；或"重阴必阳，重阳必阴"的病理转化。

而临床状态医学所强调的状态也会随着人体自身条件、自然环境、社会环境的变化而改变，人体的生命过程是一个动态演变的过程。易变思维贯穿于临床状态医学的始终，突出状态诊断是一个动态的诊断过程，机体发生病变后，随即处于不断的正邪交争之中，治疗方案亦应随着人体状态的改变而做出相应的调整。

（2）中和思维

中和思维，指在观察分析和研究处理问题时，注重事物发展过程中各种矛盾关系的和谐、协调、平衡状态，不偏执、不过激的思维方法。

正如《素问·生气通天论》篇所提到的"阴平阳秘，精神乃治"，指的就是健康人体的一种平衡状态。中医学认为，人体的健康依靠的是阴、阳、气、血等各方面的平衡。《黄帝内经》提出"治病必求于本"，"生之本，本于阴阳"，故此一切治疗的总体要点又可归结为"谨察阴阳所在而调之，以平为期"。虽然治法很多，但治疗疾病的根本原则就是"补其不足，泻其有余"，"调阴与阳，精气乃光"。调整人体阴阳之间不和谐的关系，纠正阴阳偏盛偏衰的状态，使脏腑气血由"失调"变为"自和"，恢复阴阳的动态相对平衡，达到周身气机"中和"的最佳状态，是中医学理论与实践的根本出发点与终极归宿。

临床状态医学所主张的状态平衡即来源于此。临床状态医学认为，人体的良好状态指的是其生理、心理处于和谐平衡状态，体现在生命活动的不同方面和不同层次，它的平衡观包括阴阳平衡、气血调和、脏腑和谐、情志平衡、营养平衡、水与电解质平衡、酸碱平衡、免疫平衡、基因平衡等方面。

在临床治疗疾病过程中，亦从这些方面着手，调整失衡状态，恢复生命的和谐状态。

4. 中医学为临床状态医学提供了状态养生调理的方法

养生是中医学的一大特色，即未病先防，实质上体现了"治未病"的思想。中医调理是以中医基础理论为指导，运用四诊等手段，了解人体五脏六腑、气血经络、筋骨脉络的状态，通过辨证分析，总体把握人体的身心状态，以及自然界、社会对其的影响，从而指出健康隐患，提出有针对性的养生防病方案。它主要包括三方面：法于自然之道、调理精神情志、保持阴平阳秘。

中医有言"三分治，七分养"，意指在患者康复过程中，医者和药物所起的作用较少，身体的恢复更多依赖于自身的调节，也就是修复自愈的过程。尽量依靠自身的"正气"来治愈疾病，也是医术的至高层次。

而临床状态医学亦以达到平衡的健康状态为目标，对于"未病"之人采取中医调理的方法进行状态干预，使之"正气凛然"，所谓"正气存内，邪不可干"。临床状态医学正是着眼于人体的免疫力和自愈能力，通过采取各种方法，提高人体的免疫力和自愈力，从而达到纠正人体亚健康状态的目的。

状态的调理亦可从中医的体质学说为切入点进行扩展，下面以阴虚体质为例进行阐述。

阴虚体质的表现特征：

①总体特征：阴液亏少，以口燥咽干、手足心热等虚热表现为主要特征。②形体特征：体形偏瘦。③常见表现：手足心热，口燥咽干，鼻微干，喜冷饮，大便干燥，舌红少津，脉细数。④心理特征：性情急躁，外向好动，活泼。⑤发病倾向：易患虚劳、失精、不寐等病；感邪易从热化。⑥适应能力：耐冬不耐夏；不耐受暑、热、燥邪。

阴虚体质的调理方法：

①环境起居调摄：夏应避暑，秋冬养阴。居室应安静。不熬夜，不剧烈运动，不在高温下工作。②体育锻炼：宜选动静结合项目，如太极拳、

八段锦等。控制出汗量，及时补水。③精神调适：循《黄帝内经》"恬淡虚无""精神内守"之法，养成冷静沉着的习惯。④饮食调理：多食梨、百合、银耳、菠菜、无花果、冰糖、茼蒿等甘凉滋润食物，少吃葱、姜、蒜、椒等辛辣燥烈品。⑤药物调养：可用滋阴清热、滋养肝肾之品，如女贞子、山茱萸、五味子、麦冬、沙参、玉竹等药。常用方有六味地黄丸等。

5. 中医学为临床状态医学提供了众多治疗方法

中医疗法在临床状态医学的治疗方法中占据着举足轻重的地位，所起的作用是其他治疗方法无可替代的。

常见的中医疗法有内治法、针灸、刮痧、推拿、气功、火疗、药酒、药浴、拔罐、膏药外治、耳穴压豆、穴位贴敷、药膳、音乐疗法等，通过吸收中医特色疗法，使得临床状态医学治疗方法多样化，治疗手段更加灵活，同时体现了临床状态医学在治疗疾病时是以身心合一的角度出发进行全方位的考量，做到治疗个体化，提高疗效。

如对于湿疹的患者，除了应用中医辨证论治进行处方用药外，还可采用中医心理治疗、中医外治疗法、中医五行音乐疗法，从生理、心理等角度出发调整失衡状态，平衡阴阳脏腑气血，使患者尽快恢复健康状态。

四、临床状态医学对病因、发病、病理变化的认识

（一）临床状态医学对病因的认识

中医学的病因学说和其中的七情致病学说，指导着临床状态医学的病因学理论。病因总的可分为内因和外因。人生活在自然界中，正常的生命活动要求人体能与外界各种因素保持动态平衡。如果这种平衡失常，即产生疾病。造成这种失常的原因，一是外来刺激超过了机体调节适应的能力，这就是外因；一是机体内部抵抗外界各种动因的能力降低，或体质上的某些缺陷而导致疾病的发生，这就是内因。关于外因，中医归纳为风、寒、暑、湿、燥、火六淫和疫疠之气，其中既包括物理化学性致病因素，也包括生物性致病因素。关于内因，泛指能导致疾病发生的人体内在的一切因素，其中中医

学特别强调七情内伤，即喜、怒、忧、思、悲、恐、惊的过度刺激，能使人体防御疾病的能力减弱，故易受外界邪气的侵袭而发病；或无外邪而机体本身自病，中医学称此为"正气亏虚""精气不足"。体质也属于内因，如某些人正气有衰，对原本无害的物质如花粉、药物、鱼虾等产生过敏反应而发生病理状态。除内因、外因，还有不内外因，是指如虫兽所伤、金刃所伤、医药之过等，都可以归纳为不内外因，或称"其他病因"。

中医学十分重视七情致病的重要性，所谓"百病生于气也"。中医学认为，在生理病理过程中存在形神的高度相关性，形神统一的整体观是中医心身医学最基本的理论基础，如《灵枢·天年》篇说："血气已和，荣卫已通，五脏已成，神气舍心，魂魄毕具，乃成为人。"即认为形与神在生理上、病理上互相依存、相互作用，且特别重视神对形的主宰与反作用。《灵枢·口问》指出："悲哀忧愁则心动，心动则五脏六腑皆摇。"说明不良情绪刺激不仅影响人的精神意识思维活动，且带动影响整个人体生理功能的协调平衡。

七情致病不同于外感六淫从外感受，从口鼻皮毛侵入人体，渐次入里，发病多急骤，病情多轻浅，若非失治、误治，多不会缠绵难愈，所以通常病情轻，病程短，预后佳。而七情内伤，直接伤及内脏，影响脏腑功能，导致气机紊乱，阴阳失调，病从内生，病在里则证难愈。《素问·调经论》曰："夫邪之生也，或生于阴，或生于阳。其生于阳者，得之风雨寒暑；其生于阴者，得之饮食居处，阴阳喜怒。"此"生于阴"的"阴"指内，"生于阳"的"阳"指外。可见七情生于阴，不经过肌肤皮毛，直接导致脏腑功能紊乱而发病，具有内伤性致病因素的特征。

《素问·灵兰秘典论》云："心者，君主之官，神明出焉。"情志发乎心而应乎五脏。心在情志活动中具有主导作用，因此许多情志为病的病理反映也是首先影响于心，再由心波及他脏。正如《灵枢·口问》中指出："心者，五脏六腑之主也……故悲哀愁忧则心动，心动则五脏六腑皆摇。"《灵枢·百病始生》云："忧思伤心。"《素问·举痛论》云："惊则心无所倚，神无所归，虑无所定……悲则心系急。"《灵枢·邪气脏腑病形》又云："愁忧恐惧则伤心。"情志之伤，虽五脏各有所属，然求其所由，则无不从心发。故七情致病损及脏腑时最终共同特点是皆伤心神，出现神志不宁的症状。

七情为人的内在情志，由内而发，故多作用于人的内脏，虽其共性都伤心神，但也有其特异性。特异性的一般规律为七情致病多伤及本脏。《素问·阴阳应象大论》云："人有五脏化五气，以生喜怒悲忧恐。"不同的情志各自伤及其相对应的内脏，从而导致不同的病理过程。如《素问·阴阳应象大论》指出，心"在志为喜，喜伤心"；肝"在志为怒，怒伤肝"；脾"在志为思，思伤脾"；肺"在志为忧，忧伤肺"；肾"在志为恐，恐伤肾"。当然《黄帝内经》中亦有七情致病伤及他脏的记载。如《素问·经脉别论》云："疾走恐惧，汗出于肝。"《灵枢·本神》云："肺喜乐无极则伤魄……肾盛怒而不止则伤志。"所以临床上不可拘泥于仅伤本脏，而应抓住七情致病"病由内生，直接伤脏"的规律。

七情的各种致病因素，在发病过程中很难截然分开，既可以单独致病，又常常是两种或两种以上的情志相兼侵犯人体而致病。所以《黄帝内经》常将"悲哀愁忧""怵惕思虑"等并称。因此情志病有其复杂的相兼性。例如遇到可怕之事可产生惊与恐，"有所惊恐，喘出于肺"（《素问·经脉别论》）。一般而言，惊自外来，恐自内生。而出乎意料的可喜之事又可产生惊与喜。思往往伴随悲、忧一起发病，"忧思伤心"（《灵枢·百病始生》）。但七情致病的这种相兼性不是没有主次的，往往都是以某种情志为主导，兼夹其他情志成分。例如悲、忧往往一起致病，若是对已发生的不幸事件无可奈何时，则产生以悲为主的情志；若是对前景担心，则易产生以忧为主的情志。其相兼性还可以表现在一种情志可以伤及多脏，多种情志可以同伤一脏。如暴怒既可以伤肝，亦可横逆乘脾犯胃；思悲忧愁相兼则损伤脾胃等。

疾病的传变是有规律可循的，如外感病多循由表入里的规律。而情志为病，其传变则不以常次。《素问·玉机真脏论》云："或其传化有不以次，不以次入者，忧恐悲喜怒，令不得以其次，故令人有大病矣。因而喜大虚，则肾气乘矣，怒则肝气乘矣，悲则肺气乘矣，恐则脾气乘矣，忧则心气乘矣，此其道也。"由此可见，情志的传变规律不是以"五脏为病各传其所胜"的规律，而是循"实则传其所胜，虚则其所不胜乘之"的规律。如上所述，心因喜而气涣散成虚，则为所不胜的肾气乘之；怒而肝气实，则过旺之肝气乘脾土。

七情致病存在个体差异性。人的个体不同，致病也会发生差异。《黄帝内经》中首先指出人们在心理上存在着类型差异，并从人的智愚、品德、性格、气质、能力和勇怯等方面将人划分为不同的心理类型，包括"阴阳五态人""阴阳二十五人""勇士和怯士"等。《灵枢·通天》则把人分为太阴、少阴、太阳、少阳、阴阳平和五种体质特点不同的人，不同体质特点的人与疾病的发生转变有不同的关系。《灵枢·通天》指出："太阴之人，多阴而无阳""少阴之人，多阴少阳""太阳之人，多阳而少阴""少阳之人，多阳少阴"。《灵枢·行针》云："多阳者多喜，多阴者多怒。"《灵枢·论勇》指出禀性的勇怯不同，对恐惧事件的反应也迥异。《灵枢·本神》云："肝气虚则恐，实则怒……心气虚则悲，实则笑不休。"说明七情刺激对不同体质特点的人所导致的疾病和产生的结果也不同。《素问·经脉别论》中又指出："当是之时，勇者气行则已，怯者则著而为病也。"说明意志坚强者，善于调节控制自己的感情，使之免于过激；意志怯弱者，常易成为感情的俘虏，从而发生疾病。如 A 型性格的人，易激动，易患高血压、心脑血管疾病。

七情为病不仅伤及脏腑，影响气机，还可损伤精气，甚至导致形体毁沮。《素问·疏五过论》指出："惊恐喜怒，五脏空虚，血气离守。"又云："暴乐暴苦，始乐后苦，皆伤精气，精气竭绝，形体毁沮。"《灵枢·口问》也指出，"大惊卒恐则血气分离"。可见七情太过，会导致精、气、血、津液等物质受损，进而损伤形体。即《黄帝内经》认为，人的精神活动和形体组织都是以精气为基础，如果精气损伤可造成形体毁沮与意识障碍并见，多病情重笃，可危及生命，如《灵枢·本神》所云："是故五脏主藏精者也，不可伤，伤则失守而阴虚，阴虚则无气，无气则死矣。"其死期也有一定的规律，多死于受损脏器所不胜之时。《灵枢·本神》云："心怵惕思虑则伤神，神伤则恐惧自失，破䐃脱肉，毛悴色夭，死于冬。脾愁忧而不解则伤意，意伤则悗乱，四肢不举，毛悴色夭，死于春。肝悲哀动中则伤魂，魂伤则狂妄不精，不精则不正当人，阴缩而挛筋，两肋骨不举，毛悴色夭，死于秋……"此与目前临床十分吻合，充分显示了七情致病的重要性。

（二）临床状态医学对发病的认识

临床状态医学的发病观完全符合中医学的理念。临床状态医学的发病学立足于机体的整体性，重视个体状态在疾病发生、发展全过程中的重要性。同样的疾病，在不同生命状态的人体，其发生发展转归不同。同样的个体，患病后，在不同的生命状态下，疾病的严重程度也往往有差异。

1. 心身整体观

人体是有机的整体。人的心身是一个整体，人体发病是在躯体和心理共同失调的基础上完成的。构成人体的脏腑、组织具有各自不同的功能，如心主血脉，藏神明；肾主藏精，司开合；胃主受纳腐熟等，而这些功能各异的活动相互协调、支持、制约，就是正常人体的整体功能。这一功能，可以用正气来表达，即各脏腑、经络、气血等功能旺盛，同时会产生相当强的抗病能力和自愈能力。人体的整体功能活动，是在心的统一主持下由各脏腑、组织、经络、气血共同完成的。因此，《素问·灵兰秘典论》指出，"主明则下安，主不明则十二官危"，"凡此十二官者，不得相失也"。整体功能失调是疾病发生的内在因素。整体功能紊乱，机体内部平衡失调，其抗病能力必然下降，各种致病因素会乘虚而入，所谓"邪之所凑，其气必虚"。如果构成人体的某一脏腑组织发生损害，由此也会导致全身功能的协调统一破坏，影响整体的完整性，从而导致抗病能力降低，引发疾病。

所谓疾病，是指在一定致病因素的作用下，人体健康状态遭到破坏，机体与周围环境以及机体内部各系统之间的相互关系失调，出现机能或形态、躯体和心理等方面的异常改变的过程。人体本为有机整体，疾病是机体完整性遭到破坏的表现，这种破坏可以是某一脏腑单一的损害，即病变发生于局部，由局部的失调影响到整体。如情志刺激致肝失疏泄，肝气郁结，其病位在肝，但气郁可以累及其他脏腑；也可以是整体的病理改变。如气行周身，无处不到，而气机郁滞，全身脏腑气化活动皆不能正常进行。但肝主疏泄，以气为用，故气机郁滞时肝气不舒的躯体和情绪症状尤为突出。

2. 疾病与自然密切相关

人与自然相关。《灵枢·邪客》中提到"人与天地相应也"，人作为自然界的生物之一，必然要依靠自然界而生存，受自然界的制约和影响；人体既要适应自然以求生存发展，同时又可以在一定程度上利用和改造自然。两者之间以人顺应自然为前提，但自然界总是在不断变化的，这种变化在一定范围之内，人体完全可以适应而不会发生疾病。当变化超过一定限度时，机体则难以适应，出现病理反应。可从以下几方面进行分析。

（1）季节气候变化对人体及疾病的影响

春温、夏热、秋凉、冬寒，此四时之常，人皆能适应。如果温热凉寒太过，超过人体的适应能力，就会引发疾病；若诸气非时而至，则更容易伤人致病。《医宗金鉴·伤寒心法要诀》说："春温夏热秋清冷，冬气冷冽令之常。伤之四时皆正病，非时有气疫为殃。"这就说明了四时季节气候变化伤人致病有时病与疫病之别。

（2）昼夜晨昏对人体及疾病的影响

日出日落，昼夜晨昏更替，天之阳气有消长盛衰之变，人体必然要顺应之。故正气也有盛衰变化，如《素问·生气通天论》说："故阳气者，一日而主外，平旦人气生，日中而阳气隆，日西而阳气已虚，气门乃闭。"阳气昼长夜消，则抗病能力以白昼为强，夜暮较弱，顺之则疾病不作，逆之危害机体。如昼夜轮班工作或连续昼夜作息不规律的人，大多容易患病，即此之故。

（3）地域对人体及疾病的影响

由于地区气候的差异、地理环境和生活习惯的不同，都会对人体产生影响，表现为机能活动有强弱，体质有偏颇。如江南热而多湿，人体腠理常开泄；北方寒冷而多风燥，人体腠理致密而津液常亏。人体对环境产生耐受性、适应性的同时，也就对其他环境存在不适应和难以耐受的情形。故地域或生活环境、习惯的突然变化，每每导致机体抵抗力下降，易于发病。

（4）人造环境对人体及疾病的影响

随着人们改造自然的能力增强，创造出许多反自然的小环境，像冷气房、暖气房的产生与使用，就是最典型的代表。盛夏炎热，腠理开泄而多汗，骤入冷气室内，寒冷之气外束肌腠，每易发生外寒里热证，或空调病；严冬原本寒冷而干燥，而久居暖室之内，则更伤津液，虽常感寒，但临床反多燥热之证。

总之，人或自然界二者之一失常，便会导致天人关系失衡，人体整体性破坏而发生疾病。如果人体的整体性和人与自然界的统一性同时出现异常，也就是说人体的内外环境都出现了异常变化，那么，疾病的发生往往是不可避免的。人的完整性被破坏，对自然的适应能力下降，抗病力低下，因而易于生病。外界环境异常，本易致病，而机体抗病力不足，又难以顺应外界变化，抵抗外邪的入侵。因此，在季节交替或气候突然剧烈变化时，体弱多病者或年老者、年幼体虚之人，最易发病，而内有宿疾者，此时也易复发。

临床状态医学的发病学立足于机体的整体性，同时重视个体生命状态在疾病发生、发展全过程的重要性。同样的疾病，在不同生命状态的人体，疾病的发生、发展转归不同。同样的个体，患病后，在不同的状态下，疾病的严重程度也往往有差异。这与中医学防治原则中的因时、因地、因人制宜，有异曲同工之妙。

3. 邪正关系

邪或称邪气，是致病因素的总称。正或称正气，泛指人体的正常生理功能及抵御外邪、促进身体康复的因素。盛衰则指正邪双方力量强弱的对比，有时也用"消长"二字。正气有盛衰，邪气分强弱。正气能抵抗邪气，邪气能损害正气，在疾病演变过程中，形成了邪正盛衰消长的变化。

（1）邪正关系影响疾病的发生

1）邪气盛而致病

邪气侵入人体是疾病发生的重要条件。风、寒、暑、湿、燥、火是自然界四时的气候变化，但其异常变化，如气候的太过或不及，超过人体的适应能力，则成为致病因素。《素问·金匮真言论》云："八风发邪，以为经风，触五脏，邪气发病。"指出凡病多为邪气所致，邪气触冒五脏，侵袭人体是发病的基本条件。《灵枢·百病始生》亦云："夫百病之始生也，皆生于风雨寒暑，清湿喜怒。"说明邪气侵入人体是发病的前提，还指出邪气有外感与内伤之不同，如风雨寒暑和清湿，皆属于外来的致病邪气，而以喜怒代指七情内伤致病因素，也说明了致病邪气的多样性。

2）正气虚而致病

虽然发病离不开邪气侵害，但《黄帝内经》认为在绝大多数情况下，正气的强弱才是发病的决定性因素，起着主导作用。正气强则胜邪，邪气被抑制，或者被祛除，则不发病；反之，正气虚弱，不胜邪气，则邪气得以侵入人体，引发疾病。《素问遗篇·刺法论》云："正气存内，邪不可干。"指出人体正气旺盛，抗御邪气的能力强，则邪气难以侵入人体。可见，人体是否发病，主要取决于正气的盛衰，而邪的微甚则起着相对次要的作用。

3）两虚相得而致病

人体发病并非邪气一方的作用，而是正气不足与邪气侵袭共同作用的结果。正如《灵枢·百病始生》所云："此必因虚邪之风，与其身形，两虚相得，乃克其形。两实相逢，众人肉坚。""两虚"，指自然界异常的气候（"虚风"）和人体正虚；"两实"，指自然界正常的气候（"实风"）和人体正气充实。也就是说，并非正邪相争的任何状况都会发病。如果邪气弱而正气强，就更不会发病。如《灵枢·刺节真邪》所说："正风者，其中人也浅，合而自去，其气来柔弱，不能胜真气，故自去。"如果邪气虽强而正气不弱，正能胜邪，不会发病，即"卒然逢疾风暴雨而不病者，盖无虚，故邪不能独伤人"（《灵枢·百病始生》）。如果邪气相对较强而正气相对较弱，邪正力量对比达到或超过了足以引起发病的程度，就会"两虚相得，乃客其形"而发病。

4）"因加而发"而致病

《黄帝内经》中所论述的"因加而发"是指人体感受邪气之后，由于病邪未亢盛到可以发病，而正气亦未强大能祛除病邪的程度，二者处于某种水平上的暂时平衡状态，而邪气存留于体内，一旦某种条件或诱因使病邪增强或使正气减弱，上述平衡打破则发病。此外，"因加而发"告诉我们，所谓的健康和疾病痊愈者并不等于没有伏邪，疾病的发生有一个从量变到质变的过程，提醒我们要注意养生防病，应通过顺应自然、调节情志、谨和五味、运动锻炼等各种方法使体内的正气充足、伏邪减弱或消除。

（2）邪正关系影响疾病的性质

1）邪气的种类、性质和微甚在一定程度上决定着发病的表现、特点（病性、病位）和轻重缓急

《灵枢·岁露论》云："寒则皮肤急而腠理闭，暑则皮肤缓而腠理开。"《素问·刺禁论》云："气盛身寒，得之伤寒；气虚身热，得之伤暑。"说明邪气不同，致病的临床表现各异。《素问·阴阳应象大论》云："故天之邪气，感则害人五脏；水谷之寒热，感则害于六腑；地之湿气，感则害皮肉筋脉。"《素问·太阴阳明论》云："伤于风者，上先受之；伤于湿者，下先受之。"提示邪气种类不同，致病的部位也不同。《灵枢·刺节真邪》云："有一脉生数十病者，或痛或痈，或热或寒，或痒或痹或不仁，变化无穷，此皆邪气之所生也。"表明邪气的微甚、浅深导致病证种类有别、病情轻重不等。

此外，疫疠之邪致病与一般邪气有明显不同，以具有传染性为特点，人群之间易于相互传染，且发病者症状往往具有相似性，如《素问遗篇·刺法论》所云："五疫之至，皆相染易，无问大小，病状相似。"

2）正气的盛衰决定疾病的虚实

邪正盛衰的变化不但决定着疾病的发生，而且决定着疾病的发展趋势，同时影响着疾病性质的虚实变化。《素问·通评虚实论》说："邪气盛则实，精气夺则虚。"所谓实，主要指邪气亢盛，是以邪气盛为主要矛盾的一种病理反应。此时致病邪气和正气的抗病能力都比较强盛，病理反应剧烈，临床表现多为有余之证，称为实证。如外感病的初期或中期，症见高热、汗出、脉洪大、舌苔黄等，或由于痰浊、水饮（见痰饮）和瘀血等的滞留而表现出的腹胀而痛、腹满拒按、大便秘结、痰壅涎盛、喘促气粗等实象。所谓虚，则指正气不足，是以正气虚衰、抗邪能力低下为主要矛盾的一种病理反应。此时人体抗病能力低下，对致病之邪防御抗争无力，临床表现为一系列虚

损、衰退、不足的证候，称为虚证。如面色萎黄或㿠白、精神萎靡、心悸气短、形寒肢冷、大便稀溏、舌淡少苔、脉虚弱或沉迟无力等虚象，多见于大病、久病之后，或消耗性疾病的后期。在疾病过程中，正与邪之间的力量对比并非固定不变，常在不断斗争中进行调整。如实邪久留不去，长期不愈，正气不断消耗，精亏液竭，病则由实转虚；或由脏腑机能衰退之虚证，久治不愈，亦可形成病理性产物，使病证由虚而成虚中夹实。可见邪正盛衰不仅可以有单纯的或虚或实的病理变化，还可以有虚中夹实，或实中夹虚的各种现象，甚至出现"大实有羸状"的真实假虚，或"至虚有盛候"的真虚假实证候。因此，在辨证论治过程中，应该透过现象抓住疾病的本质，方能掌握邪正盛衰的主要方面和疾病的虚实变化。

临床状态医学认为，人体的正常状态是一个动态平衡的状态，内部环境处于脏腑经络、气血阴阳平衡状态，而与外部环境则是人体的正气与外界的六气处于动态平衡。《黄帝内经》中的"正气存内"说的就是人体内部的平衡。外界六气（风、热、暑、湿、燥、寒）与人体脏腑经络、气血阴阳同时处于一个动态平衡，如果气候变化异常，六气发生太过或不及，或非其时而有其气，以及气候变化过于急骤，超过了一定的限度，致使六气变成六淫，使机体不能与之相适应，就会导致疾病的发生。

（三）临床状态医学对病理变化的认识

临床上一些病理改变如颈椎骨质增生，病理学上有骨质增生的改变，临床上也有颈椎部位疼痛的表现，是不是就是颈椎病呢？胃镜病理检查提示浅表性胃炎，病人有胃脘痛，是不是就一定要诊断慢性胃炎？是不是按慢性胃炎治疗，病人的症状就好了呢？冠状动脉有轻度粥样硬化改变，未达到诊断冠心病的标准，病人也没有相关症状，是不是要诊断为冠心病？神经性皮炎患者，是不是治疗其皮肤的炎症就有效？对哮喘的治疗，是不是只有抗支气管痉挛、对抗过敏原、消除局部炎症就是正确的方法？良性阵发性位置性眩晕与耳部半规管的病理改变有关，是不是只要采取复位、消除水肿就能解决问题？抑郁症、焦虑症是否单纯调整神经突触间隙中有关神经递质浓度，进行抗抑郁、抗焦虑治疗就可以改善心理问题？大量的专病专方，例如高血压验方、糖尿病专方、胃炎专方、肿瘤秘方等，在临床应用后效果又如何呢？胃痛患者单纯运用和胃止痛就可以奏效？便秘病人是否运用润肠通便、攻下等方法就药到病除？心悸病人运用宁心定悸等方法就可以镇定自若？失眠病人是否运用安神助眠方法就可以很有效了？郁病患者是否行气解郁治疗就足够了？这些都是状态医学应该要回答的问题。临床状态医学更重视局部病理改变与人体整体性、功能性与器质性、个体状态与普通性的关系，因此诊治疾病时应该会更加周到和科学。

第二章 中医学中的临床状态 医学思想

　　中医学中的临床状态医学思想，起源于《黄帝内经》，丰富于后世。中医学以整体观念为基本指导思想和出发点，认为人体是一个有机整体，心身是一个整体，人和社会、自然界是一个整体。它把活着的人作为一个整体进行观察，通过分析不同年龄、性别、种族、地域的人体，对不同的环境条件和外界刺激的不同反应，运用精气、阴阳、五行学说进行类比推理，从而认识人体生命活动的规律。因此它认为人体的整体平衡状态就是健康，无论是外感六淫，还是七情内伤，或是饮食不节、刀创跌扑外伤等因素，打乱了人体的整体平衡，失衡就是疾病状态。

一、《黄帝内经》中的临床状态医学思想

（一）临床状态医学的生理观

1. 男女性生理状态

　　《素问·上古天真论》篇曰："女子七岁肾气盛，齿更发长。二七而天癸至，任脉通，太冲脉盛，月事以时下，故有子。三七肾气平均，故真牙生而长极。四七筋骨坚，发长极，身体盛壮。五七阳明脉衰，面始焦，发始堕。六七三阳脉衰于上，面皆焦，发始白。七七任脉虚，太冲脉衰少，天癸竭，地道不通，故形坏而无子也。"

　　"丈夫八岁肾气实，发长齿更。二八肾气盛，天癸至，精气溢泻，阴阳

和，故能有子。三八肾气平均，筋骨劲强，故真牙生而长极。四八筋骨隆盛，肌肉满壮。五八肾气衰，发堕齿槁。六八阳气衰竭于上，面焦，发鬓颁白。七八肝气衰，筋不能动，天癸竭，精少，肾脏衰，形体皆极。八八则齿发去。肾者主水，受五脏六腑之精而藏之，故五脏盛，乃能泻。今五脏皆衰，筋骨解堕，天癸尽矣，故发鬓白，身体重，行步不正，而无子耳。"

本篇所述的男女性生理状态依赖于肾气的盛衰规律，男女生理状态变化的过程，其实是肾气盛衰变化的过程。根据原文精神，女子 7 ~ 14 岁，男子 8 ~ 16 岁，是生长发育期，主要表现为齿更发长，天癸发育日渐成熟，女子月事应时而下，男子开始有排精现象，具备了生育能力。女子 21 ~ 28 岁，男子 24 ~ 32 岁，是壮盛期，主要表现为智齿生出，牙齿生长齐全，筋骨坚强，体格壮盛，发长极。女子 35 ~ 49 岁，男子 40 ~ 64 岁，是衰老期，主要表现为阳明脉气渐衰，面色逐渐憔悴，发枯白而开始脱落，天癸渐竭，形体衰老，精气渐亏，逐步失去生殖能力。《黄帝内经》所揭示的男女生长壮老的变化过程，是生命活动的基本规律，是经过长期的生活及医疗实践观察总结的结果。通过对男女不同年龄阶段生理状态的描述，对于在临证时正确把握生理与病理状态的区别，进而辨证施治，提供有力帮助。

2. 人体经脉气血状态

《素问·血气形志》篇曰："夫人之常数，太阳常多血少气，少阳常少血多气，阳明常多气多血，少阴常少血多气，厥阴常多血少气，太阴常多气少血。此天之常数。""足太阳与少阴为表里，少阳与厥阴为表里，阳明与太阴为表里，是为足阴阳也。手太阳与少阴为表里，少阳与心主为表里，阳明与太阴为表里，是为手之阴阳也。"

中医学的经络学说，是研究人体经络系统的组成、循行分布、生理功能、病理变化等的一种基础理论，认为经络是人体结构、状态的重要组成部分，是运行气血、联络脏腑肢节、沟通上下内外的通道。经络作为人体的组织结构之一，与自然界和内在脏腑均有着极其密切的联系，机体脏腑组织通过经络时时刻刻都在与自然界进行着物质、能量、信息的交流，以确保人体生命活动的正常进行。

气、血乃是人体最重要的组成物质，"血"为有形物质属阴，"气"为无形功能属阳。一阴一阳，相互维系，"人之一身，皆气血之所循行，气非血不和，血非气不运，故曰：气主煦之，血主濡之"。而经络是运行气血、联系脏腑和体表及全身各部的通道，是人体功能的调控系统。

本篇讲述了人体经脉气血分布的特点，正常的人体状态遵循以上规律，身体气血调和，百病不生，若经脉气血出现异常，则人体功能状态便可出现偏差。

3. 人体"有余"和"不足"状态

《素问·调经论》篇曰："黄帝问曰：余闻刺法言，有余泻之，不足补之，何谓有余？何谓不足？岐伯对曰：有余有五，不足亦有五，帝欲何问？帝曰：愿尽闻之。岐伯曰：神有余，有不足；气有余，有不足；血有余，有不足；形有余，有不足；志有余，有不足。凡此十者，其气不等也。

帝曰：人有精气、津液、四肢、九窍、五脏十六部，三百六十五节，乃生百病，百病之生，皆有虚实。今夫子乃言有余有五，不足亦有五，何以生之乎？

岐伯曰：皆生于五脏也。夫心藏神，肺藏气，肝藏血，脾藏肉，肾藏志，而此成形。志意通，内连骨髓而成身形五脏。五脏之道，皆出于经隧，以行血气。血气不和，百病乃变化而生，是故守经隧焉。"

"有余"（实）和"不足"（虚）包括气、血、神、形、态、津液、官窍的虚实，而且都与五脏关系密切，所谓"皆生于五脏也"。因此可以认为人体的虚实状态，主要与心肝脾肺肾五脏的状态有关。

4. 五官状态

《灵枢·五阅五使》中曰："黄帝问于岐伯曰：余闻刺有五官五阅，以观五气。五气者，五脏之使也，五时之副也。愿闻其五使当安出？

岐伯曰：五官者，五脏之阅也。

黄帝曰：愿闻其所出，令可为常。

岐伯曰：脉出于气口，色见于明堂，五色更出，以应五时，各如其常，经气入脏，必当治里。

帝曰：善。五色独决于明堂乎？

岐伯曰：五官已辨，阙庭必张，乃立明堂。明堂广大，藩蔽见外，方壁高基。引垂居外，五色乃治，平博广大，寿中百岁。见此者，刺之必已，如是之人者，血气有余，肌肉坚致，故可苦已针。

黄帝曰：愿闻五官。

岐伯曰：鼻者，肺之官也；目者，肝之官也；口唇者，脾之官也；舌者，心之官也；耳者，肾之官也。"

人之脏腑疾病可以从五官五色的状态变化测知，对内在五脏所反映于五官的五种气色状态变化的观察，可有助于病情的诊断。所谓五气，是指五脏的内在变化反映于体表的现象。五脏之气是由五脏产生和支配的，它的盛衰与春、夏、长夏、秋、冬五季相配合。五官的变化就是五脏在身体外部的反映，五脏的变化可以通过脉象的形式表现于寸口，也可以通过五色的形式表现在鼻部。五色交替出现，是与春、夏、长夏、秋、冬五季气候的变化相应，每一时令都有其正常现象，即五季分别出现青、赤、黄、白、黑五色是有一定规律的。如果经脉的邪气循经络深入内脏，必然出现五色的异常，则一定要从内在脏腑治疗。

5. 睡眠状态

《灵枢·营卫生会》中曰："黄帝问于岐伯曰：人焉受气？阴阳焉会？何气为营？何气为卫？营安从生？卫于焉会？老壮不同气，阴阳异位，愿闻其会。

岐伯答曰：人受气于谷，谷入于胃，以传与肺，五脏六腑，皆以受气，其清者为营，浊者为卫，营在脉中，卫在脉外，营周不休，五十而复大会，阴阳相贯，如环无端。卫气行于阴二十五度，行于阳二十五度，分为昼夜，故气至阳而起，至阴而止。故曰：日中而阳陇为重阳，夜半而阴陇为重阴。故太阴主内，太阳主外，各行二十五度，分为昼夜。夜半为阴陇，夜半后而为阴衰，平旦阴尽而阳受气矣。日中为阳陇，日西而阳衰，日入阳尽而阴受气矣。夜半而大会，万民皆卧，命曰合阴，平旦阴尽而阳受气，如是无已，与天地同纪。"

人体的睡眠与营卫之气的运行节律有密切关系。营卫昼夜运行节律，是人体生命节律的一种反映。《黄帝内经》在"天人相应"思想指导下，发现人体脏腑功能、气血虚实、脉象浮沉等有随日月阴阳变化规律而变化的多种生命节律存在。

人体精气来源于饮食，饮食入胃，经过消化，再经脾吸收其精微之气，然后向上传注到肺，从而五脏六腑都能得到精微之气的供养。这些精气中，精粹的部分叫"营"，剽悍的部分叫"卫"，营气运行于经脉之内，卫气运行于经脉之外，川流不息，各行五十周次而后大会，阴分和阳分互相贯通，终而复始，如圆环之无端始。卫气运行于阴分二十五周次，运行于阳分二十五周次，这是以白天和黑夜来划分的，所以气行到阳分为起始，行到阴分为终止。因此，当中午阳气隆盛时叫作"重阳"，到半夜阴气隆盛时叫作"重阴"。太阴主管人体内部，太阳主管人体外表，营卫在其中各运行二十五周次，都以昼夜来划分。半夜是阴分之气最隆盛的时候，自半夜以后，行于阴分之气就逐渐衰减，到早晨时，则行于阴分之气已尽，而阳分开始受气。中午是阳分之气最隆盛的时候，从日西斜，行于阳分之气就逐渐衰减，到日落时，则行于阳分之气已尽，而阴分开始受气。并且在半夜的时候，阴阳之气相会合，此时人们均已入睡，称为"合阴"。到早晨则行于阴分之气已尽，而阳分开始受气。如此循环不息，和自然界昼夜阴阳的变化规律相一致。

6. 梦与状态

《灵枢·淫邪发梦》中曰："黄帝曰：愿闻淫邪泮衍，奈何？

岐伯曰：正邪从外袭内，而未有定舍，反淫于脏，不得定处，与营卫俱行，而与魂魄飞扬，使人卧不得安而喜梦。气淫于腑，则有余于外，不足于内；气淫于脏，则有余于内，不足于外。

黄帝曰：有余不足，有形乎？

岐伯曰：阴气盛则梦涉大水而恐惧，阳气盛则梦大火而燔焫，阴阳俱盛则梦相杀。上盛则梦飞，下盛则梦堕，甚饥则梦取，甚饱则梦予。肝气盛则梦怒，肺气盛则梦恐惧、哭泣、飞扬，心气盛则梦善笑恐畏，脾气盛则梦歌乐、身体重不举，肾气盛则梦腰脊两解不属。凡此十二盛者，至而泻之，立已。厥气客于心，则梦见丘山烟火。客于肺，则梦飞扬，见金铁之奇物。客于肝，则梦山林树木。客于脾，则梦见丘陵大泽，坏屋风雨。客于肾，则梦临渊，没居水中。客于膀胱，则梦游行。客于胃，则梦饮食。客于大肠，则梦田野。客于小肠，则梦聚邑冲衢。客于胆，则梦斗讼自刳。客于阴器，则梦接内。客于项，则梦斩首。客于胫，则梦行走而不能前，及居深地窌苑中。客于股肱，则梦礼节拜起。客于胞䐈，则梦溲便。凡此十五不足者，至而补之，立已也。"

邪气乘人体脏腑的虚弱而侵入脏腑，使魂魄不安而成梦。因各脏腑的盛衰，邪气的不同，出现不同的梦境。由于正气虚弱而邪气侵入于心，就会梦见山丘烟火弥漫；侵入肺的，梦见飞扬腾越或金石类奇形怪状的东西；侵入肝的，梦见山林树木；侵入脾的，梦见丘陵和大的湖泊，或者风雨中毁坏的房屋；侵入肾的，会梦见站在深渊的边沿或浸泡在水中；侵入膀胱的，梦见漂荡流行；侵入胃的，梦见食物；侵入大肠的，梦见田野；侵入小肠的，梦见许多人聚集在广场或要塞；侵入胆的，梦见同人争斗、诉讼或自杀；侵袭到生殖器的，梦见性交；侵袭到项部的，梦见被杀头；侵袭到小腿的，梦见想走路而不能前进，或被困在地下深处的窌苑中；侵袭到大腿的，梦见行礼跪拜；侵袭到尿道和直肠的，梦见解大便、小便。

（二）状态养生观

《黄帝内经》对真人、至人、圣人和贤人四等养生状态有不同的论述。

《素问·上古天真论》篇中曰："余闻上古有真人者，提挈天地，把握阴阳，呼吸精气，独立守神，肌肉若一，故能寿敝天地，无有终时，此其道生。"

"中古之时，有至人者，淳德全道，和于阴阳，调于四时，去世离俗，积精全神，游行天地之间，视听八达之外，此盖益其寿命而强者也。亦归于真人。"

"其次有圣人者，处天地之和，从八风之理，适嗜欲于世俗之间，无恚噴之心，行不欲离于世，被服章，举不欲观于俗，外不劳形于事，内无思想之患，以恬愉为务，以自得为功，形体不敝，精神不散，亦可以百数。"

"其次有贤人者，法则天地，象似日月，辨列星辰，逆从阴阳，分别四时，将从上古合同于道，亦可使益寿而有极时。"

真人，能驾驭天地，掌握阴阳，呼吸真气，保养元神，不受环境干扰支配，做到精神和肉体完全和谐一致，所以寿命能和天地一样长久，永无穷尽。这种修为不是单靠学习锻炼而成的，而是由大道生成。

至人，具有深厚的道德修养，完全懂得天人之理，保持着与阴阳的和谐，顺应四时的变化，摆脱了世俗的纷扰，积精全神，自由自在地遨游在天地之间，视听于八方之外，能够增加寿命而且保持强健。进一步也可成为"真人"。

圣人，善于生活在天地和气之中，顺遂着八面来风的规律，和人们一样生活在世间，满足着各种生活欲望，没有恼怒的愤恨之情，既不愿脱离现实的生活，也不愿与世俗同流，外不让身体为世事所伤，内不使思想受俗情之累。把恬淡愉快作为修养的内容，把自在自得视为造就的终极，保持着肉体不衰，精神不耗，活到百岁以上。贤人，取法与天地、日月、星辰、阴阳、四时自然的变化规律，来指导自己的养生，时时处处，行站坐卧，都使自己合于大道，能延年益寿，活到很大年纪。

养生保健、治病调理，当以患者症状为重，辅助检查为辅，养心调神，生活淡泊质朴，心境平和宁静，外不受物欲之诱惑，内不存情虑之激扰，个人状态与自然、社会环境保持一致，身心状态和谐统一，自可健康长寿。此四等养生状态的论述，对于今天强调自身保健、建立健康的生活方式，以协调机体内外环境，增强自身抗病能力与调节能力，最终保持机体良好状态的养生理念是有现实指导意义的。

（三）心身一体的状态观

《灵枢·天年》篇说："血气已和，荣卫已通，五脏已成，神气舍心，魂魄毕具，乃成为人。"认为形与神在生理病理过程中存在形神的高度相关性，形神统一的整体观是中医心身医学最基本的理论基础。《素问·灵兰秘典论》云："心者，君主之官也，神明出焉。"认为心主神明，主司精神、意识、思维、情志等心理活动。《黄帝内经》指出："悲哀愁忧则心动，心动则五脏六腑皆摇。"说明不良情绪刺激不仅影响人的精神意识思维活动，且带动影响整个人体生理功能的协调平衡。《黄帝内经》将神分为神、魂、魄、意、志，分别归藏于五脏，如《素问·宣明五气论》篇所说："心藏神，肺藏魄，肝藏魂，脾藏意，肾藏志。"《素问·阴阳应象大论》篇曰："人有五脏化五气，以生喜怒悲忧恐。"五脏藏神，接受外界事物的刺激而产生喜、怒、忧、思、悲、恐、惊等情志活动。宋·陈无铎言："七情，人之常情，动之则先自脏腑郁发，外形于肢体，为内所伤。"既将七情视为脏腑的功能表现，又表明七情与脏腑之间有着相互影响的基础。《黄帝内经》中心身相关理论十分重视人体情志对形体的影响，认为神情之伤是形体病变发生的先导，治病须形神共治，《黄帝内经》中"精神不进，志意不治，故病不可愈""恬惔虚无，真气从之，精神内守，病安从来"等经典论述，就是强调人的精神情绪调节在维护健康方面的重要作用。《医钞类编》云："养心在凝神，神凝则气聚，气聚则形全。"可见调节个人精神情志，保持平静的心理状态，避免过激的情志刺激，有利于缓解紧张压力，保持神经系统以及机体的活力。

（四）状态体质观

1.《黄帝内经》对阴阳二十五人特性与状态的论述

《灵枢·阴阳二十五人第六十四》中曰："黄帝曰：余闻阴阳之人何如？

伯高曰：天地之间，六合之内，不离于五，人亦应之。故五五二十五人之政，而阴阳之人不与焉。其态又不合于众者五，余已知之矣。愿闻二十五人之形，血气之所生，别而以候，从外知内，何如？

岐伯曰：悉乎哉问也，此先师之秘也，虽伯高犹不能明之也。

黄帝避席遵循而却，曰：余闻之，得其人弗教，是谓重失，得而泄之，天将厌之。余愿得而明之，金柜藏之，不敢扬之。

岐伯曰：先立五形金水水火土，别其五色，异其五形之人，而二十五人具矣。

黄帝曰：愿卒闻之。

岐伯曰：慎之慎之，臣请言之。

木形之人，比于上角，似于苍帝。其为人苍色，小头，长面，大肩背，直身，小手足，好有才，劳心，少力，多忧劳于事，能春夏不能秋冬，秋冬感而病生，足厥阴佗佗然。大角之人，比于左足少阳，少阳之上遗遗然。左角之人，比于右足少阳，少阳之下随随然。钛角之人，比于右足少阳，少阳之上推推然。判角之人，比于左足少阳，少阳之下栝栝然。

火形之人，比于上徵，似于赤帝。其为人赤色，广䐃，锐面小头，好肩背髀腹，小手足，行安地，疾心，行摇，肩背肉满，有气轻财，少信多虑，见事明，好颜，急心，不寿暴死。能春夏不能秋冬，秋冬感而病生，手少阴核核然。质徵之人，比于左手太阳，太阳之上肌肌然。少徵之人，比于右手太阳，太阳之下慆慆然。右徵之人，比于右手太阳，太阳之上鲛鲛然。质判之人，比于左手太阳，太阳之下支支颐颐然。

土形之人，比于上宫，似于上古黄帝。其为人黄色，圆面，大头，美肩背，大腹，美股胫，小手足，多肉，上下相称，行安地，举足浮，安心，好利人，不喜权势，善附人也。能秋冬不能春夏；春夏感而病生，足太阴敦敦然。大宫之人，比于左足阳明，阳明之上婉婉然。加宫之人，比于左足阳明，阳明之下坎坎然。少宫之人，比于右足阳明，阳明之上枢枢然。左宫之人，比于右足阳明，阳明之下兀兀然。

金形之人，比于上商，似于白帝。其为人方面，白色，小头，小肩背，小腹，小手足，如骨发踵外，骨轻，身清廉，急心，静悍，善为吏。能秋冬不能春夏，春夏感而病生，手太阴敦敦然。钛商之人，比于左手阳明，阳明之上廉廉然。右商之人，比于左手阳明，阳明之下脱脱然。左商之人，比于右手阳明，阳明之上监监然。少商之人，比于右手阳明，阳明之下严严然。

水形之人，比于上羽，似于黑帝。其为人黑色，面不平，大头，廉颐，小肩，大腹，动手足，发行摇身，下尻长，背延延然，不敬畏，善欺绐人，戮死。能秋冬不能春夏，春夏感而病生，足少阴汗汗然。大羽之人，比于右足太阳，太阳之上颊颊然。少羽之人，比于左足太阳，太阳之下纤纤然。众之为人，比于右足太阳，太阳之下洁洁然。桎之为人，比于左足太阳，太阳之上安安然。是故五形之人，二十五变者，众之所以相欺者是也。"

本篇讲述的是运用阴阳五行学说的理论，按照人体的肤色、体形、禀性、态度和对自然界变化的适应能力等方面的状态，归纳总结出木、火、土、金、水五种不同的体质类型。用同中求异的方法，再根据五音太少、阴阳属性、体态和生理特征等状态，又将每一类型划分为五类，即成为二十五种体质类型。在分型的基础上，进一步阐述了不同类型的个体在生理、病理和治疗上的特异性，故篇名为"阴阳二十五人"。

用"同中求异"的方法，从五音太少、阴阳属性、体态和生理特征等方面论述了木、火、土、金、水五种状态之人。用"同中求异"的方法，从五音太少、阴阳属性、体态和生理特征等方面论述了各型之人。

2.《黄帝内经》对五态人的论述

《灵枢·通天第七十二》中曰："黄帝问于少师曰：余尝闻人有阴阳，何谓阴人，何谓阳人？

少师曰：天地之间，六合之内，不离于五，人亦应之，非徒一阴一阳而已也，而略言耳，口弗能遍明也。

黄帝曰：愿略闻其意，有贤人圣人，心能备而行之乎？

少师曰：盖有太阴之人，少阴之人，太阳之人，少阳之人，阴阳和平之人。凡五人者，其态不同，其筋骨气血各不等。

黄帝曰：其不等者，可得闻乎？

少师曰：太阴之人，贪而不仁，下齐湛湛，好内而恶出，心和而不发，不务于时，动而后之，此太阴之人也。

少阴之人，小贪而贼心，见人有亡，常若有得，好伤好害，见人有荣，乃反愠怒，心疾而无恩，此少阴之人也。

太阳之人，居处于于，好言大事，无能而虚说，志发于四野，举措不顾是非，为事如常自用，事虽败而常无悔，此太阳之人也。

少阳之人，提谛好自贵，有小小官，则高自宜，好为外交而不内附，此少阳之人也。

阴阳和平之人，居处安静，无为惧惧，无为欣欣，婉然从物，或与不争，与时变化，尊则谦谦，谭而不治，是谓至治。古之善用针艾者，视人五态乃治之，盛者泻之，虚者补之。"

本篇指出人的体质性格可以划分为太阴、少阴、太阳、少阳、阴阳和平五种状态，并分别阐述了五种类型人的性情特点。

太阴类的人，外表谦逊、内怀疑虑、思虑多、悲观、胆小、阴柔寡断、不愿接触人、不喜兴奋、不合时尚、保守、自私、先看他人之成败而定自己的动向、不肯带头行事，这是太阴之人的特征。

少阴型的人，不露心思、冷淡沉静、善辨是非、能自制、警惕性高、易嫉妒、柔弱、做事有计划、不乱说、不轻举妄动、谨慎、稳健、有持久能力、耐受性好，这就是少阴类型人的特征。

太阳类型的人，桀骜、主观、敢为、有野心、有胆识、任性而不顾是非、有进取心、敢坚持自己观点、敢顶撞，这就是太阳类型人的特征。

少阳类型的人，喜交际、健谈、开朗、敏捷乐观、轻浮易变、机智、动作多、随和、漫不经心、不愿静而愿动、喜文娱活动、做事不易坚持，这就是少阳类型人的特征。

阴阳和平的人，居处安静、态度从容而谦谨、有品不乱、喜怒不形于色、不受外物所惑、不患得患失、不沾沾自喜，能顺应事物发展规律等，是一种有高度平衡能力的性格，这是阴阳和平类型人的特征。

古代善于应用针刺艾灸治病的人，便是根据人的这五种类型特征分别施治的，即阴阳偏盛的用泻法，阴阳偏虚的用补法。

（五）人体状态与自然的关系

《素问·上古天真论》曰："提挈天地，把握阴阳。"只要重视天人关系，探明天人相通相应的规律，就可以"制天命而用之"，能动地顺应自然，适应机体的需要，避开或消除对机体的有害因素。中医学整体观念认为，人是一个整体，以五脏为中心，通过六腑、经络、四肢百骸、经筋、皮部等各组织器官的协调作用，完成各种生理功能，从而达到阴阳平衡状态。中医学强调"天人合一"，即人与自然和社会是不可分割的统一整体，人作为自然产物，必须"法于阴阳"、顺应四时的变化才能健康生存。

1. 自然气象对人体状态的影响

《黄帝内经》认为，人类生活在大自然中，与自然界息息相关，故它指出"上下之位，气交之中，人之居也"（《素问·六微旨大论》）。而人与自然的关系首先表现在自然界是人类赖以生存的必备条件，如《素问·宝命全形论》说："人以天地之气生，四时之法成。"《素问·六节藏象论》说："天食人以五气，地食人以五味……"基于这一认识，《黄帝内经》进一步认为自然界的运动变化，直接或间接地影响人体，而人体对这些影响，也必然相应地反映出各种不同的生理、病理变化，所以《灵枢·岁露论》说："人与天地相参也，与日月相应也。"

《素问·阴阳应象大论》说："天有四时五行，以生长收藏，以生寒暑燥湿风。人有五脏化五气，以生喜怒悲忧恐。"指出自然界有春、夏、燥、秋、冬四时的更迭，有木、火、土、金、水五行的生克变化，因此产生了风、暑、湿、燥、寒的气候，它影响到自然界的万物，形成了生、长、收、藏的规律；人与天地相应，人体五脏的生理也产生喜、怒、悲、忧、恐五种不同精神活动。

而且《黄帝内经》认为各种气候变化具有各自特点，并且对人体的影响不同。其对六淫致病的性质、特点做了详细的论述。如风邪的性质是动而不居，变化不定，为百病之先导，故《素问·风论》说："风者善行而数变……故风者百病之长也，至其变化乃为他病也，无常方，然致有风气也。"指出一年气候之中，风气无时不有，而四季中的温热寒凉之气多依此而侵袭人体，发生疾病，诸如风湿、风寒、风热等无不皆然，所以说为"百病之长"。其致病特点，首先易于侵犯人的体表，如《素问·骨空论》说："风从外入，令人振寒，汗出头痛，身重恶寒。"若风木之气太过，则会进一步影响脾土致病，如《素问·至真要大论》说："风气大来，木之胜也，土湿受邪，脾病生焉。"

《灵枢·顺气一日分为四时》在论述一日分为四时之后，接着谈到"朝则人气始生，病气衰，故旦慧；日中人气长，长则胜邪，故安；夕则人气始衰，邪气始生，故加；夜半人气入脏，邪气独居于身，故甚也"。解释了人的生理活动随着昼夜更替而有变化。因此，在病理情况下，随着外界气温的变化，人体阴阳消长就会有不同的反映状态。

2. 自然地理与人体状态的关系

《素问·异法方宜论》论述了五方人的生活习惯及体质特点，指出东方之人"食鱼而嗜咸……皆黑色疏理"；西方之人"不衣而褐荐……华食而脂肥"；北方之人"乐野处而乳食"；南方之人"嗜酸而食胕……皆致理而赤色"；中央之人"食杂而不劳"。以上都说明人们生活在不同地理环境条件下，受不同水土性质、气候类型、生活条件、生活习惯的影响，从而在生理上形成不同的体质。由于体质的差异，一旦改变居住处所，常常不能适应新的地理环境，与久住当地的人们相比较，常常会出现种种不适，即人们通常所说的不服水土之病证。

《素问·异法方宜论》中提到，东方之人易患痈疡，西方之人其病生于内，北方之人藏寒生满病，南方之人易病挛痹，中央之人易病痿厥寒热。上述所言说明地区方域不同，则易于发生某些地区性疾病。说明由于饮食习惯与生活习惯的不同，不少疾病的发生是因地而异的，即存在某些地方性疾病，这已为客观实际所证明。

3. 时间对人体状态的影响

《黄帝内经》讨论了人体疾病的发生与四时气候变化相关的一般规律，《素问·四气调神大论》曰："故阴阳四时者，万物之终始也，死生之本也。逆之则灾害生，从之则苛疾不起……"并在大量医疗实践的基础上，对某些季节性的多发病或时令流行病，做了比较切合实际的总结。如《素问·金匮真言论》所说"春善病鼽衄，仲夏善病胸胁，长夏善病洞泄寒中，秋善病风疟，冬善病痹厥"等。

《素问·金匮真言论》明确提出"五脏应四时,各有收受"的问题,指出五脏和自然界四时阴阳相应,各有影响。《素问·六节藏象论》则具体地说:"心者,生之本……为阳中之太阳,通于夏气。肺者,气之本……为阳中之太阴,通于秋气。肾者……为阴中之少阴,通于冬气。肝者,罢极之本……为阳中之少阳,通于春气……"《素问·脏气法时论》中也有肝主春,心主夏,脾主长夏,肺主秋,肾主冬的明确记载。张介宾对此提出:"人应春温之气以养肝,以夏热之气以养心,以长夏之气以养脾,以秋凉之气以养肺,以冬藏之气以养肾。"说明五脏之气,必应天气,五脏之气的强弱虚实与四时气候变化有密切关系。五脏发病有一定四时节律性,如《素问·咳论》曰:"五脏各以其时受病,非其时各传以与之。"说明五脏各在其所主的时令而受病,人与自然界的时令变化相应,并随四时节律不同而发生相应脏腑病证,且脏腑病变有不同的发病病位和性质,发病的季节各不相同。

早在《素问·生气通天论》中云:"阳气者,一日而主外,平旦人气生,日中而阳气隆,日西而阳气已虚,气门乃闭。"说明一日内,随大自然阴阳的消长变化,六经之气有相对旺盛与虚衰之时。《黄帝内经》还描述了疾病一日之轻重变化,《灵枢·顺气一日分为四时》中曰:"夫百病者,多以旦慧昼安,夕加夜甚……岐伯曰:朝则人气始生,病气衰,故旦慧;日中人气长,长则胜邪,故安;夕则人气始衰,邪气始生,故加;夜半人气入脏,邪气独居于身,故甚也。"一日分为四时,人与四时相应,人体阳气活动的情况,可以影响邪正斗争的势力,故病情在一日之中,有旦慧、昼安、夕加、夜甚的不同表现。即许多病人多在早晨病情减轻而神志清爽,白昼较安静,傍晚病势渐渐增重,夜间病势最甚,这是由于四时气候、一天不同时辰的不同变化而造成的。

四季和日夜的变化是万物生长的根本,要适应四时日夜的变化,避免外邪侵袭,做到"虚邪贼风,避之有时",根本上取得机体与自然界环境变化之间的和谐,使"能与神俱",才能达到健康延寿的目的。

由此可见,在《黄帝内经》时代,人们已经认识到,人体脏腑气血生理病理随自然四时阴阳的消长变化而变化,具有时间医学特性,表现为年周期性改变的特点。

（六）状态诊疗观

《黄帝内经》中强调治疗疾病"以平为期"，医学的治疗就是要恢复人体气血阴阳脏腑经络的平衡状态，这就明确指出了临床状态医学的治疗目标，强调重视人体状态，对防止过度治疗有现实指导意义。

《黄帝内经》早就提出了生物－心理－社会医学思想，强调导致人类疾病的不只是生物因素，还有社会因素和心理因素；强调医学的研究对象应是人的状态和人所处的环境。这比由美国恩格尔教授在 1977 年提出的生物－心理－社会医学模式要早几千年。《素问·疏五过论》篇通过对医者五个常见过错的论述，系统分析了社会生活事件、负性情绪及生活环境导致疾病发生、发展的病理过程，强调治病求本，从源头上防治受社会、心理因素影响所产生的疾病，从而达到中医整体观念与辨证施治的有机结合。这种理念与生物－心理－社会医学模式有着"形"与"神"的统一，现分述如下。

1. 重视社会生活事件对疾病的影响

黄帝曰："凡未诊病者，必问尝贵后贱……尝富后贫，名曰失精……医工诊之，不在脏腑，不变躯形，诊之而疑，不知病名……此亦治之一过也。""诊有三常，必问贵贱，封君败伤，及欲侯王。"形象描绘了医生所常入的误区之一，即未关注患者的社会应激。如果患者遭遇先富后贫的社会应激事件，疾病最初常不表现为心理疾病，即医者往往"道不明"之疑难杂病，到了疾病后期，即便再高明的医生，如果不能重视疾病的病因，也不能治愈。诸如先富后贫等重大变故是最常见的应激性生活事件，若长时间或过强地刺激人体，而人体又不能根据环境进行自我调节时，均可能诱发心身疾病。回顾性研究表明，造血系统的恶性肿瘤患者在患病前 1 年内生活事件量表总分与正常人相比显著增高，表明在此期间遭受一定的心理应激。刘志明等研究证实，各种负性社会事件造成的应激，是咽异感症发病原因之一。

2. 重视负性情绪及生活环境对疾病的影响

"凡欲诊病者，必问饮食居处，暴乐暴苦……此治之二过也"，此为临床医生常入的另一误区，即忽略了患者饮食、居住环境以及精神状况。"暴怒伤阴，暴喜伤阳"，突然的悲伤和喜悦使人气厥逆而上行，正如《素问·举痛论》篇云："怒则气上、喜则气缓、悲则气消、恐则气下、惊则气乱、思则气结。"过度的情志刺激使气机紊乱，导致疾病的发生。研究表明，长期的负性情绪与心身疾病的病理基础密切相关，它可直接影响大脑皮质对下丘脑内分泌系统及自主神经系统的作用，造成体液、激素和酶等异常，影响机体的生理、心理活动，导致心身疾病的产生或使病情加重。

3. 重视心理支持及干预对疾病的影响

"医不能严，不能动神，外为柔弱，乱至失常，病不能移，则医事不行，此治之四过也"，充分强调了心理干预对疾病发展及预后的影响。对于这类病人，医生若不对其进行严肃的开导，任其发展下去，必然导致疾病迁延恶化，成为临床常见的疑难杂病。心理支持及干预对于有明显社会生活事件影响的患者尤为重要。对于普通的临床医师，可酌情选择易于操作的中医"疏神开心法""安神定志法"等进行心理支持是有效且必要的。

二、历代医家的临床状态医学思想

历代以来，许多医家通过长期的经验积累和理论总结，形成并丰富了中医学理论体系，其中许多医家的思想理念较好地阐释了临床状态医学的思想。

（一）张仲景的时间临床状态医学观点

《伤寒论·平脉法》云："脉有三部，阴阳相乘。荣卫血气，在人体躬。呼吸出入，上下于中，因息游布，津液流通。随时动作，效象形容，春弦秋浮，冬沉夏洪。"说明五脏应四时，人体的气血盛衰，气机的升降出入，皆随四时的变化而变化，这种变化最突出的表现在色脉的改变。如春季肝旺，表现为色青脉弦；夏季心旺，表现为色赤脉洪；长夏脾旺，表现为色黄脉缓；秋季肺旺，表现为色白脉浮；冬季肾旺，表现为色黑脉沉。这个说法与西医学认为血压随昼夜变化及四季变化而波动的理论不谋而合。有人研究，每隔 1 小时（或 2 ~ 4 小时）测量 1 次血压，并将测得的数据画于坐标上，结果发现多数人的血压呈"马鞍型"，即血压于清晨开始升高，至上午 9：00 ~ 11：00 达高峰，中午下降，下午 14：00 ~ 18：00 第二次升高，晚间又开始下降，半夜最低。从四季血压变化看，冬春季为血压的高峰期，而夏秋季相对较低，气象医学认为，这与四季气温、气压高低变化有关：冬季气温低，气压高，血液流动受到的阻力增大，故血压偏高，夏季气温高，气压低，血液流动受到的阻力减小，故血压偏低。

在《伤寒论》中用了大量篇幅去阐述时间与疾病的发生、发展、治疗及预后的关系，强调了辨证论治、立法处方、因时制宜的重要性。《伤寒论》中说到"太阳病欲解时，从巳至未上""阳明病欲解时，从申至戌上""少阳病欲解时，从寅至辰上""太阴病欲解时，从亥至丑上""少阴病欲解时，从子至寅上""厥阴病欲解时，从丑至卯上"。还有很多条文提到"一二日""二三日""三四日""四五日""五六日"……"十三日"等，这些日期的变化贯穿始终，也都是在启示疾病在体内的变化情况。《伤寒论》第 61 条"下之后，复发汗，昼日烦躁不得眠，夜而安静"，就从时间上说明了人和自然是一个有机的整体。昼日阳旺，虚阳得自然阳气相处，邪尚能与阴争，故见昼日烦躁；夜间阳衰，虚阳无助，不能与阴争，故见夜里出现相对于白天的烦躁而言的安静。第 7 条"发于阳，七日愈。发于阴，六日愈。以阳数七，阴数六故也"，也从时间上说明了疾病的发展变化和转归。

（二）孙思邈以平为期的临床状态医学养生思想

孙思邈提倡"养性""养老"思想，其《养性》《退居》等篇章记载的内容十分丰富多彩。养性之道包括多方面，孙氏力主"易""简"，而将其归纳为"啬神""爱气""养形""导引""言论""饮食""房室""反俗""医药""禁忌"等十要点。其所谓"反俗"，就是主张"不违惰性之欢而俯仰可从；不弃耳目之好而顾盼可行"的养生术。这些恬淡虚无的养生思想，实际上就是调整身心状态，体现了"以平为期"的观念，这些对调养身心、治病保健、保持良好的身体状态起到十分重要的作用。

（三）王冰重视"天人相应"的临床状态医学思想

王冰重视"天人相应"，深刻认识到人处于宇宙之中，自然变化与人体生理有密切关系。他指出"天地之气，上下相交，人之所处者也"，春温、夏热、秋凉、冬寒，四时之气序，如果违逆四时之序，摄生不慎，则必然使荣卫气血运行乖乱，甚而致病。王冰强调"养生者必敬顺天时"，指出"但因循四时气序，养生调节之宜，不妄作劳，起居有节，则生气不竭，永保康宁"。而在临床上，同样需要贯穿着这个精神，要求"合人形以法四时五行而治"。

（四）刘完素的临床状态医学思想

刘完素在其著作《素问病机气宜保命集》中讨论了不同方位地域，不同年龄的人体气状态，"四方之民，各类五行，形体殊异"，不同方位地域，不同年龄段的人体状态不同，因此要充分考虑到个体的差异。下段论述充分体现出其因地、因人制宜的临床状态医学辨证论治的思想。

"是故西北之民，金水象，金方水肥，人方正肥浓。东南之人，木火象，木瘦火尖，人多瘦长尖小。北人肥，南人瘦，理宜然也。

北人赋性沉浓，体貌肥，上长下短，头骨大，腰骨小，此本体也。若光明磊落，见机疾速，腰背丰隆者，元气固藏，富贵寿考，坎中藏真火升真水而为雨露也。

南人赋性急暴，体貌尖瘦，下长上短，头骨偏，腰骨软，此本体也。若宽大度，机谋详缓，脑额圆耸，元气固藏，富贵寿考，离中藏真水将真火而为利气也。

又有南人似北人，北人似南人，不富则贵，以此推之，要在察元气，观五行，分南北，定寿夭，则攻守有方，调养有法，不妄药人也。

（五）钱乙的小儿临床状态医学思想

钱乙在继承《黄帝内经》及历代诸家学说的基础上，结合自己丰富的儿科经验，在小儿生理、病理及疾病辨证、诊断、治疗等方面，体现了临床状态医学的理念。钱乙论述儿科疾病，首先从小儿生理状态特点入手研究，并加以阐发。他在《灵枢·逆顺肥瘦》篇"婴儿者，其肉脆，血少气弱"以及《诸病源候论·小儿杂病候》"小儿脏腑之气软弱，易虚易实"等学说的启发下，结合自己丰富的临床经验，指出小儿从出生到成年，处于不断生长发育的过程中。无论生理病理都与成人有所不同，而且年龄越小，差别越大，因此不能简单地把小儿看成是大人的缩影。钱氏认为："小儿在母腹中，乃生骨气，五脏六腑，成而未全。自生之后，即长骨脉，五脏六腑之神智也。"小儿随着年龄的增长而不断变化，此时脏腑"始全"，但犹是"全而未壮"，因此"脏腑柔弱""血气未实"是小儿的生理特点。由于小儿脏腑柔弱，形气未充，一旦调护失宜，则外易为六淫所侵，内易为饮食所伤，易于发病且传变迅速。在发病过程中，具有"易虚易实、易寒易热"的病理特点。"易虚易实"，是指小儿一旦患病，则邪气易实而正气易虚，实证也往往可以迅速转化为虚证，或出现虚实并见、错综复杂的证候。"易寒易热"是说在疾病过程中，由于"血气未实"，既易阴伤阳亢而表现热的证候，又容易阳衰虚脱而出现阴寒之证。

因此，钱乙对小儿病的治疗，时时以妄攻误下为禁约。例如，他在分析小儿疳证病因时指出，"小儿病疳，皆愚医之所坏病"，"小儿易虚易实，下之既过，胃中津液耗损，渐令疳瘦"。又说："小儿之脏腑柔弱，不可痛击，大下必亡津液而成疳。"他认为小儿病虽有非下不可之证，亦必"量其大小虚实而下之"，并在使用下药之后，常用益黄散等和胃之剂以善其后。钱氏还进一步强调："小儿易为虚实，脾虚不受寒温，服寒则生冷，服温则生热，当识此勿误也。"由于小儿形质脆弱，易虚易实，易寒易热，尤其是脾虚小儿，更应注意，若调治稍乖，则毫厘之失，遂致千里之谬。钱乙的学说认为注重患者的体质、生理、病理特点，强调小儿所处的状态是临证治疗的重要前提，正体现了临床状态医学的治病观念，通过调整脏腑气血功能，调动人体正气以祛外邪，从而达到平和的临床状态。

（六）许叔微重视人体表里虚实状态

许叔微重视人体表里虚实状态，而且主张"因虚受邪，留而成实"，认为人之所以得病，多是内虚，状态失衡，才易使外邪侵入而成病。许氏在《伤寒九十论》中指出："或问伤寒因虚，故邪得以入之。今邪在表，何以云表实也？予曰：古人称邪之所凑，其气必虚；留而不去，其病则实。盖邪之入人也，始因虚入，及邪居中，反为实矣。"可见，许氏在《黄帝内经》所论发病原因的基础上，对疾病的病机提出新的认识。他认为人体原本属平衡状态，若致病的内因多是正虚，受邪之后，疾病的性质往往属实。这一认识，充实和完善了《黄帝内经》的病机理论，并对后世祛邪学说有很大的影响。

（七）张介宾丰富了中医"阴阳"平衡的临床状态医学

理论

明代张介宾丰富了中医"阴阳"理论，认为阴阳所表现的体象，其变化是相当复杂的。阴阳之理有常有变，他认为"常者易以知，变者应难识"，因此，要求医者不仅要知其常，而且还应达其变。侧面肯定了人体状态是变化着的，随着天时、地理环境、自然气象的变化，个体如未能适应，则可能气血运行异常、阴阳失衡，就处于疾病状态。对于疾病的诊治，不能单纯用生物医学的观点，辨病用药要看到，同一个疾病，不同时期，也有不同的病理状态，需要用恒动的眼光看问题。

常，即指阴阳平衡，乃是人体健康的根本保证。因此，"阴平阳秘"乃是生命阴阳之常，张介宾曾说："阴阳二气，最不宜偏。不偏则气和而生物，偏则气乖而杀物。"在阴阳的消长过程中，由于一方的偏衰或偏胜，破坏了正常的平衡而致病，这就是阴阳的从常到变。张氏所说的"属阴属阳者，禀受之常也；或寒或热者，病生之变也"，"火水得其正则为精与气；水火失其和则为热为寒"。正是说明了阴阳之常为生理状态，其变则为病理现象。既然阴阳的从常到变为病理过程，那么，由变达常则为康复的过程。张氏所说的"扶阳抑阴"和"补阴抑阳",即是促使阴阳由变向常转化的措施。但在阴阳之变的病理状态中,也有常有变。他认为阳盛则热,阴盛则寒,这是病变之常。但由于阳动阴静的过极,出现"阳中有阴,阴中有阳"的复杂病变。在临床上表现为"似阳非阳"的"真寒假热"和"似阴非阴"的"真热假寒"之证,这又是阴阳病变中之变。

同样,在治疗上也有常变之别。如以寒治热或以热治寒为人所熟知的常法,而"热因热用"和"寒因寒用"则是治疗中的变法。医者若知常而不知变,则势必误认虚火为实火,而过用寒凉攻伐。这是当时医者的主要弊端之一,也正是张氏特别重视的问题,体现了其诊疗时的平衡观、恒动观。

(八)徐灵胎的临床状态医学治疗特色——疾病与状态的辨证用药

清代徐灵胎学验俱丰,在长期的临床实践中,总结了不少宝贵经验,并提出许多颇具特色的学术见解。他主张的审证求因,重视辨证用药,正体现了临床状态医学特点。徐氏临证,首重审证求因。他认为"欲治病者,必先识病之名,而后求其病之所由生,知其所由生,又当辨其生病之因各不同,而病状所由异,然后考其治之之法"。"凡人之所苦,即谓之病",而一病之中,必有数症,所谓"症者,病之发现者也"。数症合之则为病,分之则为症,即"统名为病,如疟痢之类;分名为症,如疟而呕吐头疼,而寒热腹痛之类"。在临床中既有病同而症异,又有症同而病异;有病与症相应,也有病与症不相应等情况。对于病异而症同者,最应注意,而关键是审证求因,详加辨别。如"同一身热,有风、寒、痰、食,有阴虚火升,有郁怒、忧思、劳怯……则不得专以寒凉治热病矣"。这种认识,对今日临床仍有重要指导意义,与临床状态医学理论所提倡的辨清患者所处病理状态的观点不谋而合。

徐氏还强调,"七情六淫之感不殊,而受感之人各殊。或气体有强弱,质性有阴阳,生长有南北,性情有刚柔,筋骨有坚脆,肢体有劳逸,年力有老少，奉养有膏粱藜藿之殊，心境有忧劳和乐之别。更加天时有寒暖之不同，受病有深浅之各异……故医者必细审其人之种种不同，而后轻重、缓急、大小、先后之法，因之而定"。即临证当根据病人的不同体质、病因和受病部位，状态特点，精确地辨证，并熟练地运用理法方药，以正确施治。

第三章 临床状态医学的优势和意义

一、临床状态医学的优势

（一）医学理论的创新

临床状态医学把心理、躯体、自然环境和社会环境看成是统一的整体，以保障患者良好的生命质量为目的。许多躯体疾病是由社会心理因素引起的。冠心病、高血压病、哮喘病、胃及十二指肠球部溃疡等都与心理因素有着十分密切的关系，而许多精神心理疾病又有重要的遗传方面原因。

临床状态医学是强调生物、心理、社会医学等诸多因素的医学模式，吸取生物医学、中医学、精神医学、社会医学的优点，浑然一体，注重以人为本，强调调整机体功能状态，体现了现代医学发展既不断分化深入，又相互交错渗透的总体趋势。对这些方面知识和内容的综合掌握，将有助于对生命、伦理、健康和疾病诊治等医学问题做出更为全面、深入、系统和科学的把握。

（二）疗效优势

现代医学并非是完全成熟的科学，还没有能够完全满足人类的需求。所以，如何在较高的基础上进行有效整合，是医学界面临的难题之一。临床状态医学集众家所长，运用西医学、中医学两种思维方式，尊重社会人文伦理道德，同时要在诊断和治疗过程中总结和分析各种心身疾病的社会意义，促进人与社会的协调发展。方法上既中西并用，双管齐下，运用药物、手术等疗法治疗患者的躯体疾病，再辅之心理疗法消除致病的心理因素、增强抗病能力，以保障患者良好的生命质量为目的，从而获得最佳效果。

（三）和谐医患关系优势

患者就诊的目的就是去除身体病痛，而现在许多临床医生对病情的判断是建立在生物学指标之上，即便病人仍觉得痛苦，只要检验、检查等各项指标正常，即做出痊愈、健康的诊断，单纯以医学诊断代替患者感受，忽视患者体验，这也是造成医患关系紧张的重要原因之一。

临床状态医学以患者为中心，关注患者躯体症状、心理状态，尊重患者人格，而不是一部等待修理的机器，一方面向微观，即亚细胞、分子、基因等生命活动和疾病过程的内在机理深入发展；另一方面，又在更高层次上，把人作为一个整体来认识，把人看作包括自然环境在内的生态系统的一个组成部分，从西医学、中医学、心理学、社会学和伦理学等不同层次和角度来审视人的健康和疾病，运用综合的思维，全面的科学方法，在更宽广的领域里防治疾病，维护人的生命健康。医患双方具有共同的治疗目标，可进行更好的沟通，产生更佳的治疗效果，从而促进医患关系的和谐。

（四）减少过度医疗

临床状态医学追求的目标是人体状态的正常，而不是消除疾病。在临床状态医学理念指导下的医学行为，根据中西医结合诊断，筛选出最佳的中医药疗法和西医药疗法，找出中西医疗法最佳的结合形式与时机，采取高效、节约的诊疗模式，避免过度检查、过度治疗。临床状态医学设定了一个总目标，就是人有正常的生命活动，尽管可能患有疾病，但只要人生命质量良好就可以了。人可以与疾病和平相处，也可以在相处的消长过程中，积累正能量，管控疾病，甚至治愈。

二、临床状态医学的意义

（一）中西医结合的有效途径

中医学与西医学是我国目前现行的两套医学体系，对防病治病都有其独特优势，但经常存在着矛盾和困惑。中西医各弹各的调，理论和实践各不一致。中西医结合研究已有近半个世纪的实践，虽然取得一定的成果，但仍差强人意。临床状态医学统合了中、西两种医学模式，以状态为纲，以生命健康为目标，中医、西医各自发挥作用，又能互相协同，纠正疾病状态。主要表现在：①辨病与辨证相结合。西医治疗在于改变病理过程，进而改善临床症状、体征及实验室指标，虽然病理过程的改变也能改善人体状态，但状态毕竟是派生的结果，不是西医学临床的着眼点；中医治疗以纠正气血阴阳脏腑经络、邪正对比状态为出发点，进而改善疾病病理过程和疾病结局，虽然也重视疾病，但更重视人体的病机状态，二者相结合，可以互相取长补短，更好地诊治疾病。②宏观辨证与微观辨证相结合。西医侧重微观的局部病理变化，中医强调整体观念，认为人是一个整体，人与自然是一个整体，心身是一个整体，侧重于从全局全身的生理病理状态解决问题；临床状态医学将两者有机地结合起来，使医生对整个病情有更全面的了解，增加诊断的深度和广度，即可使着眼于宏观整体的中医辨证进一步深入走向微观化、客观化，又可使侧重微观局部的西医辨病走向整体化和综合化。

当今世界不仅中国有中医学，许多国家地区也有中医学的存在和发展。要想跻身世界医学前列，只有将中国传统医学与西医学有机结合起来，即形成中西医结合医学，才能有所作为，赶超国际先进水平。临床状态医学可以尝试担当此任。

（二）符合卫生经济学

"看病贵""看病难""医患关系紧张"，从其原因来讲是多方面的。从医学本身来讲，医学理论与实践的局限性，也是不可回避的原因。临床状态医学不仅仅研究身体的健康，更研究生命的健康。它扩大了医生的视野，提升了治疗质量，不仅从生理上，更从心理上、生活上关心病人，增加医患的交流，提升患者的满意度，从而缓和医患矛盾。比如一个头痛患者来诊，医生通过仔细问诊、物理检查，在基本排除器质性疾病之后，就仔细评估患者的心理状态和中医证候状态，不必一定做 CT、MRI、脑电图等检查，就能做出正确的诊断、治疗并获得良好效果，有效减少了过度检查。还如，颈部酸痛通过合理的治疗不必一定要把骨质增生消除；中晚期肿瘤患者不是一定要把癌细胞消灭干净，应用临床状态医学的方法，使肿瘤被控制，人体生命状态良好，应该是节约医疗资源，减少患者痛苦，提高生存质量的较佳选择，亦符合卫生经济学。

（三）提高医学伦理学水平

"救死扶伤"是医生的天职，但在疾病医学统治下，临床医生在诊断明确之后，往往会把目标锁定在控制或消除疾病上，对"实行革命的人道主义"这一点往往会注意不够。所以，临床上经常会出现以下几种问题："你有瓷器活，我有金刚钻"，只要医学技术所向披靡，不怕有病，就怕诊断不清；只要能诊断清楚，自有办法技术治疗，以医学手段为第一，人体自愈机制被忽略；或者，过度施用针对局部疾病的治疗，不考虑整体与局部疾病有着直接密切的相关性。如很多皮肤病、消化系统病痛就与神经、内分泌系统状态关系很大，调整好神经内分泌状态，这些病就容易治愈，同时还可以避免过度医疗，符合医学伦理学的要求。

临床状态医学不仅治疗疾病，更注意患者的生命状态，从而正确明智地处理疾病与人体健康的关系，最大程度地提高生命质量，因而更具有人道主义精神。

（四）培养好医生的较好方法

在单纯的疾病医学的模式下，临床医师往往盯着单纯的疾病诊断、鉴别诊断、治疗，缺乏身心一体观念，忽略心身医学、传统医学、医学伦理学、预防医学、营养医学、人文关怀等。有可能最终陷入过度检查、过度治疗、疗效低下、患者依从性差、医患矛盾突出的局面，不利于医学的整体发展及全民健康水平的提升。而临床状态医学具有整体观念，它要求医务工作者学贯中西，关注躯体、心理疾病，注重人文关怀，以达到躯体状态、心理状态和社会功能状态的正常，患者获得满意的治疗效果的目标，医务工作者的价值感也容易得到提升。可以说，对临床状态医学理念、方法的理论学习及临床上的贯彻，是培养好医生的较好方法。

第四章　临床状态医学的诊断方法

临床状态医学强调开放式的诊断模式，重视患者源信息，特别是主诉和疗效反馈信息，规避过分依靠辅助检查倾向。

一、中医四诊法和辨证

中医学的望、闻、问、切四诊和八纲辨证、六经辨证、脏腑辨证、三焦辨证、卫气营血辨证等，既是寻找疾病病机的方法，也是经典的临床状态医学诊断方法。

（一）中医四诊法

中医以"望、闻、问、切"为四诊，而西医则以"视、触、叩、听"为四诊，但无论是中医还是西医都将望诊作为首要诊断方法。所谓望诊，就是医生用眼睛观察患者全身和局部及排出物进行有目的地观察，运用司外揣内、见微知著、以常达变的原理，来测知异常变化与病因。《黄帝内经》云："视其外应，以知其内脏，则知所病矣。"意思是说，观察人体的外部表现，就可以知道内脏的情况，也可以知道所患疾病的情况。《难经》一书中，更高度地概括为"望而知之谓之神，闻而知之谓之圣，问而知之谓之工，切而知之谓之巧"，把望诊放在最高的位置。

1. 望诊

望诊的内容主要包括观察人的精神状态、面部色泽、形体动态、舌象、络脉、皮肤、五官九窍等局部情况以及排泄物、分泌物的形、色、质、量等。

2. 闻诊

闻诊，包括听声音和嗅气味两个方面。主要是听患者语言气息的高低、强弱、清浊、缓急等变化，以分辨病情的虚实寒热。

3. 问诊

问诊，是通过询问患者或其陪诊者有关疾病发生的时间、原因、治疗经过、既往病史，以及生活习惯、饮食爱好等与疾病有关的情况。问诊是了解病情和病史的重要方法之一，在四诊中占有重要的位置。《素问·三部九候论》篇中说："必审问其所始病，与今之所方病，而后各切循其脉。"《素问·疏五过论》篇亦提到："凡欲诊病者，必问饮食居处。"后张景岳创"十问歌"，提出问诊的要领颇具规范性，但临证不可刻板对待，应有目的地重点探问，围绕患者主诉，突出的主要症状、体征，深入查询其特点及可能发生的兼症，了解病情发展及诊治经过，以提高判断的准确性。如问寒热，要问清是恶寒发热及寒热的轻重主次，是但寒不热、但热不寒，或寒热往来，发热是壮热还是潮热、身热不扬等，以辨病位、病性；问疼痛要问清是胀痛、窜痛、刺痛、固定痛、冷痛、灼痛、绞痛、隐痛、空痛及拒按、喜按等，以辨寒热气血虚实，从而为治疗提供重要的依据。同时还须注重内外环境、气候、居住地区、生活及饮食嗜好、性格情绪、体质类型等与疾病的关系。针对妇女、小儿、老人等不同对象，详察细辨。

在问诊时切忌给病人以暗示和误导，尤其是与情志病人的交谈，"诈病"者的假诉，要有所识别取舍。根据临床状态医学的特点，兹拙仿作临床状态医学的十问歌：一问寒热二问汗，三问头身四问便，五问饮食六问胸，七聋八渴俱当辨，九问情志十问眠，病因旧病当问遍，妇人尤必问月经，小儿要问先后天。

4. 切诊

切脉又称诊脉，是医者用手指按其腕后桡动脉搏动处，借以体察脉象变化，辨别脏腑功能盛衰，气血津液虚实的一种方法。正常脉象是寸、关、尺三部都有脉在搏动，不浮不沉，不迟不数，从容和缓，柔和有力，流利均匀，节律一致，一息搏动四至五次，谓之平脉。

切脉辨证，早在《黄帝内经》《难经》中就有记载，经历三千年来的不断总结，对于何证出现何脉已有详细论述。不同脉象的形成，与脏腑、脉络、气血津液有着密不可分的关系。脉象的不同变化反映了脏腑功能、脉络弛张、气血津液方面的变化。常见的脉象有平脉、浮脉、沉脉、迟脉、数脉、弦脉、滑脉、细脉、涩脉、结脉、代脉、其他等。

（二）中医辨证

医生首诊时，通过四诊把握患者的基本信息及病情的轻重缓急。中医辨证是在四诊收集资料信息的基础上，辨别疾病的病因、性质、部位，以及邪正关系概括判断属于何种证候，因此所辨之证候也包含了人体的脏腑经络气血阴阳、寒热虚实表里正邪状态的信息，正如序言中指出的"证"反应的是疾病在人体动态发展的整个过程的某一点的状态，进而指导治疗。中医对于疾病的诊断，主要是根据主诉或者体征来确定，例如头痛、眩晕、咳嗽、呕吐、胃痛等，临床中诊断较为明确。同一疾病分不同的证型，疾病发展的不同阶段证型也不同，不同疾病可以辨证为同一证。

二、心身兼顾法

在诊断疾病的同时，要考虑到患者的躯体状态、心理状态。如同样是相近部位、面积的脑梗死患者，由于年龄、性别、基础疾病不同，患者的检验指标、辅助检查结果、生命体征、并发症不同，治疗方法有差异，预后也不一样。慢性躯体疾病常伴有精神心理障碍，如帕金森病、脑卒中、恶性肿瘤等常伴有抑郁状态，在治疗时，积极干预抑郁状态不但缓解治愈抑郁状态本身，而且对帕金森病、脑卒中和恶性肿瘤亦能收到更好的治疗效果。

心理状态的评估主要通过医生问诊及心理测评量表来完成。问诊通过围绕患者的主诉，进一步询问患者精神心理状态。如以失眠为主诉的患者，除了询问患者的睡眠状况外，还要进一步了解其情绪变化，"近期内有没有情绪低落、兴趣减退、愉快感下降，或受到惊吓，平素是否易为小事担心、紧张、敏感等"。任何情绪的变化都能够引起失眠，解决了引起失眠的心理问题，睡眠问题自然迎刃而解。还有一类则是以躯体不适为主诉就诊，如头晕头痛、胃脘不适、胸闷心慌等，问诊时需要围绕主诉进一步询问患者的精神心理状态。

心理测评量表临床上通常运用宗氏抑郁自评量表、宗氏焦虑自评量表、PHQ-9抑郁筛查量表、90项症状测评量表、汉密尔顿抑郁量表、汉密尔顿焦虑量表等来完成。心理测评量表可以较客观地反映患者目前的心理状态，因个人文化程度、性格、年龄差异，量表测评不能作为状态评估的唯一标准，需要医师通过与患者进行面对面的详细问诊，进一步确认患者的精神心理状态及情绪变化，结合患者的病程、既往史、家族史等做出状态诊断。

三、多元诊断法

提倡多元化诊断，摈弃一元化诊断模式。疾病医学要求尽可能用一种诊断来解释临床现象，但越来越多的临床事实表明多元化诊断更加科学合理，指导临床治疗也更加有效。比如老年人可能同时患有几种疾病，需要下多个诊断。

四、兼容替代法

在心身疾病诊断过程中如何来认定是疾病引起的状态还是伴有抑郁状态、焦虑状态，可以参考兼容替代法。

兼容替代法具体包括兼容方法、排除方法、病因方法和替代方法，而替代方法又包括抑郁的替代方法和焦虑的替代方法（见表1、表2）。

兼容方法：将患者所有症状纳入抑郁诊断标准，无论是否由躯体疾病导致。

排除方法：将躯体症状从抑郁或焦虑诊断标准中剔除，如排除疲劳和食欲减退等。

病因方法：临床医生试图确定躯体症状是否由躯体疾病或是其治疗方案导致的，或者是由抑郁、焦虑导致的。

抑郁的替代方法：躯体症状由其他非躯体症状如抑郁所替代（见表1）。

焦虑的替代方法：躯体症状由其他非躯体症状如焦虑所替代（见表2）。

表1 抑郁症状的替代表

躯体症状	心理症状替代
食欲和体重的变化	情绪低落，乐趣缺失
睡眠障碍（早醒）	悲观、无助
疲劳、乏力	郁郁寡欢、自怨自艾
注意力、记忆能力下降	丧失兴趣，优柔寡断

表2 焦虑症状的替代表

躯体症状	心理症状替代
植物神经症状如出汗、心慌、腹泻	纠结、担心，反复求医，对事物的选择近乎苛求
运动系统症状如肌肉颤抖、肌肉紧箍、疼痛	紧张、不安
感觉症状如主观的麻木、蚁行、瘙痒、潮热	敏感
睡眠障碍	紧张、担心

如某门诊患者，男，39岁，以"头晕，昏沉感，易担心晕倒间作3年，再发2月"为主诉就诊。现病史：患者3年前因工作原因出现头晕，似要晕倒，伴有心慌、胸闷、呼吸困难，持续10分钟后稍缓解。近2个月因劳累原因，上症再发2次，头晕发作时，似要晕倒，伴有心慌、胸闷、呼吸困难，有濒死感，持续半小时不能缓解，遂至附近医院查血压、血糖、血脂、心电图、肝功能、肾功能、电解质等均未见明显异常，心脏彩超及心功能等均未显示器质性病变，急诊留观未见异常后出院。此后患者常害怕头晕、跌倒再发作，易紧张担心，思虑过度，心烦失眠，易疲劳，工作生活严重受影响，遂至门诊就诊。既往史：既往体健。查体：舌暗红，苔白厚，脉弦细。神经系统查体未见明显异常。采用上述方法对此病例进行分析。

兼容方法：头晕，似要晕倒，伴有心慌、胸闷、呼吸困难，有濒死感，平素易紧张担心，思虑过度，心烦失眠，易疲劳，暂都纳入抑郁焦虑障碍的诊断范围内。

排除方法：将头昏、心慌、胸闷、呼吸困难从焦虑障碍的诊断标准中剔除。

病因方法：头晕的病因常见于前庭周围性（如良性发作性位置性眩晕、

前庭神经元炎、梅尼埃病等）、前庭中枢性（如后循环短暂性脑缺血发作或梗死、肿瘤、脑外伤、癫痫等）、精神障碍性（如焦虑、抑郁障碍等）、其他疾病（如高血压、糖尿病、体位性低血压、贫血、心源性疾病等）及其他病因（如药物性、诊断不明）等几类。结合患者病史和相关检查结果，头晕可排除前庭周围性、前庭中枢性、高血压、糖尿病、心源性疾病等系统疾病性等原因。胸闷、心慌、呼吸困难的病因常见于心源性疾病、呼吸系统疾病、焦虑情绪，结合患者情况分析可排除心源性、呼吸道疾病，呼吸困难的病因常见于肺源性、心源性等原因，此患者心肺未见明显异常，故可排除。担心紧张心烦是由焦虑引起的症状。

替代方法：头昏沉、胸闷、呼吸困难是紧张不安心理的替代；植物神经症状心慌是纠结、担心心理症状的替代；睡眠障碍也是紧张、担心的替代症状。

五、三维诊断法

在做出临床状态医学诊断时，应该采用三维诊断法，即西医诊断、中医诊断、心理状态诊断，西医诊断是现代医学的疾病诊断，中医诊断包括对病和证候的诊断，心理状态诊断包括心理状态和心身状态诊断。

如某门诊患者，女性，35岁，以"头痛间作10年，再发1天"为主诉就诊。现病史：患者10年前无明显诱因突然出现右侧头痛，胀痛为主，发作前右眼充血、畏光，发作时伴恶心，甚则呕吐，每次发作持续数小时至10余小时，休息或服用止痛药可缓解。平素易紧张，为小事担心纠结，入睡慢，易醒，心慌，颈背酸痛。近半年因劳累、情绪紧张发作次数增多，1天前因失眠再次发作，发作形式同前，未服用止痛药。既往史：既往体健。查体：舌淡暗，苔白，脉弦细。神经系统查体未见明显异常。诊断：采用"三维诊断法"。中医诊断：头痛血虚夹瘀；西医诊断：偏头痛；心理状态诊断：焦虑状态。

第五章 临床状态医学的治疗目标与方法

一、临床状态医学的治疗目标

临床状态医学的治疗目标是恢复良好的人体状态，所患疾病被控制或者痊愈，这种状态可能是指征达到了传统生物医学临床痊愈的标准，也可能没有达到，但患者因疾病带来的痛苦消失，心理状态和社会功能恢复正常，能以正常的生命状态生活。而非单纯现代医学概念中的各项生理指标达标、组织器官形态结构无异常。

在临床状态医学的治疗中，要注意调整状态与治疗疾病的关系。既要治疗疾病，又要调整状态，两者互相结合，在不同的情况下，各有侧重，以达到临床状态医学的目标。

同时临床状态医学的治疗目标是长期目标与短期目标的结合。比如，疼痛的患者，短期目标是缓解疼痛，长期目标则是消除疼痛及其疼痛的原因。

二、临床状态医学的治疗方法

（一）状态医师督导治疗模式

临床状态医学的治疗不但要求医生关注疾病，而且要求医生关注人体状态；不但要求医生会西医治疗，还要求会中医治疗；不但要求能够治疗躯体，还要求能够治疗心理。这些要求对临床医生有较大的难度，并且临床上有这种知识结构的医生并不多，随着临床分科越来越细，医生对自己专科之外的知识掌握不全面，对于患者的主诉，不同的专科医生往往用自己的专科知识进行分析，常导致相同的症状得出不同的甚至大相径庭的诊断和治疗方法。因此，设立临床状态医学督导制度很有必要。由精通中西医学，掌握临床精神卫生技能，临床经验丰富，具有临床状态医学理念的专家担任临床状态医学督导师，在各科医生诊断治疗方案的基础上，综合专科医师、中医师、临床心理科医师的诊疗意见，确定最终治疗方案。实践表明，经过长期认真的临床学习、积累，临床状态医学督导师是可以培养出来的，其中可以分为初级阶段、中级阶段，直至临床状态医学督导师阶段。临床状态医学督导制度的建立还需要多学科和多部门的全面合作，同时需要制度保证。

状态督导医师及各科医师可以通过信息化平台，分析病情数据，判断其临床意义，快速、全面、准确地把握患者的病情，明确诊断，最大可能地减少诊断的模糊性和降低误诊率。

（二）临床状态医学具体治疗方法介绍

1. 中医药基本治法

汗、吐、下、和、温、清、消、补八种治法，是一切处方用药的基本法则，同时又可随病情变化配合使用。

（1）汗法

汗法就是使用发汗的药方，使病人服后出汗，将病邪逐出体表，从而达到治疗目的。一般用于外感初起，有恶寒、发热、头痛等表证时。由于表证有表寒与表热之分，因而汗法也就有辛温发汗、辛凉发汗两种方法，必须根据病人所受病邪的不同来运用，才能收到治疗效果。

辛温发汗法是利用具有发散风寒作用辛温解表药，以治疗恶寒重、发热轻、头痛身疼、口不渴、舌苔白薄、脉浮紧等风寒表证的治疗方法。如麻黄、桂枝、紫苏、防风、荆芥等药物，以及麻黄汤、参苏饮等方剂都是属于辛温发汗类。

辛凉发汗法是利用具有发散风热作用的辛凉解表药，以治愈恶寒轻、发热重、头痛、口渴、舌苔黄薄，脉浮数等风热表证。药物中的薄荷、牛蒡子、桑叶、菊花等，及桑菊饮、银翘散等方剂，都是属于辛凉发汗类。

辛温发汗法与辛凉发汗法是汗法应用的基本原则，在临证时，必须再考虑病人的体质及新旧病的兼夹、表里证并见等复杂的情况，巧妙地与其他方法相结合，如助阳发汗、滋阴发汗、化饮发汗、表里双解等。

（2）吐法

此法通常是用在病情急迫，病邪在上焦或中焦部位的一些实证上。在临证应用上，又可分为以下两大类。

1）涌吐停积

因暴饮暴食，导致积停胃脘，胀满疼痛；不慎误食毒物，但时间较短时，可以使用此法。瓜蒂散、参芦饮等都是涌吐停积的方剂。

2）涌吐痰涎

痰涎壅盛，阻塞咽喉的喉风、喉蛾、喉痹等症，必须用雄黄解毒丸类方剂，以便催涌吐毒涎。此外，又如中风痰厥，痰涎壅滞胸膈、喉头，鸣声如锯，甚至人事不省时，就要用稀涎散之类的方剂，催促病人涌吐风痰。

（3）下法

此法主要应用于胃肠积滞，或热邪内搏的大便秘结与下痢；也可用在肿胀喘满、瘀血内蓄等里实邪结的疾患，是一种攻逐里证实邪的方法。可以分寒下、温下、峻下、缓下等。

1）寒下

用苦寒性质的药物，使病人泻下的方法称为寒下。如大黄、芒硝等药物，三承气汤等方剂。寒下法，大多适用于肠胃实热的证候。

2）温下

用辛热性质的药物，使病人泻下的方法称为温下。如巴豆、续随子等药物与备急丸等方剂。温下法，适用于脾胃寒实积聚的疾患。

3）峻下

峻下即猛烈攻下的意思。寒下法中，急下存阴的大承气汤，温下法中，攻逐寒积的备急丸，都属此类。

4）缓下

如润肠通便的脾约麻仁丸，温润通肠的半硫丸都属缓下。

此外，对于水饮内结则用泻下逐水法，痰热胶固用泄热祛痰法，瘀血内蓄所用的泻下逐瘀法等，由于也是攻逐在里实邪，因此也属于下法。

（4）和法

和有调和之意。和法是针对病邪在半表半里之间，既无法用汗法也不能用下法时，加以和解的一种治法。《伤寒论》中的小柴胡汤就是其代表方剂。和法的应用范围很广，既可用于外感热病，也可应用于内伤杂症，是临床上重要的法则之一。

（5）温法

温法是针对阴证、寒证的治疗方法，主要是祛除阴寒、恢复阳气。此法在临证应用上又分为回阳救逆和温阳祛寒两大类。

1）回阳救逆

用热性药物组成方剂，藉以恢复病人的阳气，挽救危险逆证的方法。此法通常用于寒邪真中三阴的急症或热病汗、清凉太过导致邪入三阴的危境，在症状上可见到恶寒蜷卧、手足厥冷、口鼻气冷、冷汗自出，呕吐泄泻，或腹中急痛、脉象微细或沉伏等现象。此时阴寒凝聚，阳气衰微欲绝，必须用回阳救逆法来急救。四逆汤是本法代表方剂。

2）温阳祛寒

使用温复阳气的药物，达到祛除寒邪，使病人的生理功能得以复原的效能。此法常用于阳虚里寒的慢性病，如脾胃阳虚的人，通常会有少气倦怠、饮食难化、大便溏泄等症状，可用理中汤温中祛寒来治疗。如是肾阳不足，素多痰饮，经常会有咳逆痰多、行动喘息、小便清长的症状，可用金匮肾气丸来调理。

（6）清法

用寒凉药物的偏性来达到退热降火的一种疗法，是治热病的主要法则，在运用上可归纳成清气凉血与清热开窍两类。

1）清气凉血

热病病候有卫、气、营、血四个阶段。当邪入侵至卫分时，可用辛凉解表法；表邪全解、里热炽盛，出现发热不恶寒、汗出、口渴、苔黄燥、脉洪数时，表示热在气分，可用清气泄热法治疗，白虎汤是代表方剂；如再入侵到营分，就会有脉数舌绛、心烦不寐的症状；或是出现烦躁、谵语、发斑、衄等入侵血分的症状时，必须采用清营凉血法来治疗，如清营汤、犀角地黄汤等都是代表方剂。

2）清热开窍

清热开窍适用于高热不退、神志不清，甚至不省人事、手足抽搐、谵语、痉挛等热入心包、热极生风等病症，如至宝丹、紫雪丹就是其代表方剂。

此外，清法不只用于外感热证，也广泛地用于内伤杂症，如清心火、治牙龈肿痛的清胃散；清肝火、治胁痛耳聋的龙胆泻肝汤；清肝火、治燥热咳嗽的泻白散；清肠火，治热痢里急后重的白头翁汤等，都是以清凉降火为主、专治诸经有火的方剂。清法也可与其他治法相配合，如与汗法配合，是为清解法；与下法配合，则清下法；与补法配合，称为清补法；也可与温法配合，成为温清合一、可治寒热错综复杂的疾病。

（7）消法

此法适用于癥块积聚一类的顽固性病症，或食积、痰饮、水湿壅滞的慢性疾病，以渐消缓散的方法，达到治病的目的。在临证运用上，可分为消坚磨积、消食导滞、消痰化饮、消水散肿四类。

1）消坚磨积

凡是因气结、血瘀，或湿痰聚所导致的肿核癥块，依其病因使用软坚磨积或行气消瘀的方法，都可算为此法。如消除疟母的鳖甲煎丸即是此法的最佳方剂。

2）消食导滞

适用于因饮用太过致脾胃不运、消化机能呆滞等所导致的嗳腐吞酸、脘腹胀满、恶食倦怠等症状。如保和丸、枳实消痞丸等方剂便是专治这些病症的。

3）消痰化饮

适用于因脾胃气弱，水饮不消，以致凝聚生痰，积于上脘，感觉有如杯盘状积聚物的病症。如金匮枳术汤就是消痰化饮的方剂之一。

4）消水散肿

适用于水气外溢、肢肿腹满、大便溏泄、小便不利等既不汗又不下的病症。实脾饮是此法的代表方剂。

（8）补法

使用滋养强壮药物，补益人体气血阴阳，使一切衰弱症状得以消除，达到病愈的目的。补法在临证中可分为补气、补血、补阴、补阳四类来运用。

1）补气

适用于倦怠无力、懒言少动、气短自汗，或因气虚而引起的脱肛、疝气、子宫下坠等症。四君子汤、补中益气汤就属于本法的代表方剂。

2）补血

应用于面色萎黄、爪唇苍白、头眩耳鸣、嘈杂心悸，妇女月经愆期、色淡量少，甚至闭止不行等血虚病症。如四物汤、归脾汤等都是本法的代表方剂。

3）补阴

适用于形体苍瘦、口干咽燥、肌肤枯涩、怔忡惊悸、虚烦不寐、遗精盗汗、咳呛咯血等阴虚病症。如六味地黄丸、大补阴丸都是本法的代表方剂。

4）补阳

用于形寒怯冷、腰膝酸痛、少腹冷痛、大便溏泄、小溲频数、阳痿早泄、虚喘肿满等阳虚病症。如桂附八味丸、菟丝子丸都是本法的代表方剂。

2. 西医学治疗方法

临床状态医学治疗方法是建立在完善各系统疾病基础治疗，控制住疾病进展状况的基础上，这是患者通过临床状态医学治疗获得生存质量改善的前提。西医学治疗包括病因治疗和对症治疗。目前常用的治疗手段有药物治疗、手术治疗、放射治疗、介入治疗、物理治疗、基因治疗等。

　　药物治疗即针对疾病的病因和临床发展过程，依据患者的病理、生理、心理和遗传特征，制定和实施合理的个体化药物治疗方案，以获得最佳的治疗效果并承受最低的治疗风险。

　　手术治疗即使用以刀、剪、针等医疗器械对患者身体特定部位进行切除、缝合，是一种破坏组织完整性（切开），或使完整性受到破坏的组织复原（缝合）的操作，目的是医治或诊断疾病，如去除病变组织、修复损伤、移植器官、改善机体的功能和形态等。早期手术仅限于用简单的手工方法，在体表进行切、割、缝，如脓肿引流、肿物切除、外伤缝合等。随着外科学的发展，手术领域不断扩大，已能在人体各个部位进行。应用的器械也不断更新，如手术刀即有电刀、微波刀、超声波刀及激光刀等多种。

　　放射治疗是利用放射线治疗疾病的一种局部治疗方法，属于物理治疗的一种。其原理是依靠大量放射线所带的能量可破坏细胞的染色体，使细胞停止生长，可用于对抗快速生长分裂的癌细胞。所以放射线治疗最常作为直接或辅助治疗癌症的方式。放射治疗的疗效取决于放射敏感性，不同组织器官以及各种肿瘤组织在受到照射后出现变化的反应程度各不相同。放射敏感性与肿瘤细胞的增殖周期和病理分级有关，即增殖活跃的细胞比不增殖的细胞敏感，细胞分化程度越高，其放射敏感性越低，反之愈高。此外，肿瘤细胞的氧含量直接影响放射敏感性，如早期肿瘤体积小，血运好，乏氧细胞少时疗效好，晚期肿瘤体积大，瘤内血运差，甚至中心有坏死，则放射敏感性低；生长在局部的鳞癌，较在臀部和四肢的肿瘤血运好，敏感性高；肿瘤局部合并感染，血运差（乏氧细胞多），放射敏感性下降。约70%的癌症患者在治疗癌症的过程中需要采用放射治疗。近年来，放射治疗在肿瘤治疗中的作用和地位日益突出，已成为治疗恶性肿瘤的主要手段之一，为了尽可能少影响到周围正常组织，采用了从多方向对病灶进行照射的方法。

　　介入治疗又称介入放射治疗，是近年迅速发展起来的一门融合了影像诊断和临床治疗于一体的新兴学科。它是在数字减影血管造影机、CT、超声和磁共振等影像设备的引导和监视下，利用穿刺针、导管及其他介入器材，通过人体自然孔道或微小的创口将特定的器械导入人体病变部位进行微创治疗的一系列技术的总称。目前介入治疗的技术很多，基本可以分为血管性介入技术和非血管介入技术两大类。治疗心绞痛和急性心肌梗死的冠状动脉造影、溶栓和支架置入就是典型的血管性介入治疗技术，而肝癌、肺癌等肿瘤的经皮穿刺活检、射频消融、氩氦刀、放射性粒子植入等就属于非血管介入技术。按照治疗疾病所属的系统，又可分成神经介入、心血管介入、肿瘤介入、妇产科介入、骨骼肌肉介入等。其中血管支架介入治疗可应用于下肢动脉硬化闭塞症、糖尿病足、颈动脉狭窄、冠心病等。如经皮血管腔内血管成形术对于糖尿病下肢血管病变以及糖尿病足都有很好的疗效；心脏射频消融术治疗难治性心律失常效果理想。

物理治疗是康复治疗的主体，它使用包括声、光、冷、热、电、力（运动和压力）等物理因子进行治疗，针对人体局部或全身性的功能障碍或病变，采用非侵入性、非药物性的方法来恢复身体原有的生理功能。无论是西医学还是传统医学，物理治疗都是其中非常重要的一部分。物理治疗可以分为两大类，一类是以功能训练和手法治疗为主要手段，如神经科的康复锻炼、中医科的推拿手法治疗等；另一类是以各种物理因子（声、光、冷、热、电、磁、水等）为主要手段，又称为理疗，如耳鼻喉科及呼吸科常用的雾化吸入治疗，可用于急慢性鼻炎、鼻窦炎，急慢性咽炎、扁桃体炎，急慢性喉炎、声带疾病，鼻部及咽喉部疾病术前、术后护理，及气管切开病人的气道护理，亦有雾化吸入利多卡因用于咽喉部手术后止痛，效果较好。激光治疗作为一种理疗方式，对于改善局部循环，减轻炎症反应，具有很好的作用。未来如果能把激光治疗和雾化治疗很好地结合起来，将会是一个很好的探索。

基因治疗是随着 DNA 重组技术、基因克隆技术等的成熟而发展起来的最具革命性的医疗技术之一，它是以改变人的遗传物质为基础的生物医学治疗手段。经过近 30 年的发展，基因治疗已经由最初用于单基因遗传病的治疗扩大到恶性肿瘤、感染性疾病、心血管疾病、自身免疫性疾病、代谢性疾病等多种重大疾病领域，而肿瘤基因治疗是当前基因治疗最活跃、最重要的研究领域之一。

3. 其他疗法

（1）中医心理疗法

1）劝慰开导

《黄帝内经》有云："告之以其败，语之以其善，导之以其所便，开之以其所苦。"其中的告、语、导、开，就是运用语言，对病情加以解释，使病人知情达理，配合医生，遵从医嘱，达到提高疗效的目的。

最常见和最方便的心理治疗工具是语言，中医心理学的治疗中特别重视言语劝慰。针对不同个性、不同情况和不同症状的人采用不同的疏导方法，或对患者采用解疑释惑的方法，或采用使人愉悦开怀的方法，使患者得到有效的治疗。言语劝慰要有具体的方式方法。用心倾听患者的诉说，让其疏泄心中的痛苦，激发其内心生的欲望，调动其战胜困难的勇气，帮助患者想出应对困难的正确做法，使其能够有效地解决问题、摆脱困境，有利于患者心理和身体的康复。

2）情志相胜

情志相胜法来自《黄帝内经》，是传统中医心理学中的经典治疗方法。《素问·阴阳应象大论》篇中提出："怒伤肝，悲胜怒。喜伤心，恐胜喜。思伤脾，怒胜思。忧伤肺，喜胜忧。恐伤肾，思胜恐。"根据喜、怒、忧、思、恐五志与心、肝、脾、肺、肾五脏之间存在的相互制约机制理论，利用情绪调节来控制不良情绪，纠正阴阳气血不调，恢复机体平衡的协调功能。朱丹溪把这种情志治疗方法称为以情胜情法。以情胜情和以情解情可以较好地治疗情志疾病。

3）移情易性

通过分散或转移患者的注意力来达到治疗的目的，通过言谈沟通等活动改变错误的认知，来纠正其不良的生活习惯，从而排遣不良情绪。也可以适当地改变引起患者心理障碍及心身疾病的周围环境，避免不良的社会和心理因素的继续刺激。改变的内容包括所处的生活环境和家庭境况，以及培养文娱体育等某一种或几种爱好。这一疗法主要着眼于消除周围情景中可能导致患者心理障碍或不利于康复的刺激因素。改变患者过分关注自己身体的某些或某个部位的不适。可根据不同症状和不同个性等采取不同的方法和措施，做到移情易性，从而消除某些身心疾病的症状。

4）暗示转移

采用催眠等间接的暗示方法，让患者在无意识中接受心理矫正，或在暗示过程中进行释疑解惑，改变患者的认知或情感。适用于猜忌疑心重而使自己偏执或抑郁的患者。可应用语言或某一工具来进行暗示，机智地运用语言让患者了解事情或事物真相，从而消除疑心，纠正不良情绪，帮助其恢复到正常状态。

5）顺情从欲

顺情从欲疗法是通过满足患者的正当需求，按照患者的意愿从事某项活动，来消除不良的情绪。《灵枢·师传》说："未有逆而能治之也，夫惟顺而已矣。百姓人民，皆欲顺其志也。"适用于诸事不顺而致心理烦躁抑郁，导致气血不畅和五脏六腑功能紊乱的发病者。做成功一些事情，有助于个体消除病痛疾苦。

6）以诈制诈

有些病人假装生病，需要医生做出鉴别，判别是否为诈病者，有针对性地巧妙地应用不同的方法使假病者恢复正常状态。要精准地确定病情的真假，用睿智的言语或举动使患者知道装假其实对自己无益反有害处，适时适当地揭开假象，让个体回归真实的自我。

7）惊者平之

针对患者受惊吓而引起的心理疾患，意在消除原有的超强刺激，平定焦虑、安神定心，由此平心定惊。张从正从心理治疗角度，对《黄帝内经》中"惊者平之"做了新的诠释："平，谓平常也。夫惊以其忽然遇之也，使习见习闻则不惊矣。""余尝击拍门窗，使其声不绝，以治因惊而畏响，魂气飞扬者。"这可能是中医史上最早应用的精神疗法，与现代医学心理学的系统脱敏疗法极为相似，极大地丰富了心理治疗的理论和实践。

8）以理遣情

以理遣情疗法即以理智驾驭情感。朱丹溪在《格致余论·相火论》中说："二脏（指肝、肾）皆有相火，而系上属于心。心，君火也，为物所感则易动，心动则相火亦动。动则精自走，相火翕然而起，虽不交会，亦皆暗流而疏泄矣。"他从相火与君火的关系出发并对此加以发挥，提出要求清心寡欲和恬淡虚无来聚存阴精，使相火不轻举妄动；强调以理智克服欲望，收心养心，达到心平气和，从而相火潜藏，真阴不受扰动和耗竭。由此可见，如果人心志平和，情绪稳定，就不会把相火扇动起来危害身心。

9）民间流传较广的"叫魂疗法"

"叫魂疗法"作为一种民俗的心理疗法，亦称"喊惊""喊魂""除惊"等。叫魂者通过理解尊重患者及其家庭成员的心理；通过语言表达对患者的劝戒、关爱等；患者由此得到心理安慰，收到召唤。作为一种民俗现象，虽有其不科学的成分，但仍可把它理解为一种合理的心理治疗方法。叫魂最终的目的，是理解、尊重、帮助、改变患者，使其适应社会生活。叫魂实质上是一种心理干预。在叫魂活动中，叫魂者与叫魂对象相互交往，相互作用，叫魂者通过语言、表情、姿态、行为以及周围环境的作用，对病人的认识、情绪和行为施加影响，以便减轻或消除导致患者痛苦的各种心理因素，促进患者的精神康复。

有学者总结了湘西民间治疗惊恐的方法，认为有的归属于心理疗法。这些特殊的非药物疗法只是手段不同而已，其真正运用的原理是心理暗示，运用次声波刺激人体自律神经，释放肾上腺素，产生自身强磁场脉冲电流，置换出原来自然界中侵蚀的不正常的正电子或负电子，让人体的生物磁场运转正常。

10）中医语言心理治疗

中医是我国的瑰宝，它汲取了中国历代优秀文化之精髓而成，包括哲学、心理学的内容。用通俗、易懂的中医语言对患者证型的解释能很好地与患者达到共情，增加患者对治疗的认同感，提高治疗依从性。例如对于一名诊断为肝郁气滞型的病人，心理治疗师通过言语向其解释中医的气机升降失常是如何导致肝气郁滞，气郁如何生百病。

如肝气横逆，侵犯胃络，导致胃之气血运行不畅则出现胃部胀痛，胀痛还牵连胁肋；当气郁过多过久，就会郁而化火，火热之邪可能会灼烧津液，津液无以上乘口咽，就会出现口干口苦的症状等。而医生处的方药是如何起作用的呢？如处方柴胡疏肝散，全方具有疏肝解郁，理气畅中的作用。通过服用本方，使患者气机通畅，则诸症消失。通过这些中医语言，向患者讲解发病的病因病机，可以增加其认同感，提高其依从性，从而达到更好的治疗效果。

同时可利用言语开导法对其进一步治疗，如严肃地指出不良行为的危害性及其可能造成的恶果（告知以其败），不厌其烦地向其指出怎样才能够使病证向好的方向转化，给病人以痊愈的希望和信念（语之以其善），指导他逐渐形成健康合理的行为模式，以替代原致病性行为（导之以其所便），指导他如何调畅气机，解除或缓解因病导致的痛苦（开之以其所苦）。

至于国外心理疗法，其流派繁多，兹不一一赘述。

（2）中医外治法

1）耳穴贴压疗法

耳穴贴压辅助治疗，通常在对耳廓进行消毒之后，以 0.5cm×0.5cm 王不留行籽胶布贴在穴位上，按压使其牢固，然后患者每天以手按压 3 次，每次10 分钟，以耳廓皮肤微红为度。双耳交替或 3 天换 1 帖，更换 4 次为 1 个疗程，每个疗程间隔 5 天。如治疗慢性结肠炎，可选取大肠、小肠、肝、脾、交感、神门等穴位；缓解急性病发作期的焦虑情绪，可选取心、肾、神门、交感（主穴）、肝、脾、胆、胃（配穴）有效；失眠可选取神门、脑干、皮质下等耳穴。

2）中药熏洗疗法

熏洗疗法是使用药物的煎汤熏蒸、淋洗患者体表某一部位而治疗疾病的一种外治疗法。它是借助药力和热力，透过皮肤作用于机体，促使腠理疏通、脉络调和、气血畅通，从而达到治疗的目的。

可取熏洗包一袋（熏洗包可按辨证选配），取浴盆一个，将药末倒入盆内，加 100℃开水 1000mL 冲药浸泡约 15 分钟，先取其蒸汽，然后加入适量冷水，将水温调至约 40℃以后给患者擦洗 10 ~ 15 分钟。

3）针灸疗法

针灸具有疏通经络、调和阴阳、扶正祛邪的作用。针刺法是指在中医理论的指导下把毫针按照一定的角度刺入患者体内，运用捻转与提插等手法来对人体腧穴等特定部位进行刺激从而达到治疗疾病的目的。针具还包括梅花针、三棱针等。

灸法主要是借灸火的热力给人体以温热性刺激，通过经络腧穴的作用，以达到预防治疗疾病目的的一种方法。通常用预制的灸炷或灸草在体表一定的穴位上烧灼、熏熨，以艾草最为常用，故又称为艾灸，另有隔药灸、柳条灸、灯心灸、桑枝灸等方法。日常保健可每晚灸百会、涌泉，临床多采用艾条雀啄灸、回旋灸等方法治疗失眠等。

4）推拿疗法

推拿手法是用手或肢体其他部分，按各种特定的技巧动作，通过作用于人体特定的部位而对机体生理、病理产生影响，具有疏通经络、调整脏腑功能、增强抗病能力的作用。以推拿治疗失眠举例，患者先取俯卧位，术者一手拇指与多指配合拿揉颈部肌肉，并点按风池穴，然后施㨰法于两侧膀胱经，最后捏脊。患者再取仰卧位，术者开天门，点揉印堂、太阳等穴，将搓热的大鱼际轻揉眼球，用扫散法在胆经循行部位治疗。此法有平衡阴阳、宁心安神的神奇功效。

（3）汤膳疗法

汤膳与中药的汤剂相似，但又不尽相同。药物的汤剂是由药物加水直接煎熬而成的一种普通剂型，味道虽有酸、苦、甘、辛之分，但以苦味者居多，主要用于治病。而食疗的汤膳则是选择美味食物或药食兼备之物，或加入某些滋补药品，经特殊的烹饪工艺加工而成的液体，多味鲜、色美、气香，具有滋补、健身、祛病的作用，既可用于佐食，又可以用以防治疾病，延年益寿。有研究表明，汤膳的食疗食养作用可以促使人体从亚健康状态，甚至疾病状态向健康方向转化。

（4）中医药茶保健疗法

药茶是在茶叶中添加食物或药物制作而成的具有一定疗效的特殊液体饮

料。广义的药茶还包括不含茶叶，由食物和药物经冲泡、煎煮、压榨及蒸馏等方法制作而成的代茶饮用品，如汤饮、鲜汁、露剂、乳剂等。

如荷叶泡茶具有清热利湿的作用，荷叶中所有的生物总碱可以抑制体重增长，降低总胆固醇和甘油三酯，影响肥胖程度。桑叶具有降脂降压、抑制有害氧化物生成和抗衰老的作用。绿茶具有抗氧化、抗癌、降胆固醇、降血压、降血脂、抗诱变和强心等作用。山楂含有山楂酸、酒石酸、苹果酸、柠檬酸和多种维生素，还含有脂肪、蛋白质、内酯类、黄酮类、糖类及钙、铁、磷等多种矿物质，营养成分丰富。其含有的黄酮和山楂类药物成分可以降低血压，扩张血管，起到调节胆固醇和血脂含量，抵抗心律不齐，增强心肌的作用。

（5）气功疗法

气功是我国一项传统的保健、养生、祛病的方法。以呼吸的调整、身体活动的调整和意识的调整（调息、调形、调心）为手段，来强身健体、防病治病、延年益寿、开发潜能的一种身心锻炼方法。它主要讲究调整自然之气和先天之气和谐的关系。气功的种类及功法繁多，要根据疾病的种类、病情的严重程度、患者对气功疗法的接受能力及功法的组合原则来选择具体功法。有研究表明，气功疗法可以提高肿瘤患者的免疫功能。气功疗法不仅能够提高人体免疫功能，还能提高痛阈，改善微循环，抑制肿瘤，进行康复锻炼，有益心理健康。除了心血管疾病和恶性肿瘤，气功疗法还常用于脏器下垂、溃疡病、慢性阻塞性肺气肿、失眠、近视、青光眼、肥胖、慢性肝病、慢性肾病、颈椎病、慢性疲劳综合征、围绝经期综合征、腰腿痛、抑郁症、冠心病、慢性胃炎、阳痿早泄等多系统疾病。

（6）音乐疗法

音乐治疗是新兴的治疗方法。它以心理治疗的理论和方法为基础，运用音乐特有的生理、心理效应，使求治者在音乐治疗师的共同参与下，通过各种专门设计的音乐行为，经历音乐体验，达到消除心理障碍，恢复或增进心身健康的目的。现多作为辅助治疗手段广泛应用于治疗抑郁症、焦虑症、亚健康状态等。五行音乐疗法以五行学说为理论基础，通过五音作用于人体，通过调整脏腑经络、阴阳、气血津液状态，从而达到平秘阴阳，起到治疗作用。五行音乐疗法率先应用于精神科临床，并得到了满意的临床疗效，治疗抑郁症亦效果显著。

（7）运动疗法

运动疗法，是指利用器械、徒手或患者自身力量，通过某些运动方式（主动或被动运动等），使患者获得全身或局部运动功能、感觉功能恢复的训练方法。民族形式的体疗如武术、气功、五禽戏、太极拳、八段锦等许多方法。应用器械健身的有爬竿、拔河、跳绳、踢毽球、秋千、划龙舟，以及武术中使用的刀、枪、剑、棍棒等。另外如静坐和瑜伽等锻炼方法可使阴阳平衡，情志刚柔相济，达到修身养性和形神共养的效果，可用以治疗心身疾病，并且能够改善自身的心理素质和体能素质，是比较理想的治疗和放松方法。

第六章　临床状态医学对医师的要求及提高临床诊疗能力的方法

一、临床状态医学对医师的要求

（一）掌握临床状态医学的理论

在病人的诊断上，强调开放式的诊断模式，重视患者源信息，特别是主诉信息和疗效反馈信息，避免过分依靠辅助检查，运用心身兼顾法、多元化诊断法、兼容替代法和三维诊断法等临床状态医学理念进行诊断；在治疗上，注重中医辨证论治、形神一体论、七情学说、人体自愈机制；评估效果上，采用医生、患者、社会共同评估的方式。整个诊疗过程都与传统医学理念有一定的差别，需要临床医生经过相关理论知识的继续教育及培训，充分地掌握临床状态医学相关理念。

（二）掌握中西医临床、心理学知识

中医学是临床状态医学的思想和理论基础。临床上对证候状态的辨证，是正确论治的前提。因此临床医生应该精通中医理论，具有良好的中医临床技能，特别是对经典著作应有较深入的研读。

WHO 提出，一般认为，健康不仅是没有疾病和痛苦，而且是躯体上、精神上和社会上处于完好状态。就是说，健康至少包括健康的体魄和健全的心理精神状态。这就要求临床医生不仅有扎实的医学基础，还要有丰富的心理学知识。在临床诊疗中，门诊经常会遇到这样的病人，做了全面检

查，各项物理检查和生化指标显示这个人是"健康"的，没有问题的，但病人就是感觉难受、不舒服。有研究曾统计，门诊病人中有近80%的病人的健康问题是由社会、家庭、婚姻、感情、压力、焦虑、抑郁等原因引起，归根到底是心理因素造成的。如《黄帝内经》曰："诊有三常，必问贵贱，封君伤败，及欲侯王。"形象描绘了医生所常入的误区之一，即未关注患者的社会应激。诸如先富后贫等重大变故是最常见的应激性生活事件，若长时或过强地刺激人体，而人体又不能根据环境进行自我调节时，均可能诱发心身疾病。如果在诊疗中忽视了心理因素的作用，或是没有用太多的时间了解病人的背景资料，只依赖于物理检查及生化检验等手段，就容易治疗效果不明显，造成病患不满意，导致医患关系不和谐。因此，临床医生有责任，也要有能力对心理疾患做出筛检，对筛检出有问题的病人，能够熟练运用丰富的中西医临床、心理学治疗方法，治愈疾病，使患者身心健康。

（三）具备较好的文史哲知识

临床状态医学具有较强的文化特色，因此了解及学习文史哲知识，对于深化中医学和临床状态医学理论的认识及临床实践有着深远的意义。

1. 文化方面

儒家创始人孔子首先把"仁"作为儒家最高道德规范，提出以"仁"为核心的一套学说。"仁"在中医学著作中体现较多。

（1）重视生命，体察人情

《素问·宝命全形论》曰："天复地载，万物悉备，莫贵于人。"李中梓的《不失人情论》认为："大约人情之类有三：一曰病人之情，二曰旁人之情，三曰医人之情……圣人以不失人情为戒，欲令学者思之慎之，勿为陋习所中耳。"

（2）恪守医责，端正品行

孙思邈的《大医精诚》："凡大医治病，必当安神定志，无欲无求，先发大慈恻隐之心，誓愿普救含灵之苦。若有疾厄来求救者，不得问其贵贱贫富，长幼妍媸，怨亲善友，华夷愚智，普同一等，皆如至亲之想，亦不得瞻前顾后，自虑吉凶，护惜身命。见彼苦恼，若己有之，深心凄怆，勿避崄巇、昼夜、寒暑、饥渴、疲劳，一心赴救，无作功夫形迹之心。如此可为苍生大医，反此则是含灵巨贼。"

（3）精勤医技，推仁于众

张仲景在《伤寒杂病论·序》："余宗族素多，向余二百，建安纪元以来，犹未十稔，其死亡者，三分有二，伤寒十居其七。感往昔之沦丧，伤横夭之莫救，乃勤求古训，博采众方，撰用《素问》《九卷》《八十一难》《阴阳大论》《胎胪药录》，并平脉辨证，为《伤寒杂病论》合十六卷，虽未能尽愈诸病，庶可以见病知源，若能寻余所集，思过半矣。"李时珍亦在《本草纲目·序》中说："夫医之为道，君子用之于卫生，而推之以济世，故称仁术。"

（4）中庸之道，以平为期

我国古代儒家文化中的"中庸思想"体现于中医学中的阴阳平衡理论，《素问·调经论》有云："阴阳匀平，以充其形，九候若一，命曰平人。"平衡的关键是阴阳适中。阴阳失衡则得病。恢复阴阳平衡是治疗疾病的基本原则，如《素问·至真要大论》中说："谨察阴阳所在而调之，以平为期……无问其病，以平为期。"

2. 宗教方面

（1）道教

道教，是一种发源于中国古代的传统宗教。道家文化以"道"为最高信仰，认为"道"是化生宇宙万物的本原，自然界万物处于恒动变化的自然循环规律。中医学继承并发展了道家精气学说和养生理论。"清静无为""返璞归真""顺应自然""贵柔"等主张，对中医养生保健有很大的影响和促进作用。

（2）佛教

佛教强调明心，通过明心见性，恢复对自我本性的认识、理解和体验，以求达到心性合一的境界，这也是佛教的参悟方式。这些思想与人本主义心理学思想如出一辙。人本主义心理学的人性观认为，人性天生是善的，并且以一种"正在成长"的状态存在，个体有能力进行自我指导，并且能自主地选择个体存在方式。贝克的认知疗法、辩证行为疗法、佛教正念疗法、眼动疗法中的正念训练等心理治疗方法都是认知行为取向疗法与佛教思想与修行方法整合的成果，这些方法都遵照"禅"的精神展开，其最终目的是解除心理疾患的苦恼，重建患者的认知系统。这些方法大多强调注重当下，并通过内省、反思、识别不合理信念、远离不合理信念、建构体验、培育积极信念等达到与"痛苦"的分离，从而摆脱神经症的症状。

3. 哲学思想

中医学的突出特色，就是它和中国古代哲学思想的有机结合，包含着丰富的朴素唯物主义和辩证法思想，与中医学思想密切相关的有阴阳学说、气化学说、唯物观、辩证观、系统观、天人相应观等。

中医学与我国传统哲学思想的有机结合，进一步推动了中医理论与实践的发展，也为现代中医学的发展提供了强大的理论研究基础，我们今天提出的临床状态医学理论也是基于中医学、中国哲学理论基础上的继承和延伸。

由于疾病病因既有生物因素的作用，也有环境因素的作用，而在环境因素中社会心理因素的影响有着非常重要的作用。因此，社会学、人类学和心理学等学科也是现代临床医生必须充分了解的知识。文学、宗教、历史、艺术、音乐、地理等人文科学分支的某些知识对于临床医生认识、理解某些疾病的表现，认知社会文化因素对疾病症状的修饰作用有帮助。

此外，各地域都有自己独特的历史文化习俗，我国南方尤其广东人喜爱煲汤，根据一年不同的季节变化加入不同的中药，如夏季的"清补凉"，春季的"祛湿汤"，冬季的"温补汤"等；而北方民众更喜欢人参、高丽参等大补之品。这些都和当地的历史文化、气候相关。

总之，一个好的医师要上知天文，下知地理，中晓人事，懂得运用中医"整体观"的思想了解疾病及患者。提高医师的各方面知识文化素养，对于疾病诊断、治疗、随访等都起到不可低估的作用。

（四）具备良好的人际沟通能力

临床工作中，具备良好的人际沟通能力一方面能够从患者及亲属处获取足够丰富的病史信息，便于做出正确的判断；从事必要的心理治疗特别是解释性心理治疗和心理健康教育，即能用通俗易懂的语言把相关知识解释给患者听，使患者从中受益；另一方面，良好的人际沟通能力是建立良好医患关系的必要条件。将疾病诊断和治疗方面的知识恰当地传达给患者及其家属，能够增加患者对医生的信任、提高治疗依从性。

二、提高医师临床诊疗能力的方法

（一）抓主诉

主诉是患者最痛苦的感受，就诊最主要的原因或最明显的症状或（和）体征，以及持续时间或医疗保健诉求，是现病史的高度浓缩，能够反应疾病的本质和状态以及病情的轻重缓急，对甄别某系统疾患提供诊断线索。所以诊疗时，要避免忽略问诊和重仪器检查的倾向，否则只会得出生物性的疾病诊断而漏掉患者产生疾病的状态本质。

（二）多维度收集临床信息

临床状态医学以中医学的整体观念为指导，以系统思维为特征，以疾病医学为基础，结合中西医两套医学体系的新兴医学模式。这就要求医生临证时需要搜集患者的多方面信息，包括中医、西医、心理等。中医方面按照传统的望、闻、问、切四诊法，进行辨证，明确其证型、归经等；西医方面则以视、触、叩、听为主，结合病理生理检验及检查等现代诊疗技术来收集资料；心理方面则在前面的基础上更加注重临床医生对病人及其家属的一些主观信息进行合理评估，同时借助多种量表（人格、智力、心理等）来收集，如焦虑、抑郁自评量表等。

（三）辅助检查的斟酌

正确分析客观检查的结果，尽量避免过度检查。临床医师根据患者主诉及病情的需要给予相关的生化及物理检查以排除及诊断疾病，但不能过分依赖于辅助检查。

（四）重视心理作用

在临床诊疗中，尤其是门诊，发现很多患有消化系统、心血管系统慢性病的患者，多伴随严重的心理问题，如不重视，势必延误躯体疾病的诊疗，导致医患矛盾的产生。

古人云"医不能严，不能动神，外为柔弱，乱至失常，病不能移，则医事不行，此治之四过也"，充分强调了心理干预对疾病发展及预后的影响。对于这类病人，医生如果不能严肃地对其开导，动其思想，改变其精神面貌，任其发展下去，必然导致疾病迁延恶化，成为临床常见的"治不好"之疑难杂症。对于普通临床医师，重视患者心理及社会因素与疾病的关系，可酌情选择易于操作的中医疏神开心法、安神定志法，进行心理干预是有效且必要的。

（五）追踪动态诊疗的全过程

熟悉医疗全过程，临证时做到对病因、病史、病程、病态等心中有数。否则会临时乱抱佛脚，没有章法，胡来乱治，贻害无穷。正如《黄帝内经》云："凡诊者，必知终始，有知余绪，切脉问名，当合男女。"以血压状态为例，高血压状态早期多无症状，偶尔体检时发现血压增高，或在精神紧张、情绪激动或劳累后感头晕、头痛、眼花、耳鸣、失眠、乏力、注意力不集中等功能失调症状；随病程进展血压持续升高，脏器开始受累。如心脏泵血负荷增加，心肌细胞受损肥大，心功能减退；肾脏小动脉血管硬化，肾功能减退，出现夜尿多，尿中含蛋白、管型及红细胞；眼底血管亦硬化等改变，这些都是随着疾病控制欠佳，病情逐步进展加重。

中医学认为，高血压病是由于机体阴阳平衡失调造成的，阴虚为本，阳亢为标。病变与五脏有关，主要涉及心、肝、肾，在标为肝，在本为肾。临床表现以肝肾阴虚或肝阳上亢为主要症状，以阴损于前，阳亢于后为主要特点，到了病程后期，发展为阴阳两虚。调理脏腑功能，恢复阴阳平衡，是中医药治疗高血压的基本原则。

下 篇

临床应用

第七章　临床状态医学在常见临床症状诊疗中的应用

一、胸痛

胸痛（chest pain）是临床上常见的症状，主要是由胸部疾病所致，少数由其他疾病引起，胸痛的程度与疾病轻重程度不完全一致。

【西医病因】

西医学指出胸痛是以心前区疼痛为主要表现的临床常见症状，常见原因如下。

1. 胸壁疾病

急性皮炎、带状疱疹、肋间神经炎、肋软骨炎、流行性肌炎、肋骨骨折等都可引起胸痛。

2. 胸腔内脏器疾病

（1）心血管疾病

可引起胸痛的心血管疾病包括冠状动脉粥样硬化性心脏病（心绞痛、心肌梗死）、心肌病、二尖瓣或主动脉瓣病变、急性心包炎、胸主动脉瘤（夹层动脉瘤）、肺栓塞（梗死）、肺动脉高压等。

（2）呼吸系统疾病

可引起胸痛的呼吸系统疾病包括胸膜炎、胸膜肿瘤、自发性气胸、血胸、支气管炎、支气管肺炎等。

（3）纵膈疾病

可引起胸痛的纵膈疾病包括纵膈炎、纵膈气肿、纵膈肿瘤等。

（4）食管疾病

可引起胸痛的食管疾病包括食管贲门失弛缓症、反流性食管炎等。

3. 膈下脏器疾病

急性胰腺炎、肝炎、肝脓肿等也可引起胸痛。

4. 功能性胸痛

无器质性病变，常见于心脏神经官能症等。

5. 精神心理因素

如抑郁症、焦虑障碍等。

【中医病因病机】

中医将"胸痛"称为"胸痹"，指以胸部闷痛，甚则胸痛彻背，喘息不得卧为主症的一种疾病，轻者仅感胸闷如窒，呼吸欠畅，重者则有胸痛，严重者心痛彻背，背痛彻心。胸痹的发生多与寒邪内侵、饮食失调、情志失节、劳倦内伤、年迈体虚等因素有关。其病机有虚实两方面，实为寒凝、血瘀、气滞、痰浊，痹阻胸阳，阻滞心脉；虚为气虚，阴伤，阳衰，肺、脾、肝、肾亏虚，心脉失养。

【临床状态医学诊断思路】

1. 西医诊断

青壮年胸痛多考虑结核性胸膜炎、自发性气胸、心肌炎，青年女性胸痛则需考虑是否为抑郁焦虑障碍，40 岁以上患者则须注意心绞痛、心肌梗死和支气管肺癌。

仔细询问胸痛的性质、部位、特点、持续时间、伴随症状。例如带状疱疹可见成簇的水疱沿一侧肋间神经分布，呈刀割样或灼热样剧痛；食管炎多呈烧灼痛；肋间神经痛为阵发性灼痛或刺痛；心绞痛呈绞榨样痛并有重压窒息感，心肌梗死则疼痛更为剧烈并有恐惧、濒死感，此类疾病引起的疼痛多在胸骨后方和心前区或剑突下，可向左肩和左臂内侧放射，也可放射于左颈或面颊部；气胸在发病初期有撕裂样疼痛；胸膜炎引起的疼痛多在胸侧部，常呈隐痛、钝痛和刺痛；夹层动脉瘤常呈突然发生胸背部撕裂样剧痛；肺梗死亦可突然发生胸部剧痛或绞痛，常伴呼吸困难与发绀。

2. 中医辨证

（1）辨标本虚实状态

胸痹总属本虚标实之证，辨证首先辨别虚实，分清标本。标实应区别气滞、痰浊、血瘀、寒凝的不同，本虚又应区别阴阳气血亏虚的不同。标实者：闷重而痛轻，兼见胸胁胀满，善太息，憋气，苔薄白，脉弦者，多属气滞；胸部窒闷而痛，伴唾吐痰涎，苔腻，脉弦滑或弦数者，多属痰浊；胸痛如绞，遇寒则发，或得冷加剧，伴畏寒肢冷，舌淡苔白，脉细，为寒凝心脉所致；刺痛固定不移，痛有定处，夜间多发，舌紫暗或有瘀斑，脉结代或涩，由心脉瘀滞所致。本虚者：心胸隐痛而闷，因劳累而发，伴心慌，气短，乏力，舌淡胖嫩，边有齿痕，脉沉细或结代者，多属心气不足；若绞痛兼见胸闷气短，四肢厥冷，神倦自汗，脉沉细，则为心阳不振；隐痛时作时止，缠绵不休，动则多发，伴口干，舌淡红而少苔，脉沉细而数，则属气阴两虚表现。

（2）辨病情轻重状态

疼痛持续时间短暂，瞬息即逝者多轻；持续时间长，反复发作者多重；若持续数小时甚至数日不休者常为重症或危候。疼痛遇劳发作，休息或服药后能缓解者为顺症；服药后难以缓解者常为危候。

（3）辨部位

胸痹的主要病机为心脉痹阻，病位在心，涉及肝、肺、脾、肾等脏。心病不能推动血脉，肺气治节失司，则血行瘀滞；肝病疏泄失职，气郁血滞；脾失健运，聚生痰浊，气血乏源；肾阴亏损，心血失荣，肾阳虚衰，君火失用，均可引致心脉痹阻，胸阳不展而发胸痹。其临床主要表现为本虚标实，虚实夹杂。本虚有气虚、气阴两虚及阳气虚衰；标实有血瘀、寒凝、痰浊、气滞，且可相兼为病，如气滞血瘀、寒凝气滞、痰瘀交阻等。

3. 心理状态

中医学认为，胸痛与情志状态关系密切。情志失节，忧思伤脾，脾运失健，津液不布，遂聚为痰。郁怒伤肝，肝失疏泄，肝郁气滞，甚则气郁化火，灼津成痰。无论气滞或痰阻，均可使血行失畅，脉络不利，而致气血瘀滞，或痰瘀交阻，胸阳不运，心脉痹阻，不通则痛，而发胸痹。《杂病源流犀烛·心病源流》曰："总之七情之由作心痛，七情失调可致气血耗逆，心脉失畅，痹阻不通而发心痛。"另一方面，胸痛日久，引起肝气不舒，郁郁寡欢，气机逆乱等，则又加重疼痛，使病情缠绵难愈。

抑郁障碍、焦虑障碍导致的胸痛，临床多见，常因精神创伤、过劳等原因引发或者加重。以 20～40 岁的中青年多见，女性多于男性，本病可严重影响患者的正常工作和生活质量。本病发病的特点是以心悸、胸部疼痛（多在静息时发生，含服硝酸甘油无效）、胸闷、气短、疲乏无力等心血管症状为主，伴有头晕、失眠多梦、烦躁、精神紧张、多汗等症，但体检无明显心血管器质性病变特征，并且预后良好。临床上易被误诊为心绞痛、甲亢、病毒性心肌炎等病。但对于功能性、精神性病因引起的胸痛，必须先以排除器质性病变为前提。

许多以胸痛为主诉的器质性疾病患者得病日久，容易出现抑郁、焦虑障碍，既对原有疾病转归产生消极影响，另一方面焦虑也可引起心慌胸痛等症状，使病情复杂化，所以对每个患者均应详问情绪状态，整体把握病情。

胸痛亦可以是心理障碍的临床表现，应重视心理障碍引起的胸痛。如患者胸痛，伴有胸闷憋气、恐惧感或濒死感，反复发作，诊断为惊恐障碍，在心肌酶、心电图无明显缺血性改变的情况下，应该考虑急性焦虑状态，可以先行抗焦虑治疗，并跟踪进行临床观察心血管情况。

可酌情选择性采用症状自评量表（SCL-90）、宗氏焦虑自评量表、宗氏抑郁自评量表，通过汉密尔顿抑郁量表、汉密尔顿焦虑量表或生活质量指数量表评估患者症状特点、心理情绪状态、社会功能、生活质量。

【临床状态医学诊疗思路】

中医学认为，本病病机为本虚标实，虚实夹杂，发作期以标实为主，缓解期以本虚为主的特点。其治疗原则应先治其标，后治其本，先从祛邪入手，然后再予扶正，必要时可根据虚实标本的主次，兼顾同治。标实当泻，针对气滞、血瘀、寒凝、痰浊而疏理气机，活血化瘀，辛温通阳，泄浊豁痰，尤重活血通脉治法；本虚宜补，权衡心脏阴阳气血之不足，有无兼见肺、肝、脾、肾等脏之亏虚，补气温阳，滋阴益肾，纠正脏腑之偏衰，尤其重视补益心气之不足。外治疗法、情志疗法、针灸疗法、气功太极拳疗法对胸痛及其状态的治疗颇为重要。

胸痛的治疗目标首先是找出原因，消除疼痛，心理障碍引起的胸痛或者慢性胸痛，要考虑抗抑郁治疗。疼痛生物病学机制明确，但疼痛持续日久，往往会引起焦虑抑郁等，也要注意配合抗抑郁治疗。中医治疗时也避免单纯的中医生物医学方式，不宜一味地使用活血止痛药物，而应注重调整人体状态，不仅要突出辨证论治的特色，更要应用中医心理治疗技术以畅顺情志，疏通气机，对缓解胸痛有益。

二、心悸

心悸（palpitation）是一种患者自觉心脏跳动的不适感或心慌感。心悸时常伴心率或心律异常，但有些心率和心律正常者也可出现心悸。心悸与心脏病不能完全等同，心悸不一定有心脏病，而心脏病患者也可不发生心悸。

【西医病因】

西医学认为心悸的病因包括以下几个方面。

1. 心脏搏动增强

如剧烈运动后、精神过度紧张时、饮酒或饮浓茶之后此类生理性因素。其他病理因素有心室肥大、甲亢、贫血、低糖血症等。

2. 心律失常

各种原因导致的心动过速、心动过缓、心律不齐等。

3. 心脏神经症

本病由自主神经功能紊乱引起，心脏本身并无器质性病变。

4. β–受体亢进综合征

本病也与自主神经功能紊乱有关。

【中医病因病机】

心悸，是指病人自觉心中悸动、惊惕不安，甚则不能自主的一种病证。多因体虚劳倦，情志内伤，外邪侵袭等，导致心神失宁而发病。其病位在心，根据病证的临床表现，应分辨病变有无涉及肝、脾、肺、肾，是涉及一脏，或病及多脏。

【临床状态医学诊断思路】

1. 西医诊断

（1）首先确定心悸是功能性还是器质性

功能性多见于青年女性，常伴神经精神症状，体格检查及辅助检查无异常；器质性常有心脏病、甲状腺功能亢进症、贫血等病史，劳累可诱发，体格检查及心脏超声、心电图、心肌酶、甲状腺功能测定以及血常规检查常有异常改变。

（2）确定是心脏本身疾病还是心外疾病

如突然发生的心悸持续时间短且有反复发作史，多提示与心律失常有关；心悸从幼年开始，提示先天性心脏病；体格检查以心脏检查为重点，同时注意有无贫血、甲状腺有无肿大及血管杂音等。

2. 中医辨证

（1）辨脏腑状态

心悸的病位在心，心脏病变可以导致其他脏腑功能失调或亏损，其他脏腑病变亦可以直接或间接影响及心。故临床亦应分清心脏与他脏的病变情况，有利于决定治疗的先后缓急。

（2）辨虚实状态

心悸的病理性质主要有虚、实两方面。虚者为气、血、阴、阳亏损，使心失滋养，而致心悸；实者多由痰火扰心，水饮上凌或心血瘀阻，气血运行不畅所致。虚实之间可以相互夹杂或转化。实证日久，病邪伤正，可分别兼见气、血、阴、阳之亏损，而虚证也可因虚致实，兼见实证表现。临床上阴虚者常兼火盛或痰热；阳虚者易夹水饮、痰湿；气血不足者，易兼气血瘀滞。

心悸初起以心气虚为常见，可表现为心气不足，心血不足，心脾两虚，心虚胆怯，气阴两虚等证。病久阳虚者则表现为心阳不振，脾肾阳虚，甚或水饮凌心之证；阴虚血亏者多表现为肝肾阴虚，心肾不交等证。若阴损及阳，或阳损及阴，可出现阴阳俱损之候。若病情恶化，心阳暴脱，可出现厥脱等危候。

3. 心理状态

中医学认为，心悸与情志状态关系密切，强调生理、精神情志等的病因病机关系及其与治疗的联系，若为七情所伤，加之平素心虚胆怯，突遇惊恐，忤犯心神，心神动摇，不能自主而心悸。《济生方·惊悸论治》指出："惊悸者，心虚胆怯之所致也。"长期忧思不解，心气郁结，阴血暗耗，不能养心而心悸；或化火生痰，痰火扰心，心神失宁而心悸。此外，大怒伤肝，大恐伤肾，怒则气逆，恐则精却，阴虚于下，火逆于上，动撼心神亦可发为心悸。

抑郁症、焦虑障碍等精神心理疾病患者可以"心悸"为主诉，尤其是青年女性，详细询问除心悸外常有心率加快、心前区或心尖部隐痛，以及疲乏、失眠、头晕、头痛、耳鸣、记忆力减退等神经衰弱表现。另外，如 β-受体亢进综合征，易在紧张时发生，其表现除心悸、心动过速、胸闷、头晕外，还可有心电图的一些改变，出现窦性心动过速，轻度 ST 段及 T 波平坦或倒置，易与心脏器质性病变相混淆。采用普萘洛尔（心得安）试验可以鉴别，β-受体亢进综合征在应用普萘洛尔后心电图改变可恢复正常，显示其改变为功能性。围绝经期综合征在绝经期前后，出现一系列内分泌与自主神经功能紊乱症状，心悸也是其中一个症状。

器质性心悸的患者必须引起重视，但如果患者伴有胸闷憋气、恐惧感或濒死感，反复发作，存在抑郁、焦虑等心境障碍、神经症症状，则高度提示心理性疾病。研究表明，伴有心血管症状的心律失常患者比不伴有症状的患者更可能合并焦虑抑郁等心理障碍；而焦虑抑郁本身可引起明显胸闷、心悸等躯体化症状，这可能会与心律失常引起的症状相混淆而不被认识。对短期无法找到病因的心悸，又没有心理障碍症状的患者，不宜轻易诊断为抑郁症、焦虑障碍引起的心悸，应定期复查心电图等心脏专科检查，动态观察，明确诊断。

【临床状态医学诊疗思路】

对心悸症状的临床诊治，应根据病因，酌情采取中医、西医或中西医协同治疗，以达到缓解或者消除症状，提高生活质量的目标。心悸应分虚实论治。虚证分别予以补气、养血、滋阴、温阳；实证则应祛痰、化饮、清火、行瘀。但本病以虚实错杂为多见，且虚实的主次、缓急各有不同，故治当相应兼顾。还应调整脏腑相互关系，如胆气虚怯者当补益胆气，脾气虚弱者当健脾益气，脾肾阳虚者当温补脾肾。同时，由于心悸均有心神不宁的病理特点，故应酌情配合安神宁心或镇心之法。外治疗法、情志疗法、针灸疗法、气功太极拳疗法对心悸及其状态的治疗颇为重要。心悸患者有抑郁障碍、焦虑障碍时，应抗抑郁、焦虑治疗。

三、呼吸困难

呼吸困难（dyspnea）是呼吸功能不全的重要表现，病人主观上感到空气不足，客观上表现为呼吸费力，严重时出现张口呼吸，鼻翼扇动，端坐呼吸甚至发绀，辅助呼吸肌参与呼吸运动，并且可有呼吸频率、深度、节律的改变。

【西医病因】

引起呼吸困难的原因繁多，主要为呼吸系统和心血管系统疾病。

1. 呼吸系统疾病

常见于下述情况：

（1）气道阻塞

如咽喉、气管、支气管的炎症、水肿、肿瘤或异物所致的狭窄或阻塞及支气管哮喘等。

（2）肺部疾病

如肺炎、肺脓肿、肺结核等。

（3）胸壁、胸廓、胸膜腔疾病

如胸膜炎症，严重胸廓畸形等。

（4）神经肌肉疾病

如脊髓灰质炎病变累及颈髓，急性多发性神经炎累及呼吸肌等。

（5）膈运动障碍

如膈麻痹、胃扩张等。

2. 循环系统疾病

常见于各种原因所致的左心和／或右心衰，心包压塞等。

3. 中毒

各种中毒所致，如糖尿病酮症酸中毒、吗啡类药物中毒等。

4. 神经、精神性疾病

如脑出血、脑外伤、脑肿瘤等颅脑疾病引起呼吸中枢功能障碍和精神因素所致的呼吸困难，如焦虑症、癔症等。

5. 血液病

常见于重度贫血，高铁血红蛋白血症，硫化血红蛋白血症等。

【中医病因病机】

"呼吸困难"在中医学中名为"喘证"，喘即气喘、喘息。喘证是以呼吸困难，甚至张口抬肩，鼻翼扇动，不能平卧为临床特征的病证。喘证常由多种疾患引起，病因复杂，概言之有外感、内伤两大类。外感为六淫外邪侵袭肺系；内伤为饮食不当、情志失调、劳欲久病等导致肺气上逆，宣降失职，或气无所主，肾失摄纳而成。

【临床状态医学诊断思路】

1. 西医诊断

（1）肺源性呼吸困难

多见于老年患者，吸气性呼吸困难者，观察是否有"三凹征"，常见于喉部、气管、支气管的狭窄与阻塞；呼气性呼吸困难者，常伴有呼气期哮鸣音，常见于慢性支气管炎（喘息型）、慢性阻塞性肺疾病（COPD）、支气管哮喘等；混合性呼吸困难者，常见于重症肺炎、气胸等。

（2）心源性呼吸困难

主要由于左心或右心衰竭引起，尤其是左心衰竭时呼吸困难更为重要。左心衰引起呼吸困难特点包括：有风湿性心瓣膜病、冠状动脉粥样硬化性心脏病等基础病，活动、卧位时呼吸困难明显，休息时减轻，可见端坐体位呼吸、心源性哮喘；双肺底或全肺出现湿罗音等。右心衰引起呼吸困难特点包括：多有慢性肺源性心脏病、某些先天性心脏病病史，或由左心衰发展而来，体循环淤血为主的综合征。

（3）中毒性呼吸困难

如代谢性酸中毒引起呼吸困难，其主要表现为：①有引起代谢性酸中毒的基础病因，如尿毒症、糖尿病酮症等；②出现深长而规则的呼吸，可伴鼾音，称为酸中毒大呼吸。

（4）血源性呼吸困难

临床常见于重度贫血、高铁血红蛋白血症、硫化血红蛋白血症、大出血或休克导致缺氧和血压下降，刺激呼吸中枢，也可使呼吸加快。

（5）神经性呼吸困难

临床上常见于重症颅脑疾患，如脑出血、脑炎、脑膜炎、脑脓肿、脑外伤、脑肿瘤等，此类疾病常伴有呼吸节律的改变，如双吸气（抽泣样呼吸）、呼吸遏制（吸气突然停止）等。

2. 中医辨证

（1）辨生命状态

喘证应该辨其生命状态，形体羸弱、呼吸张口抬肩、双目突出，甚至气息低微、目阖口张、神志若醒若溃，均属危候；呼吸急促有力，持续时间短，体质壮实者，多属顺证，预后良好。

（2）辨虚实

喘证的辨证首当分清虚实状态。实喘者呼吸深长有余，呼出为快，气粗声高，伴有痰鸣咳嗽，脉数有力，病势多急；虚喘者呼吸短促难续，深吸为快，气怯声低，少有痰鸣咳嗽，脉象微弱或浮大中空，病势徐缓，时轻时重，遇劳则甚。实喘在肺，为外邪、痰浊，肝郁气逆，邪壅肺气，宣降不利所致；虚喘责之肺、肾两脏，因阳气不足，阴精亏耗，而致肺肾出纳失常，且尤以气虚为主。实喘病久伤正，由肺及肾；或虚喘复感外邪，或夹痰浊，则病情虚实错杂，每多表现为邪气壅阻于上，肾气亏虚于下的上盛下虚证候。实喘又当辨外感内伤疾病及其状态。外感起病急，病程短，多有表证；内伤病程久，反复发作，无表证。虚喘应辨病变脏腑。肺虚者劳作后气短不足以息，喘息较轻，常伴有面色㿠白，自汗，易感冒；肾虚者静息时亦有气喘，动则更甚，伴有面色苍白，颧红，怯冷，腰酸膝软；心气、心阳衰弱时，喘息持续不已，伴有紫绀，心悸，浮肿，脉结代。

（3）辨病位

喘证的病位主要在肺和肾，涉及肝、脾。若外邪侵袭，或他脏病气上犯，皆可使肺失宣降，肺气胀满，呼吸不利而致喘。如肺虚气失所主，亦可少气不足以息而为喘。肾为气之根，与肺同司气体之出纳，故肾元不固，摄纳失常则气不归原，阴阳不相接续，气逆于肺而为喘。另外，如脾经痰浊上干，以及中气虚弱，土不生金，肺气不足；或肝气上逆乘肺，升多降少，均可致肺气上逆而为喘。

3. 心理状态

喘证与情志因素关系密切。喘而伴有心悸恐惧者，多属恐病；喘而伴有胸闷叹息着，多属情志不畅，气机郁滞；喘而不寐、烦躁易怒者，多为心肝火旺。喘证日久不愈，生活工作受扰，经济负担沉重，闷闷不乐，胸胁胀满者，多伴有肝气郁滞。

西医学认为应多重视精神性呼吸困难，该病多见于青年女性，主要表现为呼吸频率快而浅，伴有叹息样呼吸或出现手足搐搦，临床上见于焦虑症、癔症患者，患者可突然发生呼吸困难。其发生机制多为过度通气而发生呼吸性碱中毒所致，严重时也可出现意识障碍。

呼吸困难一症，首先要找出器质性疾病的病因，同时必须重视心理因素的作用，表现在一些呼吸困难本身就是焦虑障碍的表现，还有许多以呼吸困难为主诉的器质性疾病患者得病日久，容易出现抑郁、焦虑障碍，所以对每个患者均应详问情绪状态，整体把握病情。如以呼吸困难作为主要临床表现之一的哮喘，以往的研究已提示精神心理情绪变化是其发病的诱因或促发因素。另外，根据医学心理学研究结果揭示，哮喘患者具有某些特殊的性格特征。如自我中心、依赖性强、希望别人同情、过分要求别人照顾和注意、幼稚、情绪不稳定、焦虑、烦躁、恐惧、过于敏感、欲望过高、内向、郁闷、自卑等。这些特殊的性格本身可能就是哮喘的易感因素，而哮喘病也可以诱发出一些心理障碍，两者之间可形成恶性循环。可采用临床上常用的量表有采用症状自评量表（SCL-90）、宗氏焦虑自评量表、宗氏抑郁自评量表等，通过此类量表可较好反映患者心理状态。

【临床状态医学诊疗思路】

呼吸困难的治疗目标首先是找出原因，标本兼治。临床上许多患者患病日久，往往和脏腑气血阴阳正邪状态、焦虑抑郁状态有关，就要注意症状、疾病与状态之间的关系。

喘证是一种难治性的病症，所以有"名医不治喘"之说。由于引起喘的原因多为难治性疾病，治疗调整人体状态就更为重要。调整中医状态当分清正邪虚实，辨证论治，以扶正祛邪为大法，调整脏腑气血情志状态为着眼点。实喘治肺，以祛邪利气为主，区别寒、热、痰、气的不同，分别采用温化宣肺、清化肃肺、化痰理气的方法。虚喘以培补摄纳为主，或补肺，或健脾，或补肾，阳虚则温补，阴虚则滋养。至于虚实夹杂，寒热互见者，又当根据具体情况分清主次，权衡标本，辨证选方用药。此外，由于喘证多继发于各种急慢性疾病中，所以还应当注意积极地治疗原发病，不能见喘治喘。喘证而有情志症状的，应该通过疏肝解郁、安神定志，或者清肝泻火等治法来调整情志状态，方能有效治疗喘证。

四、慢性腹泻

慢性腹泻（chronic diarrhea）是一种常见临床症状，并非一种疾病，是指病程在 1 个月以上的腹泻或间歇期在 2 ~ 4 周内的复发性腹泻。病因较为复杂，病程迁延。根据病因不同，临床症状具有多样化特点。

【西医病因】

1. 消化系统疾病

（1）胃部疾病

如慢性萎缩性胃炎、胃大部切除术后胃酸缺乏。

（2）肠道感染

如肠道结核、慢性细菌性痢疾等。

（3）肠道非感染性疾病

如 Crohn 病、溃疡性结肠炎、结肠多发性息肉等。

（4）肠道肿瘤

如结肠绒毛腺瘤、肠道恶性肿瘤。

（5）胰腺疾病

如慢性胰腺炎、胰腺瘤、胰腺切除术后。

（6）肝胆疾病

如肝硬化、胆石症等。

2. 全身性疾病

（1）内分泌及代谢障碍疾病

如甲状腺功能亢进、肾上腺皮质功能亢进等。

（2）其他疾病

如硬皮病、尿毒症等。

（3）药物作用

如利血平、甲状腺素等。

（4）神经功能紊乱

如肠易激综合征。

【中医病因病机】

慢性腹泻，中医称之为泄泻，以排便次数增多，粪质稀溏或完谷不化，甚至泻出如水样为主症的病证。

泄泻的病因，有感受外邪，饮食所伤，情志不调，禀赋不足，及久病脏腑虚弱等，主要病机是脾虚湿盛，脾胃运化功能失调，肠道分清泌浊、传导功能失司。

【临床状态医学诊断思路】

1.西医诊断

慢性腹泻的诊断以病史、体格检查、粪便检查（包括病原体检查）和一般血液生化检查为基础，必要时可进行肠道、腹部影像学检查（包括X线钡剂造影、内镜、超声、CT和MRI等检查），如仍不明确者则视不同情况进行一些特殊检查。同时，也要识别患者情绪状态，判断是否为心理障碍所导致的腹泻。

诊疗当中应关注起病及病程、腹泻次数及粪便性质、腹泻与腹痛的关系以及患者的心理状态，急性腹泻起病急骤，病程较短，伴发热者，多为感染或食物中毒所致；慢性起病缓慢，病程较长，多见于慢性感染、非特异性炎症、吸收不良、消化功能障碍、肠道肿瘤或神经功能紊乱等。急性感染性腹泻常有不洁饮食史，于进食后24小时内发病，每天排便次数甚至数十次，多呈糊状或水样便，少数为脓血便。慢性腹泻表现为每天排便次数增多，可为稀便，亦可带黏液、脓血，见于慢性细菌性痢疾、炎症性肠病及结肠、直肠癌等。腹泻常有腹痛，尤以感染性腹泻较为明显。小肠疾病的腹泻，疼痛常在脐周，便后腹痛缓解不明显，多伴明显消瘦，如胃肠道恶性肿瘤、肠结核及吸收不良综合征。结肠病变疼痛多在下腹，便后疼痛常可缓解。

2.中医辨证

（1）辨寒热状态

大便色黄褐而臭，泻下急迫，肛门灼热者，多属热证；大便清稀，或完谷不化者，多属寒证。

（2）辨虚实状态

急性暴泻，泻下腹痛，痛势急迫拒按，泻后痛减，多属实证；慢性久泻，病程较长，反复发作，腹痛不甚，喜温喜按，神疲肢冷，多属虚证。

（3）辨证候特征

外感泄泻，多兼表证；食滞泄泻，以腹痛肠鸣，粪便臭如败卵，泻后痛减为特点；肝气乘脾之泄泻，每因情志郁怒而诱发，伴胸胁胀闷，嗳气食少；脾虚泄泻，大便时溏时烂，伴神疲肢倦；肾阳虚衰之泄泻，多发于五更，大便稀溏，完谷不化，伴形寒肢冷。

（4）辨病位

慢性腹泻病位在肠，主病之脏属脾，同时与肝、肾密切相关。病理性质有虚实之分。一般来说，暴泻以湿盛为主，多因湿盛伤脾，或食滞生湿，壅滞中焦，脾为湿困所致，病属实证。久泻多偏于虚证，由脾虚不运而生湿，或他脏及脾，如肝木克脾，或肾虚火不暖脾，水谷不化所致。而湿邪与脾病，往往相互影响，互为因果，湿盛可困遏脾运，脾虚又可生湿。虚实之间又可相互转化夹杂。

3. 心理状态

中医学认为，慢性腹泻与情志状态关系密切，不仅外邪可导致泄泻，情志失调亦可引起泄泻。忧郁恼怒，精神紧张，易致肝气郁结，木郁不达，横逆犯脾；忧思伤脾，土虚木乘，均可使脾失健运，气机升降失常，遂致本病。正如《景岳全书·泄泻》曰："凡遇怒气便作泄泻者，必先以怒时夹食，致伤脾胃。"陈无择在《三因极一病证方论·泄泻叙论》中提出："喜则散，怒则激，忧则聚，惊则动，脏气隔绝，精神夺散，以致溏泄。"

心理因素对慢性腹泻疾病发作具有重要作用，心理应激患者胃肠道功能有显著影响，它在肠易激综合征症状的诱发，加重和持续化中起重要作用。

慢性腹泻可能是躯体疾病，也可能是心理疾病，如溃疡性结肠炎、肠易激综合征等属于心身疾病范畴，精神心理因素是导致此类疾病发病、病程延长及临床症状不能缓解的重要环节，心理社会因素中以焦虑、抑郁更为突出。

根据病情选择症状自评量表（SCL-90）、宗氏焦虑自评量表、宗氏抑郁自评量表自我评估情绪心理状态，或医务人员通过汉密尔顿抑郁量表、汉密尔顿焦虑量表或生活质量指数量表评估患者症状特点、心理情绪状态、社会功能、生活质量。

【临床状态医学诊疗思路】

泄泻的治疗大法为运脾化湿。急性泄泻多以湿盛为主，重在化湿，佐以分利，再根据寒湿和湿热的不同，分别采用温化寒湿与清化湿热之法。夹有表邪者，佐以疏解；夹有暑邪者，佐以清暑；兼有伤食者，佐以消导。久泻以脾虚为主，当以健脾。因肝气乘脾者，宜抑肝扶脾。因肾阳虚衰者，宜温肾健脾。中气下陷者，宜升提。久泄不止者，宜固涩。暴泻不可骤用补涩，以免关门留寇；久泻不可分利太过，以防劫其阴液。此外，还可应用情志疗法、针灸疗法、气功太极拳疗法对久泻及其状态的治疗颇为重要。

西医学认为，对慢性腹泻的治疗首先是找出病因，针对性治疗。对于病因诊断不明或疾病未得到控制时，需支持治疗和必要的对症治疗。酌情使用微生调节剂、抗生素以治疗肠道菌群失调等等。心理障碍引起的腹泻患者，要考虑进行精神心理治疗。

五、口臭

口臭（halitosis）是指从口腔或其他充满空气的空腔中如鼻、鼻窦、咽，所散发出的臭气。它严重影响人们的社会交往和心理健康，WHO 已将口臭作为一种疾病来进行报道。调查显示，中国口臭患病率为 27.5%。而在西方国家，则为 50%。全球有 10% ~ 65% 的人曾患有口臭。

【西医病因】

口腔局部疾患是导致口臭的主要原因，但不容忽视的是，口臭也常是某些严重系统性疾病的口腔表现，有一些器质性疾患也会导致口臭症。真性口臭分为生理性和病理性口臭，根据病变部位的不同，病理性口臭分为口源性口臭和非口源性口臭。非口源性口臭又分为胃源性口臭、肠源性口臭以及由呼吸系统和其他原因引起的口臭。口臭不仅能直接反映人体口腔局部健康状态，也是许多全身性疾病在口腔中的表现。

1. 生理性口臭

饥饿、食用了某些药物或洋葱、大蒜等刺激性食物、抽烟、睡眠时唾液分泌量减少所致的细菌大量分解食物残渣等，都可能引起短暂的口臭。而健康人的口臭可能由于不良的口腔习惯和口腔卫生造成舌背的菌斑增多、增厚所引起。由于舌背的表面积大，有许多乳头、沟裂和凹陷，有利于细菌、口腔黏膜脱落上皮、食物残渣等滞留，充当"细菌储藏室"，有利于口臭的产生。有研究表明，口臭程度、挥发性硫化物的量与舌苔厚度及面积均存在正相关关系，其中与舌苔厚度的关系更为密切，清除舌苔后挥发性硫化物减少。这可能因为舌苔越厚，越易形成厌氧环境，越利于厌氧菌的生长，从而也越利于挥发性硫化物的产生，导致口臭。

2. 病理性口臭

（1）口源性口臭

80% ~ 90% 的口臭是来源于口腔。口腔中有未治疗的龋齿、残根、残冠、不良修复体、不正常解剖结构以及牙龈炎、牙周炎、口腔黏膜病等都可以引起口臭。其中龋齿和牙周疾病又是最常见的相关疾病。深龋窝洞内、不良修复体悬突下常残存食物残渣和菌斑，细菌经过发酵分解，产生臭味。牙髓坏死或化脓性牙髓炎，未经治疗也可发出臭味；牙周病患者常伴有大量的牙石、菌斑，牙周袋内细菌发酵产生硫化氢、吲哚和氨类，因而产生臭味。另外，牙周脓肿和牙周袋溢脓，多为金黄色葡萄球菌合并牙周致病菌感染，也会发出臭味。唾液的质和量也起到重要作用。唾液量的减少、蛋白质等有机成分的增多降低了唾液的冲刷作用和缓冲作用，使细菌大量繁殖，分解唾液、龈沟液及食物残渣中的有机成分，产生大量的挥发性硫化物、吲哚等物质，引起口臭。

（2）非口源性口臭

口腔邻近组织疾病如化脓性扁桃体炎、慢性上颌窦炎、萎缩性鼻炎等，可产生脓性分泌物而发出臭味；临床上常见的内科疾病如急慢性胃炎、消化性溃疡可出现酸臭味；幽门梗阻、晚期胃癌常出现臭鸭蛋性口臭；糖尿病酮症酸中毒患者可呼出丙酮味气体；尿毒症患者呼出烂苹果气味。另外白血病、维生素缺乏、重金属中毒等疾病均可引起的口臭。

3. 精神性口臭

精神性口臭与患者精神心理因素相关，患者自我感觉有口腔异味，但检查结果无异常，或曾有口臭患者，通过治疗后临床症状消失，但不能消除心理障碍，仍不断要求治疗。

【中医病因病机】

口臭是指口内出气臭秽，又名出气臭、口气秽恶、口气臭、臭息等，它不同程度地影响人们的社会交往和心理健康。中医学认为，口臭的病因主要是恣饮酒浆、过食辛辣肥甘引起胃热炽盛，湿热内蕴；肠胃积滞饮食不节，耗伤阴液，大便内结，热伏于内；津液不足，胃中燥热。主要与脾胃功能失调、情志不舒、劳累过度等因素有关，其中尤以脾胃关系最为密切。

【临床状态医学诊断思路】

1. 西医诊断

首先要明确患者是否有客观存在的口臭症状，若有，即为真性口臭，而真性口臭又分为生理性口臭、病理性口臭。根据病变部位的不同，病理性口臭可分为口源性口臭与非口源性口臭。应注意鉴别精神性口臭。

2. 中医辨证

中医学认为，口臭是由脾虚、胃热、湿热、食滞、气郁、血瘀等多种因素引起。如明代李时珍《本草纲目·第四卷上·口舌》载："口臭是胃火、食郁。"

口臭的中医治疗首先辨虚实状态。实证者，与脾胃关系密切。若口臭严重，口舌生疮，面赤身热，牙龈肿痛，多为胃火亢盛；若见口出酸腐臭味，脘腹胀痛，嗳气口臭，多为食滞胃肠；思虑过度，不思饮食，多为劳郁伤脾；若兼见牙齿松动，两腿发软，多为肾阴虚之证。

3. 心理状态

中医学认为，口臭与情志状态关系密切。忿郁恼怒或忧愁思虑日久，情志不遂，肝气郁滞，失于疏泄，乘脾犯胃，脾气受损，运化无力，胃腑失和，气机不畅，导致食滞、气郁、痰湿停留日久，均可导致湿热内蕴，而成口臭。另一方面，口臭病情缠绵难愈，气机郁滞，可致情志不遂。精神性口臭包括假性口臭、口臭恐惧症等，可通过解释说明和心理咨询改善。

由于口臭一定程度上影响人们的社交活动，许多曾患有口臭患者在症状改善之后，仍难以摆脱心理阴影，形成口臭恐惧症，甚至可发展为社交恐惧症。具有神经质人格特性的患者，如果存在疑病心理，反复疑心自己口臭，不敢与周围人交往，即是假性口臭，此类患者多存在退缩、社交恐惧的心理因素。

【临床状态医学诊疗思路】

口臭的治疗目标是明确病因，改善症状。口臭作为一种特殊症状，不同程度地影响着人们的社会交往，尤其是口臭严重的患者在人际关系敏感、抑郁、焦虑等方面存在不同程度的心理问题。

口臭的中医疗法立意不离清热化湿为本，辨清脾虚、胃热、湿热、食滞、血瘀、肾虚之证。对于情志不畅者，酌情予疏肝解郁等治疗方法。

六、头痛

头痛（headache）是临床常见的症状，通常将局限于头颅上半部，包括眉弓、耳轮上缘和枕外隆突连线以上部位的疼痛统称头痛。

【西医病因】

头痛是因头颈部痛觉末梢感受器受到刺激产生异常的神经冲动传达到脑部所致。常见病因分类如下。

（1）原发性头痛

包括偏头痛、紧张型头痛、丛集性头痛等。

（2）继发性头痛

包括头颈部外伤、颅颈部血管性因素、颅内非血管性疾病、感染、药物戒断、精神性因素等多种原因所致的头痛。头痛与精神紧张、压力、焦虑等心理因素密切相关。头痛是典型的心身疾病之一，不能把头痛当作单纯的躯体疾病来对待。

【中医病因病机】

头痛是临床常见的自觉症状，可单独出现，亦见于多种疾病的过程中。头为"诸阳之会"，"清阳之府"，若六淫之邪上犯清空，阻遏清阳，或痰浊、瘀血闭阻经络，壅遏经气，或肝阴不足，肝阳偏亢，或气虚清阳不升，或血虚头窍失养，或肾精不足，髓海空虚，均可导致头痛的发生。

【临床状态医学诊断思路】

1. 西医诊断

头痛为主诉的，应详问病史，注意辨察头痛之久暂，疼痛的特点、部位、影响因素等，以利于准确辨证。

询问病史应注意头痛发病情况，急性起病并有发热者常为感染性疾病所致，多为全头部疼痛。急性剧烈头痛无发热者，提示颅内血管性疾病（如蛛网膜下腔出血），颅内深部病变的头痛部位不一定与病变部位一致，但疼痛多向病灶同侧放射。长期的反复发作头痛或搏动性头痛，多为血管性头痛（如偏头痛）或情感障碍、神经症患者。女性偏头痛常与月经期有关，服用麦角胺后可缓解。慢性进行性头痛并有颅内压增高的症状（如呕吐、缓脉、视神经乳头水肿）应注意颅内占位性病变，咳嗽、打喷嚏、摇头、俯身可使之加重。

2. 中医辨证

（1）辨外感头痛与内伤头痛及虚实状态

外感头痛因外邪致病，属实证，起病较急，一般疼痛较剧，多表现为掣痛、跳痛、灼痛、胀痛、重痛，痛无休止。内伤头痛以虚证或虚实夹杂证为多见，如起病缓慢，疼痛较轻，表现为隐痛、空痛、昏痛，痛势悠悠，遇劳加重，时作时止，多属虚证；如因肝阳、痰浊、瘀血所致者属实，表现为头昏胀痛，或昏蒙重痛，或刺痛钝痛，痛点固定，常伴有肝阳、痰浊、瘀血的相应证候。

（2）辨头痛之相关经络脏腑的状态

头为诸阳之会，手足三阳经均循头面，厥阴经亦上会于巅顶，由于受邪之脏腑经络不同，头痛之部位亦不同。大抵太阳头痛，在头后部，下连于项；阳明头痛，在前额部及眉棱骨等处；少阳头痛，在头之两侧，并连及于耳；厥阴头痛则在巅顶部位，或连目系。

头痛多与肝、脾、肾三脏的功能失调有关。头痛因于肝者，或因肝失疏泄，气郁化火，阳亢火升，上扰头窍而致；或因肝肾阴虚，肝阳偏亢而致。肾主骨生髓，脑为髓海。头痛因于肾者，多因房劳过度，或禀赋不足，使肾精久亏，无以生髓，髓海空虚，发为头痛。脾为后天之本，气血生化之源，头窍有赖于精微物质的滋养。头痛因于脾者，或因脾虚化源不足，气血亏虚，清阳不升，头窍失养而致头痛；或因脾失健运，痰浊内生，阻塞气机，浊阴不降，清窍被蒙而致头痛。若因头部外伤，或久病入络，气血凝滞，脉络不通，亦可发为瘀血头痛。

3. 心理状态

抑郁症、焦虑障碍患者可以表现为头痛症状，因此，对头痛的病因诊断，必须将心理障碍因素考虑在内。

中医学认为，头痛与情志状态关系紧密，患者情志失调，忧郁恼怒，情志不遂，肝失条达，气郁阳亢，或肝郁化火，阳亢火生，上扰清窍，可发为头痛。若肝火郁久，耗伤阴血，肝肾亏虚，精血不承，亦可引发头痛。

与精神和心理疾病共存的慢性原发性头痛在临床中非常常见，故对头痛患者，问诊应询问是否存在"三无情绪"，即无望、无用、无助；以及"三自心理"，自责、自罪、自杀的抑郁等特征，是否合并焦虑和睡眠障碍等躯体症状。这样可以避免滥用镇痛药物及反复的头部 CT、MRI、MRA 检查。

许多存在心理障碍的头痛患者就诊于综合医院普通门诊，为避免非精神心理专科医师对患者心理问题的漏诊，可以推广心理量表的应用。心理量表作为一种标准化及量化工具，它的应用可以帮助综合性医院医师识别这类患者并给予相应的心理健康状况评估；同时也可以帮助患者认识自己的疾病状态，配合调整治疗方案，并在治疗前后对疗效进行客观的评估。

【临床状态医学诊疗思路】

中医治疗头痛分外感、内伤两方面，外感头痛属实证，以风邪为主，故治疗主以疏风散邪，或兼以散寒、清热、祛湿。内伤头痛多属虚证或虚实夹杂证，虚者以滋阴养血，益肾填精为主；实证当平肝、化痰、行瘀；虚实夹杂者，酌情兼顾并治，内伤慢性头痛可考虑疏肝解郁。

临床上对慢性原发性头痛中的偏头痛患者分别给予预防发作和发作期的药物止痛治疗，对紧张型头痛者给予肌肉松弛治疗。但是仍有部分患者因持续不能缓解的慢性原发性头痛症状反复就诊，重复接受头部 CT、MRI 或

MRA，或其他相关检查，所有这些检查方法均未能发现导致患者头痛症状持续不能缓解的器质性病变，临床常用的镇痛和对症治疗亦不能使患者的头痛症状得到明显改善。而经过临床心理学检查相关的精神、心理障碍量表筛查，可发现患者存在抑郁、焦虑症状，通过心理治疗、药物治疗可改善症状。

七、眩晕

眩晕（vertigo）是患者感到自身或周围环境物体旋转或摇动的一种主观感觉障碍，常伴有客观的平衡障碍，一般无意识障碍。临床上将眩晕分为：①前庭系统性眩晕：亦称真性眩晕，由前庭神经系统功能障碍引起，表现有旋转感、摇晃感、移动感等；②非前庭系统性眩晕：亦称一般性眩晕，多由全身性疾病引起，表现为头晕、头胀、头重脚轻、眼花等，有时似觉颅内在转动但并无外境或自身旋转的感受。

【西医病因】

西医学认为，眩晕病因包括以下几个方面。

1. 周围性眩晕

周围性眩晕，又称耳性眩晕，是指内耳前庭至前庭神经颅外段之间的病变所引起的眩晕，包括梅尼埃病、迷路炎、前庭神经元炎、药物中毒、位置性眩晕、晕动病等。

2. 中枢性眩晕

中枢性眩晕，又称脑性眩晕，是指前庭神经颅内段、前庭神经核及其纤维联系、小脑、大脑等病变所引起的眩晕，包括颅内血管性疾病、颅内占位性病变、颅内感染性疾病、颅内脱髓鞘疾病及变性疾病、癫痫及其他等。

3. 全身疾病性眩晕

（1）心血管疾病

见于高血压、低血压、心律失常等。

（2）血液病

见于各种原因所致的贫血、出血等。

（3）中毒性疾病

见于感染、重症肝炎、尿毒症等。

4. 眼源性眩晕

（1）眼病

见于先天性视力减退、屈光不正、眼肌麻痹、青光眼等。

（2）屏幕性眩晕

看电影、看电视、用脑时间过长（或）和距屏幕距离过近均可引起眩晕。

5. 神经精神性眩晕

见于神经官能症、围绝经期综合征、抑郁焦虑障碍等。

【中医病因病机】

眩是指眼花或眼前发黑，晕是指头晕甚或感觉自身或外界景物旋转。二者常同时并见，故统称为"眩晕"。轻者闭目即止；重者如坐车船，旋转不定，不能站立，或伴有恶心、呕吐、汗出，甚则昏倒等症状。眩晕的病因主要有情志、饮食、体虚年高、跌仆外伤等方面。其病性有虚实两端，属虚者居多，如阴虚易肝风内动，血虚则脑失所养，精亏则髓海不足，均可导致眩晕；属实者多由于痰浊壅遏，或化火上蒙，形成眩晕。

【临床状态医学诊断思路】

1. 西医诊断

考虑中枢性、周围性、心因性眩晕抑或多元化诊断。同时动态观察很有必要，往往随着时间推移，疾病的本质会表现出来，眩晕的诊断亦随之而修改。

应详细询问眩晕的性质、持续时间、诱发因素、有无局灶性神经系统缺损症状、自主神经症状以及精神心理状态、社会功能是否完善等。

若头晕呈天旋地转感，恶心呕吐等，则提示周围性眩晕可能。梅尼埃病以发作性眩晕伴耳鸣、听力减退及眼球震颤为主要特点，严重时可伴恶心、呕吐，发作多短暂，很少超过2周，具有复发性特点。位置性眩晕患者头位处在一定位置时出现眩晕和眼球震颤，多数不伴耳鸣及听力减退，可见于迷路病变等。迷路炎多由于中耳发炎并发，症状同梅尼埃病，检查发现鼓膜穿孔,有助于诊断。药物中毒一般为链霉素、庆大霉素及其同类药物中毒性损害所致,多为渐进性眩晕伴耳鸣、听力减退,常先有口周及四肢发麻。

头晕,持续时间长,伴神经系统缺损症状,则提示为中枢性眩晕。颅内血管性疾病,多有眩晕、头痛等症状,高血压脑病可有恶心呕吐,重者抽搐或昏迷。小脑或脑干出血常以眩晕、头痛、呕吐起病,重者很快昏迷。颅内占位性病变,如听神经瘤、小脑肿瘤除有眩晕外,常有进行性耳鸣和听力下降,还有头痛、复视、构音不清等。颅内感染性疾病,除神经系统临床表现外,尚有感染症状。颅内脱髓鞘疾病及变性疾病,如多发性硬化常以肢体感觉异常及无力为首发症状,可有眩晕、视力障碍及相关的神经系统症状和体征。

全身疾病性眩晕,如高血压、低血压、贫血、出血、急性发热性感染、重症肝炎等,不同疾病有其相应的临床表现。

眼源性眩晕表现为视力减退、屈光不正、眼肌麻痹等,眩晕是症状之一。

2. 中医辨证

(1)辨相关脏腑状态

眩晕病在清窍,但与肝、脾、肾三脏功能失调密切相关。肝阳上亢之眩晕兼见头胀痛、面色潮红、急躁易怒、口苦脉弦等症状。脾胃虚弱,气血不足之眩晕,兼有纳呆、乏力、面色㿠白等症状。脾失健运,痰湿中阻之眩晕,兼见纳呆呕恶、头痛、苔腻诸症。肾精不足之眩晕,多兼有腰酸腿软、耳鸣如蝉等症。

(2)辨标本虚实状态

凡病程较长,反复发作,遇劳即发,伴两目干涩,腰膝酸软,或面色㿠白,神疲乏力,脉细或弱者,多属虚证,由精血不足或气血亏虚所致。凡病程短,或突然发作,眩晕重,视物旋转,伴呕恶痰涎,头痛,面赤,形体壮实者,多属实证。其中,痰湿所致者,头重昏蒙,胸闷呕恶,苔腻脉滑;瘀血所致者,头昏头痛,痛点固定,唇舌紫暗,舌有瘀斑;肝阳风火所致者,眩晕,面赤,烦躁,口苦,肢麻震颤,甚则昏仆,脉弦有力。

3. 心理状态

眩晕与情志状态关系密切。患者平素情志不遂,忧郁恼怒太过,肝失条达，肝气郁结，气郁化火，肝阴耗伤，风阳易动，上扰头目，发为眩晕。正如《类证治裁·眩晕》所言："良由肝胆乃风木之脏，相火内寄，其性主动主升；或由身心过动，或由情志郁勃，或由地气上腾，或由冬藏不密，或由高年肾液已衰，水不涵木……以致目昏耳鸣，震眩不定。"

西医学亦认为心因性眩晕临床上更多见，如神经官能症、围绝经期综合征、抑郁焦虑障碍等。此类疾病患者可见头晕、头痛、失眠多梦、胸闷、心悸、气短、食欲缺乏、乏力、情绪低落、自卑、无自信心、思维缓慢等临床表现。

许多器质性眩晕患者同时伴有精神障碍，而一些头晕是由于情绪因素导致的，且眩晕与不同情绪之间联系的程度各不相同。其中焦虑、失眠、生气、紧张等消极情绪与老年人眩晕的患病率有显著相关性。研究证实，患者的心理因素、病程的长短等均能显著影响预后，而且眩晕的不同类型之间预后差异也很大。

完善相关量表检查可评估患者症状、心理健康情况。

【临床状态医学诊疗思路】

眩晕的中医治疗原则是补虚泻实，调整阴阳。虚者当滋养肝肾，补益气血，填精生髓。实证当平肝潜阳，清肝泻火，化痰行瘀，对反复发作的眩晕应该配合疏肝解郁治疗。

西医学主张对眩晕的诊治，必须查明病因，采取针对性治疗措施。功能性眩晕常常与心理因素相关，应该采取相应心理治疗措施。

八、疼痛

疼痛（pain）是一种令人不快的感觉和情绪上的感受，伴有实质上的或潜在的组织损伤，它是一种主观感受。

【西医病因】

西医学认为疼痛病因包括以下几个方面。

1. 急性疼痛

软组织及关节急性损伤疼痛，手术后疼痛，产科疼痛，急性带状疱疹疼痛，痛风等都属此类。

2. 慢性疼痛

软组织及关节劳损性或退变疼痛，椎间盘源性疼痛，神经源性疼痛等都属慢性疼痛。

3. 顽固性疼痛

如三叉神经痛，疱疹后遗神经痛，椎间盘突出症，顽固性头痛等。

4. 癌性疼痛

如晚期肿瘤痛，肿瘤转移痛等。

5. 特殊疼痛

血栓性脉管炎，顽固性心绞痛，特发性胸腹痛等。

6. 精神心理因素

如心因性疼痛。心因性疼痛没有明显的躯体原因，而是由于精神心理因素所致。精神心理因素与疼痛之间可以相互作用、相互影响，形成恶性循环，即疼痛可致精神心理障碍的发生与加重，而不良的精神心理状态又可促使疼痛加重、持久且易反复。

【中医病因病机】

"疼痛"在中医学属"痛证"范畴，其病因可总结归纳为外感六邪、五气过抑、气分受伤、水液潴留四个方面；病机可简单归纳为"不通则痛，不荣则痛"。"不通则痛"的病理机制同时还包括经络蹙急、湿热蕴阻、气机不通、血瘀不通等。"不荣则痛"的病理机制同时包括有气虚不煦和血虚不濡等。

【临床状态医学诊断思路】

1. 西医诊断

疼痛是一种令人不快的感觉和情感经历，多伴随着现有或潜在的组织损伤，诊断时必须明确疼痛的原因、类型、受累组织器官、病变确切位置、病理改变，同时要了解患者的生命状态及心理状态。

急性起病应考虑外伤、炎症等疾病，慢性起病应考虑退行性病变、肿瘤、先天畸形，急性与慢性疼痛可以相互转换。仔细询问疼痛发生的具体部位，不同的疾病在体表反射区不同疼痛的特点，针刺样、电击样、麻木、夜间痉挛或烧灼样痛，多提示为神经病理性疼痛；波动样疼痛多提示血管病变；运动和深呼吸时出现锐痛、刺痛多提示为肌肉和骨骼的病变，特别是肌肉痉挛。应充分考虑疼痛的加重或缓解的因素。如静息痛活动后减轻提示椎管外软组织损害，运动痛休息后减轻提示椎管内软组织损害；腹压增高疼痛加剧提示椎管内病变。加重的原因可能是机械性的，也可能是精神性的。

2. 中医辨证

应辨虚实状态。首先要望、闻、问、切，根据患者疼痛症状出现的部位、种类以及患者的体质等各方面信息综合判断疼痛的致病原因，辨清"不通"和"不荣"，准确地选择到底是"祛其有余"还是"补其不足"。经络、气血和心神等构成了疼痛的病机，其各不相同却又彼此紧密联系。人体是一个统一的整体，各种病变会相互影响甚至同时出现，在治疗疼痛的时候，要注意辨别各种不同病机是否交替出现或同时出现。

疼痛与气血关系密切。胀痛指疼痛兼有胀感的症状，是气机运行不畅，气滞导致的疼痛症状，以胸胁、胃脘、腹部最为常见，气滞会引起血液、津液运行不畅，兼见血瘀、湿滞者多，但是行气仍是基础治则。另外，对于头目胀痛诸疾，则多见于肝阳上亢或者肝火上炎之证。

刺痛指痛如针刺，痛处固定不移而拒按，常夜间加重，是血行不畅、有形之邪瘀血致痛的特征，脉中血行迟缓或血溢脉外而停于体内之血，都可导致局部气机不通，产生郁滞、瘀结，以致脏腑经络功能失调而痛，以胸胁、胃脘、小腹及少腹部最为多见。

冷痛指疼痛有冷感、遇寒加重、得温痛减的症状，常见于腰脊、脘腹、四肢关节等处，为寒邪致痛的特点。

灼痛指疼痛有烧灼感、恶热而喜凉的症状，热毒蕴于脉络，或五志化火，聚结不散，营卫气血受其阻遏，则气聚血瘀，以致气血不畅而瘀滞，可发为痛证。因火热之邪窜扰经络所致的为实证，常见于胃脘部、皮肤等。

3. 心理状态

疼痛与情志因素关系密切。情志失节，忧思伤脾，脾运失健，津液不布，遂聚为痰。郁怒伤肝，肝失疏泄，肝郁气滞，甚则气郁化火，灼津成痰。无论气滞或痰阻，均可使血行失畅，脉络不利，而致气血瘀滞，或痰瘀交阻，不通则痛，而发疼痛。另一方面，疼痛日久，引起肝气不疏，心神受扰，气机逆乱等，后者又加重疼痛，使病情缠绵难愈。

西医学提出心因性疼痛，该病没有明显的躯体原因，而是由于精神心理因素所致，常见于有精神障碍的人。可以说，心因性疼痛不是一种感觉，而是一种复杂的心理状态。

疼痛属临床常见症状，它可以波及全身各部位及各个器官。引起疼痛的原因极为复杂，应该说绝大多数疼痛都与组织损伤有关，包括理化因素刺激、外伤、炎症等。但是，疼痛与组织创伤的程度并不成正比，精神心理因素在疼痛的发生发展中也起着重要的作用。

许多慢性疼痛患者的器质性疾病可能不足以解释其疼痛的程度，甚至可能根本没有确切的器质性病变。其心理性因素可能是主要的。这些不正常的病态行为往往使患者的病情变得更加复杂化。因此这类疼痛常常在一定时期（数月至数年）内反复发作或者时轻时重，迁延不愈。其临床过程不仅较急性疼痛长，更重要的是临床表现更复杂和多样化，一般的药物和治疗方法不能满意地缓解或完全控制疼痛。与此同时，病人的情绪和心理异常因素明显增多，社会适应能力、生活和工作能力降低。目前普遍认为精神心理因素与慢性疼痛的病因学和症状学密切相关，且是慢性疼痛症状反复及迁延不愈的重要因素。

【临床状态医学诊疗思路】

慢性疼痛的中医诊治首先要辨别病机，治痛的根本方法可以简单地概括为十二个字，即"实者祛其有余，虚者补其不足"。临床症状的疼痛多由"实"所致，也就是"不通"，治病求本，"不通"则通之，这是治疗疼痛较为直接的思维方法。对于"不通者"，可采用"祛风通络、散寒除湿、清热除湿、疏肝理气、祛瘀通络"等"通法"；对于"不荣者"，可采用"培补肝肾、养血滋阴"等"补益"之法。

西医学认为，对疼痛的治疗，首先应找出原因，根据具体病因、病变部位以及疾病性质，进行针对性治疗以消除疼痛。疼痛日久，往往和焦虑抑郁有关，就要注意二者的关系。

第八章　临床状态医学在常见疾病诊疗中的应用

一、冠状动脉硬化性心脏病

冠状动脉粥样硬化性心脏病（coronary atherosclerotic heart disease）简称冠心病，指冠状动脉发生粥样硬化引起管腔狭窄或闭塞，导致心肌缺血、缺氧或坏死而引起的心脏病。

【西医的病因及发病机制】

本病的病因尚不完全清楚，大量研究表明，本病是多因素作用所致，这些因素称为危险因素。主要有年龄和性别（45 岁以上的男性，55 岁以上或者绝经后的女性），家族史（父兄在 55 岁以前，母亲 / 姐妹在 65 岁前死于心脏病），血脂异常（低密度脂蛋白胆固醇过高，高密度脂蛋白胆固醇过低），高血压，糖尿病，吸烟，超重，肥胖，痛风，不运动，A 型性格等。

冠心病的发病机制是当冠脉的供血与心肌的需血之间发生矛盾，冠脉血流量不能满足心肌代谢的需要，就可以引起心肌缺血缺氧。急剧的、暂时的缺血缺氧可引起心绞痛发作，而持续的、严重的心肌缺血可引起心肌坏死即为心肌梗死。

【中医的病因病机】

冠状动脉粥样硬化性心脏病归属于中医"胸痹"的范畴，是指以胸部闷痛，甚则胸痛彻背，喘息不得卧为主症的一种疾病。轻者仅感胸闷如窒，呼吸欠畅，重者则有胸痛，严重者心痛彻背，背痛彻心。其病因主要有以下几点。

1. 寒邪内侵

素体阳衰，胸阳不足，阴寒之邪乘虚侵袭，寒凝气滞，心脉痹阻，血行不畅，而成胸痹。

2. 饮食不当

饮食不节，如过食肥甘生冷，或嗜酒成癖，日久损伤脾胃，运化失健，聚湿成痰，痰阻脉络，则气滞血瘀，胸阳失展，则成胸痹。

3. 情志失调

忧思伤脾，脾虚气结，运化失司，津液聚而为痰；郁怒伤肝，肝失疏泄，肝郁气滞，甚则气郁化火，灼津成痰。气滞或痰阻，均可使血行失畅，心脉痹阻，发为胸痹。

4. 年迈体虚

年过半百，肾气渐衰，如肾阳虚衰，则不能鼓舞五脏之阳，可致心气不足或心阳不振；肾阴亏虚，则不能滋养五脏之阴，可引起心阴内耗。心阴亏虚或心阳不振，可使血行不畅，气滞血瘀，而使胸阳失运，心脉阻滞，发生胸痹。

胸痹的主要病机为心脉痹阻，病位以心为主，然发病多与肝、脾、肾三脏功能失调有关，其病理变化主要表现为本虚标实，虚实夹杂。

【临床状态医学的诊断思路】

1. 西医诊断

根据冠状动脉病变的部位、范围、血管阻塞程度和心肌供血不足的发展速度、范围和程度的不同，将本病分为 5 型：①无症状性心肌缺血型；②心绞痛型；③心肌梗死型；④缺血性心肌病型；⑤猝死型。

本文仅以稳定型心绞痛举例说明。

根据典型的发作特点和体征，休息或含用硝酸甘油后缓解，结合年龄和存在的其他冠心病危险因素，除外其他疾病所致的心绞痛，即可明确诊断。

2. 中医辨证

（1）辨病

胸痹多见于中年以上，常因情志波动、气候变化、多饮暴食、劳累过度等而诱发，亦有无明显诱因或安静时发病者。临床表现为左侧胸膺或膻中处突发憋闷而痛，疼痛性质为灼痛、绞痛、刺痛或隐痛、含糊不清的不适感等，疼痛常可窜及肩背、前臂、咽喉、胃脘部等，甚者可窜及手少阴、手厥阴经循行部位并延至中指或小指，常兼心悸。本病多为突然发病，时作时止，反复发作。持续时间短暂，一般几秒至数十分钟，经休息后可迅速缓解。本病多与寒邪内侵、饮食不当、情志波动、劳倦过度、年老体虚等因素有关。基本病机是心脉痹阻，包括寒邪、痰湿、气滞、血瘀等标实证。但气虚、阴虚、阳虚、气阴两虚等虚证，也可导致心脉不荣，心脉血行不畅。本病病位在心，与肝、脾、肾密切相关。

（2）辨标本虚实

胸痹总属本虚标实之证，辨证首先辨别虚实，分清标本。标实应区别气滞、痰浊、血瘀、寒凝的不同，本虚又应区别阴阳气血亏虚的不同。

标实：闷重而痛轻，兼见胸胁胀满，善太息，憋气，苔薄白，脉弦者，多属气滞；胸部窒闷而痛，伴唾吐痰涎，苔腻，脉弦滑或弦数者，多属痰浊；胸痛如绞，遇寒则发，或得冷加剧，伴畏寒肢冷，舌淡苔白，脉细，为寒凝心脉所致；刺痛固定不移，痛有定处，夜间多发，舌紫暗或有瘀斑，脉结代或涩，由心脉瘀滞所致。

本虚：心胸隐痛而闷，因劳累而发，伴心慌，气短，乏力，舌淡胖嫩，边有齿痕，脉沉细或结代者，多属心气不足；若绞痛兼见胸闷气短，四肢厥冷，神倦自汗，脉沉细，则为心阳不振；隐痛时作时止，缠绵不休，动则多发，伴口干，舌淡红而少苔，脉沉细而数，则属气阴两虚表现。

（3）辨病情轻重

疼痛持续时间短暂，瞬息即逝者多轻；持续时间长，反复发作者多重；若持续数小时甚至数日不休者常为重症或危候。疼痛遇劳发作，休息或服药后能缓解者为顺证；服药后难以缓解者常为危候。胸痹病情进一步发展，瘀血痹阻心脉，可心胸猝然剧痛，而发为真心痛，为重症。如心阳阻遏，心气不足，鼓动无力，可见心动悸、脉结代；若心肾阳虚，水邪泛滥，水饮凌心射肺，可出现咳喘、肢肿等症。

一般来说，心痛如绞，伴形寒，骤冷而发病或加重症状，舌淡，苔薄白，脉沉紧或促等可辨为寒凝心脉证；心前区隐痛阵发，伴心胸满闷，痛无定处，时欲太息，遇情志不遂时容易诱发加重，舌淡，苔薄或薄腻，脉弦细等可辨为气滞心胸证；心胸疼痛剧烈，如刺如绞，痛有定处，舌质暗红、有瘀斑，舌下瘀筋，苔薄，脉弦涩等可辨为心血瘀阻证。

3. 心理状态

从心身医学角度出发，冠心病是在遗传、环境、心理行为因素共同作用下发生的一种冠状动脉不可逆损害。在其发展的各个阶段均体现了精神心理因素的重要性，焦虑、抑郁、孤立、高负荷的工作、不健康的生活方式等不良因素与高血压、高血糖、高血脂、肥胖等冠心病高危因素高度相关。在整个发病过程中，生物躯体因素是其生理基础，个体的人格特征是其易感因素，生活事件引起的负性情绪及应激状态是其诱发因素，而社会支持系统（亲人、同事、朋友、工作单位等对冠心病患者在精神上、物质上的支持）则起着重要的缓冲作用。

七情太过是引发胸痹的常见原因，胸痹患者也往往因为疾病而忧思多虑、郁郁寡欢，导致肝郁气滞，血脉运行不利，进而加重胸痹各种证候状态的严重程度，影响疾病的治疗和预后。

【临床状态医学治疗方法】

1. 中医治疗

（1）内治法

1）寒凝心脉

[症见]卒然心痛如绞，形寒，甚则手足不温，冷汗自出，心悸气短，或心痛彻背，背痛彻心。多因气候骤冷或骤遇风寒而发病或加重症状，舌淡，

苔薄白，脉沉紧或促。

[治法] 祛寒活血，宣痹通阳。

[代表方] 当归四逆汤合枳实薤白桂枝汤加减。

[常用药] 当归、桂枝、白芍、细辛、炙甘草、通草、大枣、枳实、薤白、瓜蒌等。

重症可加乌头（另包，先煎 1 小时）、附子（另包，先煎 1 小时）、干姜、蜀椒等。

2）气滞心胸

[症见] 心胸满闷，隐痛阵发，痛无定处，时欲太息，遇情志不遂时容易诱发加重，或兼有脘胀闷，得嗳气或矢气则舒，苔薄或薄腻，脉细弦。

[治法] 疏肝理气，活血通络。

[代表方] 柴胡疏肝散加减。

[常用药] 陈皮、柴胡、川芎、香附、枳壳、白芍、炙甘草等。

可酌加木香、沉香、降香、延胡索、砂仁、厚朴等芳香理气及破气之品，但只可暂用，不可久施，以免耗散正气。

3）痰浊闭阻

[症见] 胸闷重而心痛轻微，肥胖体沉，痰多气短，遇阴雨天易发作或加重，伴有倦怠乏力，纳呆便溏，口黏，恶心，咯吐痰涎，舌淡，苔白腻或白滑，脉滑。

[治法] 通阳泄浊，豁痰宣痹。

[代表方] 瓜蒌薤白半夏汤加减。

[常用药] 全瓜蒌、薤白、半夏、厚朴、枳实、桂枝、茯苓、炙甘草、干姜、细辛等。

痰浊郁而化热者，用黄连温胆汤加郁金，以清化痰热而理气活血；痰热甚加黄连、海浮石、竹沥、竹茹；大便干结加桃仁、大黄。

4）心血瘀阻

[症见] 心胸疼痛剧烈，如刺如绞，痛有定处，甚则心痛彻背，背痛彻心，或痛引肩背，伴有胸闷，日久不愈，可因暴怒而加重，舌质暗红或紫

暗、有瘀斑，舌下瘀筋，苔薄，脉弦涩或结、代、促。

[治法] 活血化瘀，通脉止痛。

[代表方] 血府逐瘀汤加减。

[常用药] 桃仁、红花、当归、地黄、川芎、赤芍、川牛膝、柴胡、枳壳、炙甘草、桔梗等。

气滞血瘀者加沉香、檀香；寒凝血瘀者加细辛、桂枝；阳虚血瘀者加人参、附子（先煎 1 小时）；气虚血瘀者加人参，黄芪；瘀血闭阻重症，胸痛剧烈，可加乳香、没药、郁金、降香、丹参等，加强活血理气之功。

5）心阴亏损

[症见] 心胸疼痛时作，或灼痛，或闷痛，心悸怔忡，五心烦热，口干盗汗，颜面潮热，舌红少津，苔薄或剥，脉细数结代。

[治法] 滋阴清热，活血养心。

[代表方] 天王补心丹加减。

[常用药] 酸枣仁、柏子仁、当归、天冬、麦冬、地黄、党参、五味子、玄参、茯苓、远志、丹参、桔梗等。

阴虚阳胜者加珍珠母、石决明，兼气滞者加金铃子、延胡索。

6）心阳不振

[症见] 心悸而痛，胸闷气短，自汗，动则更甚，神倦怯寒，面色㿠白，四肢欠温或肿胀，舌质淡胖，苔白或腻，脉细沉迟。

[治法] 补益阳气，温振心阳。

[代表方] 参附汤合桂枝甘草汤加减。

[常用药] 人参、附片（先煎 1 小时）、桂枝、炙甘草等。

心肾阳虚者可合肾气丸，水饮上凌心肺可用真武汤；虚阳欲脱者用四逆加人参汤；阳虚寒凝心脉者加鹿茸片、川椒、高良姜、细辛；兼气滞血瘀者加薤白、沉香、川芎、桃仁、红花。

（2）针刺治疗

主穴：心俞、膈俞、巨阙、膻中、郄门、阴郄、内关。

采用以"俞募配穴"为主的配穴原则，取心的俞穴心俞与其募穴巨阙相配以宁心通络、安神定悸；取气会膻中与血会膈俞以行气活血开瘀；取手少阴心经及手厥阴心包经郄穴以活血止痛；内关为心包经络穴，通于奇经八脉之阴维脉，可宽胸理气、活血通痹。

辨证加减：①心痛发作期：寒凝血脉证加气海、关元，散寒止痛；气滞血瘀证加合谷、太冲，行气活血。②心痛缓解期：气虚血瘀证加百会、气海，益气活血、通脉止痛；气阴两虚证加三阴交、气海，益气养阴、活血通脉；心阴亏损证加三阴交、太溪，养心安神；痰阻血瘀证加丰隆、血海，健脾化痰、活血通脉；心阳不振证加命门、厥阴俞，温振心阳。③兼心悸：加攒竹、间使，安神定悸。④兼喘证：心肺气虚，瘀血内阻证加尺泽、列缺，益气活血、宣肺平喘；脾肾阳虚，水湿不化证加阴陵泉、足三里，温补脾肾、利水消肿。⑤兼真心痛：加水沟、涌泉，回阳救逆。

刺法：双手消毒后，背腰部腧穴使用 25mm 毫针直刺，得气后留针片刻即起针，其余诸穴依据补虚泻实原则手法操作，留针 30 分钟，每日 1 次。

（3）穴位贴敷疗法

1）敷贴药物：白芷、赤芍、川芎各 2 份，桃仁、红花、乳香、没药、附子、白鲜皮、地肤子各 1 份。

2）操作方法：上药共研细末，贮瓶备用。每次取适量加入冰片，用生姜汁和清醋调成稠糊状，每次取蚕豆大药糊，置于 1cm×1.5cm 敷料中间敷贴穴上。每次敷贴 4～6 小时，每日 1 次，至疼痛缓解改为每周 1～2 次，连续贴敷 1 个月为 1 疗程。

3）取穴

主穴：膻中、心俞、至阳、内关。

辨证取穴：气阴两虚兼血瘀，加气海、足三里、肾俞、三阴交、关元；气虚血瘀，加气海、足三里；痰瘀互结，加中脘、丰隆；心肾阳虚，加气海、足三里、肾俞、三阴交、关元；心血瘀阻，加膈俞、通里。

（4）拔罐疗法

取肺俞、厥阴俞、心俞、膈俞、脾俞、肾俞，留罐 5～10 分钟。

（5）耳针疗法

取心、神门、交感、皮质下、肾上腺、胸、耳背心，王不留行籽贴压，每次按压约5分钟，每日按压5～10次，以耳廓潮红为度。

（6）艾灸疗法

取穴：①心痛发作期：寒凝血脉证灸神阙、关元。②心痛缓解期：气虚血瘀证灸百会、气海；痰阻血瘀证灸足三里、丰隆；心阳不振证灸命门、肾俞。③兼真心痛：灸神阙。

灸法：腹部、背腰部及下肢腧穴使用温灸器，百会使用艾条温和灸，灸30分钟；神阙使用大艾炷隔盐灸，连续施灸，不拘壮数，以期脉起、肢温、症状改善。

（7）刮痧疗法

胸部沿任脉以膻中为中心刮痧，背部取厥阴俞、心俞、膈俞刮痧。使皮肤发红，出现青紫的瘀斑或瘀点（出痧）为宜。

（8）中药足浴疗法

取红花30g，鸡血藤30g，伸筋草15g，透骨草30g，艾叶15g，川乌10g，浓煎成500mL。加入全自动足浴器泡足，每次20分钟，每日1次，7天为1疗程。

（9）推拿疗法

按摩腹部的上脘、中脘、下脘、神厥、关元及背部的心俞、厥阴俞或华佗夹脊压痛点等，对治疗胸痛有效。

（10）中药保留灌肠治疗

根据病情，排便困难者，采用自拟加减承气汤（大黄15g，厚朴15g，甘草10g，枳实15g），加水煎至300mL左右备用，取150mL保留灌肠。

（11）中医心理治疗

本病可以采用移精变气治疗。移精变气出于《素问·移精变气》，其基本精神是转移患者注意，排遣思情，改移心志，创造一个治愈其病的心理环境，即可易移精气，变利气血而祛病。移精变气有两种方法：一种是将心理疾病转移到躯体上加以排除，一种是将躯体疾病转移到心理以治愈。

2. 西医治疗（仅以稳定型心绞痛为例说明）

（1）药物治疗

1）硝酸酯类，如硝酸甘油、单硝酸异山梨酯等。

2）他汀类调脂药，如阿托伐他汀钙片，可延缓或阻止动脉硬化进展。

3）抗血小板制剂，如阿司匹林，不能耐受阿司匹林者，可改用氯吡格雷作为替代治疗。

4）β-受体阻滞剂，常用的有美托洛尔、比索洛尔等。

5）钙通道阻滞剂，如氨氯地平、硝苯地平、地尔硫卓等。

（2）手术治疗

1）经皮冠状动脉介入治疗（PCI）

此治疗是一种心脏导管技术，具体来讲，是通过大腿根部的股动脉或手腕上的桡动脉，经过血管穿刺把支架或其他器械放入冠状动脉里面，达到解除冠状动脉狭窄的目的。介入治疗的创伤小，效果确切，风险小（<1%）。普通金属裸支架的再狭窄率为 15%～30%。药物涂层支架的应用，进一步改善了支架术的长期疗效，一般人群再狭窄率 3%，糖尿病或复杂病变约为 10%，其效果可与冠状动脉搭桥手术相媲美。

2）冠状动脉搭桥术（主动脉-冠状动脉旁路移植手术）

冠状动脉搭桥术是从患者自身其他部位取一段血管，然后将其分别接在狭窄或堵塞了的冠状动脉的两端，使血流可以通过"桥"绕道而行，从而使缺血的心肌得到氧供，而缓解心肌缺血的症状。

这一手术属心脏外科手术，创伤较大，但疗效确切。主要用于不适合支架术的严重冠心病患者（左主干病变，慢性闭塞性病变，糖尿病多支血管病变等）。

（3）冠心病急症处理法

1）病人突然心悸气短，呈端坐呼吸状态，口唇发绀，肢体活动失灵，伴咯粉红泡沫样痰时，要考虑有急性左心衰竭，应吩咐病人双腿下垂，采取坐位，如备有氧气袋，及时吸入氧气，并迅速通知急救中心。

2）病人在劳累或兴奋后，突然出现心前区疼痛、胸闷，并放射至颈部、左肩背或上肢，伴面色苍白、出冷汗，考虑发生心绞痛，甚至心肌梗死可能，此时应嘱病人安静休息，舌下含服硝酸甘油或速效救心丸，并吸入氧气，同时迅速通知急救中心。

3. 临床心理治疗

（1）关心患者

冠心病属于慢性疾病，多发生于中老年患者。患者得病日久，容易出现抑郁、焦虑障碍，一方面对冠心病的治疗会产生消极影响，另一方面产生心慌胸痛等症状，使病情复杂化。所以对每个患者均应详问情绪状态，整体把握病情。告知患者要从生活方式和饮食做起，主要目的是控制血压、血脂、血糖等，降低心脑血管疾病复发的风险。应注意以下几点：①起居有常。早睡早起，避免熬夜工作，临睡前不看紧张、恐怖的小说和电视。②身心愉快。忌暴怒、惊恐、情绪激动。③控制饮食。饮食宜清淡，易消化，少食油腻、脂肪、糖类。要食用足够的蔬菜和水果，少食多餐，晚餐量少为宜，少喝浓茶、咖啡。④戒烟少酒。吸烟是造成心肌梗死、中风等病的重要因素，故应绝对戒烟。少量饮啤酒、黄酒、葡萄酒等低度酒可促进血脉流通，气血调和，但不能喝烈性酒。⑤劳逸结合。应避免过重体力劳动或突然用力，饱餐后不宜运动。⑥体育锻炼。运动应根据各人自身的身体条件、兴趣爱好选择，如打太极拳、乒乓球、健身操等。要量力而行，使全身气血流通，减轻心脏负担。

（2）解释和鼓励

利用良好的言语作用，通过言语交往使患者明了事理、树立信心、安定情绪，变消极心理为积极心理。使患者明白，得了冠心病并不可怕，只要积极配合治疗，疾病的危险系数就会大大降低，医生可以通过语言开导来消除患者的不良情绪。

（3）行为疗法

包括放松训练及音乐疗法。放松疗法通过言语及视觉想象诱导心理放松；进行头面部及其他部位肌肉放松训练，经过长期训练达到全身放松。音乐疗法采用感受性音乐治疗，选择适合的中国民族传统音乐，定时欣赏。

亲情对于患者是必不可少的，要争取家属的理解、支持和参与，鼓励家属、亲友给患者带来亲情的关怀。

【病案分析】

患者男性，57 岁，因"阵发性心前区疼痛、胸闷间作 1 年，加重 1 月"入院。

患者 1 年前因情绪激动突发心前区疼痛、胸闷、心慌、有濒死感，每次发作持续约十余分钟，前往外院就诊。当时测血压 162/95mmHg，查肌钙蛋白 I 1.5ug/L，CK-MB 9.3ng/mL，低密度脂蛋白胆固醇 4.5mmol/L；心电图提示 S-T 段压低；胸片提示双肺纹理增多，拟诊过度通气，冠心病待排；冠脉 CT 提示左冠前降支近端狭窄 40%，中段狭窄 60%，左旋支狭窄约 40%，右冠近中段狭窄 50% ~ 70%，考虑为"冠心病急性心肌梗死"。行冠脉支架植入手术，术后服用波利维、阿司匹林、曲美他嗪、美托洛尔缓释片等治疗。术后患者胸痛缓解，但仍偶有心前区不适，紧张不安，曾再次外院行冠脉支架植入手术，但术后效果欠佳。1 月来患者心慌、胸闷明显，伴四肢麻木，恐惧害怕，失眠，遂来我科门诊就诊，考虑患者病情复杂，收住入院。入院后详问病史，发现患者平素生性敏感，自行冠脉支架植入手术后，担心心梗再发，自觉心前区异物感，终日惴惴不安，害怕独处，偶有憋气感、濒死感，头晕耳鸣，急躁，纳差，入睡困难，眠浅，多梦。小便正常，便秘。

查体：舌红，苔少，脉细数。心脏查体未见明显异常。

辅助检查：心电图示窦性心动过缓，S-T 段压低，不完全性右束支传导阻滞。心肌酶提示肌酸激酶（CK）、乳酸脱氢酶（LDH）、肌酸激酶同工酶（CK-MB）中度升高。血常规、血生化及肌钙蛋白定量均正常。90 项症状量表（SCL-90）总均分 3.2，抑郁因子分 2.97，焦虑因子分 3.66，躯体化因子分 3.17；宗氏抑郁量表（SDS）55 分，提示轻度抑郁症状；宗氏焦虑量表（SAS）73 分，提示重度焦虑症状。

中医诊断：胸痹（心阴亏虚）。

西医诊断：冠状动脉粥样硬化性心脏病、高血压病。

心理状态：焦虑状态。

兼容方法：本例的症状、体征有心前区不适、胸闷、心慌、憋气感，濒死感，急躁，易紧张担心，惊恐，入睡困难，眠浅，多梦。

排除方法：将心前区疼痛、胸闷、心慌、憋气感、濒死感等躯体症状从该例的焦虑障碍诊断标准中剔除。

病因方法：本病例中，心前区不适、胸闷、心慌、憋气感，濒死感首先考虑急性心肌梗死，患者心电图示 S-T 段压低，CK-MB 轻度升高，冠脉 CT 示左冠前降支近端狭窄 40%，中段狭窄 60%，左旋支狭窄约 40%，右冠近中段狭窄 50% ～ 70%，提示为冠心病。但患者曾行两次冠脉支架植入手术，坚持冠心病二级预防用药，术后仍有心前区不适，结合患者存在紧张、担心、失眠等情绪症状，故考虑在冠心病基础上由焦虑障碍导致的躯体症状，急躁，易紧张担心，害怕独处，失眠属于焦虑所致。

替代方法：心慌、憋气感，濒死感是冠心病基础上由焦虑所致紧张、担心的替代症状。

治疗：中药汤剂以滋阴清热，活血养心为法，以天王补心丹为主方加减，具体方药如下：人参 15g，茯苓 15g，玄参 10g，丹参 10g，桔梗 10g，远志 10g，当归 10g，五味子 10g，麦冬 10g，柏子仁 15g，酸枣仁（炒）20g，生地黄 15g。

配合针刺治疗、中医心理疗法、音乐疗法、中药熏洗。

患者确诊冠心病，继续服用波立维、阿司匹林、曲美他嗪、美托洛尔缓释片等外院药物，并予阿普唑仑片 0.4mg qd 中饭后、0.8mg qd 睡前口服以迅速控制焦虑症状。

5 天后患者仍有遇冷后心前区不适、胸闷心慌发作，中药调整为天王补心丹合枳实薤白桂枝汤加减，具体如下：党参 15g，茯苓 15g，玄参 10g，丹参 10g，桔梗 10g，远志 10g，当归 10g，五味子 10g，麦冬 10g，柏子仁 15g，酸枣仁（炒）20g，生地黄 15g，瓜蒌 10g，薤白 10g，桂枝 10g，枳实 10g。西药将阿普唑仑减量。14 天后阵发性心前区不适、心慌、胸闷、恐惧感等症状较入院时改善，将阿普唑仑继服 1 周，后逐步减量，中药仍以前方加减。

治疗结局：患者用药 1 年后，心慌胸闷发作次数明显减少、已无恐惧感发作，心情平稳，生活作息恢复正常。

讨论：冠心病的发生与精神因素相关，与患者既往的心理状态有密切联系，并且有可能合并精神心理疾病，该患者胸闷、心慌、憋气感，濒死感，这类症状掺杂了惊恐发作的心理因素。冠心病特别容易与惊恐障碍相混淆，后者亦可见突然发生心悸、胸痛、气紧、疲乏甚至晕厥，应注意鉴别。

该患者阵发性心前区疼痛、胸闷、心慌，为心阴亏虚、心失所养之表现。心气不足、心主血脉功能失常则见憋气感、濒死感。阴虚阳亢，虚热内生，故见烦躁不安；舌红，苔少，脉细数为心阴亏虚之象。本病病位在心，病性为本虚标实。

方用天王补心丹加减，方中生地黄滋肾阴、养心血，为君药；玄参助生地黄壮水以制火，天冬、麦冬养肺阴以滋水之上源，丹参、当归补心血，人参、茯苓益心气，柏子仁、远志宁心安神，共为臣药；五味子、酸枣仁敛心气，安心神，为佐药；桔梗载药上行，共为使药。诸药合用，共奏滋阴清热、活血养心之功。

5 天后患者仍有遇冷后心前区疼痛、胸闷心慌发作，证属外寒引动，寒气中阻，胸阳不振，加以祛寒、通阳药物，调整为天王补心丹合枳实薤白桂枝汤加减，上方加瓜蒌开胸通痹；薤白、桂枝辛温，通阳散寒；枳实行气通阳。

配以音乐疗法起到了调和阴阳作用，使其保持动态平衡，从而能够改善心脏供血。中医心理治疗冠心病机理在于使患者放松，消除负性情绪，恢复心阴阳气血平和，濡养心阴，则胸痹愈。中药足浴可调整全身气血，调和阴阳，以滋心阴止痛。

本病临床辨证关键在于掌握虚实多寡和实邪所属，灵活运用"以通为补，邪祛正自安"和"以补为通，正足邪自去"之法。凡年老有虚的病人，多以固本为先，顾标于后为主来治疗，所以全方以补法为主。如果见痰瘀为患，不顾年老体虚而轻视补法，势必远期疗效不显，又有可能因逐邪伤及正气而得不偿失。另外补法也并非只为补虚，也为祛邪，因为实邪多因虚而起；选药不宜过寒、过热、过燥、过腻，一旦过偏，容易伤阴损阳或加重痰瘀，比如痰湿盛用熟地黄补肾精不太适合；心病不能只治其心，尤其久病，病机复杂，如心阳虚多源于元阳不足，痰浊多因脾虚而起，肝血不足，才使心之脉管失去濡养而受损硬化等，治心应放开视野，五脏皆顾。

情志因素与本病关系密切，临床应在辨证论治的基础上重视中医心理治疗方法和技术的应用，往往能提高患者的依从性和疗效。

二、高血压病

高血压病（hypertension）是一种以体循环动脉压升高为主要特点，由多基因遗传、环境及多种危险因素相互作用所致的全身性疾病，它有原发性高血压和继发性高血压之分。

【西医的病因及发病机制】

西医的病因包括遗传因素、饮食、精神应激、吸烟、体重增加、药物和睡眠呼吸暂停低通气综合征等。

高血压病的发病机制包括神经机制、肾脏机制、激素机制、血管机制、胰岛素抵抗等方面，均可导致血压升高。

【中医的病因病机】

"高血压病"在中医学中归属于"眩晕"的范畴。眩晕病变主要属肝，但可涉及肾、心脾等脏，病理性质有实有虚，以虚者为多。实证病理主要是肝阳和痰浊，虚证为阴精或气血的亏耗。而虚实之间往往互相夹杂而成本虚标实。历代医书对本病论述很多，《素问·至真要大论》记载"诸风掉眩，皆属于肝"，指出眩晕多属肝的疾病；《河间六书》认为本病是因风火为患，有"风火皆阳，阳多兼化，阳主平动，两阳相搏，则为之旋转"的论述；《丹溪心法》提出"无痰不作眩"，主张以"治痰为先"；《景岳全书》强调"无虚不作眩"，当以治虚为主。这些理论从不同的角度阐明了眩晕的病因病机和临证治疗。

1. 肝阳上扰清窍

忧思恼怒过度，使肝阴耗伤，肝火偏亢，风阳升动，上扰清空而发生眩晕。或素体肾亏，病后伤及肾阴，水不涵木，阴虚则阳亢，亦令风阳上扰，发为眩晕。

2. 肾精不足

先天不足，或劳欲过度，均可导致肾精亏耗，生髓不足，不能上充于脑，脑为髓海，因髓海不足而发生眩晕。

3. 气血亏损

久病不愈，耗伤气血，或失血之后，虚而不复，或脾胃虚弱，不能健运水谷以生化气血，致气血两虚，气虚则清阳不升，血虚则脑失所养，气血亏虚，不能上荣头目，发生眩晕。

4. 痰浊上扰清窍

恣食肥甘，损伤脾胃，健运失司，以致水谷不化精微，湿聚生痰，痰湿交阻，则清阳不升，浊阴不降，发为眩晕。

【临床状态医学的诊断思路】

1. 西医诊断

一般需非同日测量 3 次血压，收缩压均 ≥ 140mmHg 和 / 或舒张压均 ≥ 90mmHg，可诊断高血压。

根据血压升高的不同，高血压分为 3 级：

1 级高血压（轻度）：收缩压 140 ～ 159mmHg；舒张压 90 ～ 99mmHg。

2 级高血压（中度）：收缩压 160 ～ 179mmHg；舒张压 100 ～ 109mmHg。

3 级高血压（重度）：收缩压 ≥ 180mmHg；舒张压 ≥ 110mmHg。

单纯收缩期高血压：收缩压 ≥ 140mmHg；舒张压 < 90mmHg。

2. 中医辨证

辨脏腑：眩晕病病位虽在清窍，但与肝、脾、肾三脏功能失常关系密切。肝阴不足，肝郁化火，均可导致肝阳上亢，其眩晕兼见头胀痛，面潮红等症状。脾虚气血生化乏源，眩晕兼有纳呆，乏力，面色㿠白等；脾失健运，痰湿中阻，眩晕兼见纳呆，呕恶，头重，耳鸣等；肾精不足之眩晕，多兼腰酸腿软，耳鸣如蝉等。

辨虚实：眩晕以虚证居多，夹痰夹火亦兼有之；一般新病多实，久病多虚，体壮者多实，体弱者多虚，呕恶、面赤、头胀痛者多实，体倦乏力、耳鸣如蝉者多虚；发作期多实，缓解期多虚。病久常虚中夹实，虚实夹杂。

辨体质：面白而肥多为气虚多痰，面黑而瘦多为血虚有火。

辨标本：眩晕以肝肾阴虚、气血不足为本，风、火、痰、瘀为标。其中阴虚多见咽干口燥，五心烦热，潮热盗汗，舌红少苔，脉弦细数；气血不足则见神疲倦怠，面色不华，爪甲不荣，纳差食少，舌淡嫩，脉细弱。标实又有风性主动，火性上炎，痰性黏滞，瘀性留着之不同，要注意辨别。

眩晕病的整个病程是动态演变的过程，各证型之间可相互兼夹或转化。如脾胃虚弱，气血亏虚而致眩晕，而脾虚又可聚湿生痰，二者相互影响，临床上可表现为气血亏虚兼有痰湿中阻的证候。再如肾精不足，本属阴虚，若阴损及阳，或精不化气，可以转化为肾阳不足或阴阳两虚状态。另外，中年以上患者，阴虚阳亢，风阳上扰，可演变为中风病。

3. 心理状态

心身医学认为，心理社会应激或情绪应激强烈、持久，就会使神经、体液、内分泌等的血压调节机制遭到破坏而导致数月乃至数年的血压反复波动，最终形成持续的高血压。高血压患者焦虑抑郁症状的严重程度及发生率均高于正常对照。在所谓的顽固性高血压以及"白大衣高血压"患者中，有50% ~ 80%患者存在着抑郁、焦虑等情绪障碍。老年高血压患者抑郁症状严重者，卒中和死亡率也增高，抑郁症状与血压控制、卒中发生及心血管相关死亡率存在同期关系和长期关系。鉴别和治疗高血压患者伴有的心理障碍，可使患者的高血压易于控制，症状得到改善。

临床发现易紧张担心、烦躁、坐立不安等焦虑情绪是某些高血压患者的早期表现。在少数患者当中，还发现高血压病与记忆功能等认知方面的损害相关。故高血压病的发生往往并不单一，常常合并或者继发精神心理疾病及其他疾患，这点容易被临床医生忽视。

随着当代社会的飞速发展，使社会环境形成了多元化的局面，同时也使人们面临更多的压力和竞争。工作快、生活单调，会使人精神紧张；经济状况不好、家庭婚姻不稳定、各种利益冲突以及情感挫折等困境，则会使人精神忧郁、感情沮丧。如果人们不能及时调整自己的身心状态，使自己长期处于不良情绪中，则会导致情志内伤，致肝气郁结，肝之疏泄失常，遂成气滞血瘀。高血压病血瘀证广泛存在，其原因是部分患者素来性情急躁，日久肝郁化热，血受热煎熬凝聚，而成热瘀互结，血脉郁滞而导致瘀血内生，脉道阻力增大，血压升高。

【临床状态医学治疗方法】

1. 中医治疗

（1）内治法

眩晕的治疗原则是补虚泻实，调整阴阳。虚者当滋养肝肾，补益气血，填精生髓。实证当平肝潜阳，清肝泻火，化痰行瘀。

1）肝阳上亢

[症见] 眩晕，耳鸣，头目胀痛，口苦，失眠多梦，遇烦劳郁怒而加重，甚则仆倒，颜面潮红，急躁易怒，肢麻震颤，舌红，苔黄，脉弦或数。

[治法] 平肝潜阳，清火息风。

[代表方] 天麻钩藤饮加减。

[常用药] 天麻、石决明、钩藤、牛膝、杜仲、桑寄生、黄芩、山栀、菊花、白芍。

若肝火上炎，口苦目赤，烦躁易怒者，酌加龙胆草、牡丹皮、夏枯草；若肝肾阴虚较甚，目涩耳鸣，腰酸膝软，舌红少苔，脉弦细数者，可酌加枸杞子、首乌、生地黄、麦冬、玄参；若见目赤便秘，可选加大黄、芒硝或当归龙荟丸以通腑泄热；若眩晕剧烈，兼见手足麻木或震颤者，加羚羊角、石决明、生龙骨、生牡蛎、全蝎、蜈蚣等镇肝息风，清热止痉。

2）气血亏虚

[症见] 眩晕动则加剧，劳累即发，面色㿠白，神疲乏力，倦怠懒言，唇甲不华，发色不泽，心悸少寐，纳少腹胀，舌淡，苔薄白，脉细弱。

[治法] 补益气血，调养心脾。

[代表方] 归脾汤加减。

[常用药] 党参、白术、黄芪、当归、熟地黄、龙眼肉、大枣、茯苓、炒扁豆、远志、枣仁。

若中气不足，清阳不升，兼见气短乏力，纳少神疲，便溏下坠，脉象无力者，可合用补中益气汤；若自汗时出，易于感冒者，当重用黄芪，加防风、浮小麦益气固表敛汗；若脾虚湿盛，腹泻或便溏，腹胀纳呆，舌淡舌胖，边有齿痕者，可酌加薏苡仁、炒扁豆、泽泻等，当归宜炒用；若兼见形寒肢冷，腹中隐痛，脉沉者，可酌加桂枝、干姜以温中助阳；若血虚较甚，面色㿠白，唇舌色淡者，可加阿胶、紫河车粉（冲服）；兼见心悸怔忡，少寐健忘者，可加柏子仁、合欢皮、夜交藤养心安神。

3）肾精不足

[症见] 眩晕日久不愈，精神萎靡，腰酸膝软，少寐多梦，健忘，两目干涩，视力减退；或遗精滑泄，耳鸣齿摇；或颧红咽干，五心烦热，舌红少苔，脉细数；或面色㿠白，形寒肢冷，舌淡嫩，苔白，脉弱尺甚。

[治法] 滋养肝肾，益精填髓。

[代表方] 左归丸加减。

[常用药] 熟地黄、山茱萸、山药、龟甲、鹿角胶、紫河车、杜仲、枸杞子、菟丝子、牛膝。

若阴虚火旺，症见五心烦热，潮热颧红，舌红少苔，脉细数者，可选加鳖甲、龟甲、知母、黄柏、牡丹皮、地骨皮等；若肾失封藏固摄，遗精滑泄者，可酌加芡实、莲须、桑螵蛸等；若兼失眠，多梦，健忘诸症，加阿胶、鸡子黄、酸枣仁、柏子仁等交通心肾，养心安神；若阴损及阳，肾阳虚明显，表现为四肢不温，形寒怕冷，精神萎靡，舌淡脉沉者，或予右归丸温补肾阳，填精补髓，或酌配巴戟天、仙灵脾、肉桂；若兼见下肢浮肿，尿少等症，可加桂枝、茯苓、泽泻等温肾利水；若兼见便溏，腹胀少食，可加白术、茯苓以健脾止泻。

4）痰湿中阻

[症见] 眩晕，头重昏蒙，或伴视物旋转，胸闷恶心，呕吐痰涎，食少多寐，舌淡，舌苔白腻，脉濡滑。

[治法] 化痰祛湿，健脾和胃。

[代表方] 半夏白术天麻汤加减。

[常用药] 半夏、陈皮、白术、薏苡仁、茯苓、天麻。

若眩晕较甚，呕吐频作，视物旋转，可酌加代赭石、竹茹、生姜、旋覆花以镇逆止呕；若脘闷纳呆，加砂仁、白蔻仁等芳香和胃；若兼见耳鸣重听，可酌加郁金、菖蒲、葱白以通阳开窍；若痰郁化火，头痛头胀，心烦口苦，渴不欲饮，舌红苔黄腻，脉弦滑者，宜用黄连温胆汤清化痰热。

5）瘀血阻窍

[症见] 眩晕，头痛，兼见健忘，失眠，心悸，精神不振，耳鸣耳聋，面唇紫暗，舌暗有瘀斑，脉涩或细涩。

[治法] 祛瘀生新，活血通窍。

[代表方] 通窍活血汤加减。

[常用药] 川芎、赤芍、桃仁、红花、白芷、菖蒲、老葱、当归、地龙、全蝎。

若兼见神疲乏力，少气自汗等症，加入黄芪、党参益气行血；若兼畏寒肢冷，感寒加重，可加附子、桂枝温经活血。

（2）针灸治疗

1）毫针治疗

实证

主穴：风池、百会、内关、太冲。

配穴：肝阳上亢者，加行间、侠溪、太溪；痰湿中阻者，加头维、丰隆、中脘、阴陵泉。

虚证

主穴：风池、百会、肝俞、肾俞、足三里。

配穴：气血两虚者，加气海、脾俞、胃俞；肾精亏虚者，加太溪、悬钟、三阴交。

2）头针法

选顶中线，沿头皮刺入，快速捻转，每日 1 次，每次留针 30 分钟。

3）耳针法

选肾上腺、皮质下、额。肝阳上亢者，加肝、胆；痰湿中阻者，加脾；气血两虚者，加脾、胃；肾精亏虚者，加肾、脑。毫针刺或用王不留行籽贴压。

（3）中药足浴法

通过调节和改善免疫、物质代谢、血液循环、泌尿系统、内分泌系统的某些环节，从而使得血压下降。可用天麻钩藤饮足浴治疗高血压病。药物组成：天麻 20g，栀子 15g，黄芩 15g，杜仲 15g，益母草 15g，桑寄生 15g，夜交藤 15g，朱茯神 15g，川牛膝 25g，钩藤（后下）25g，石决明（先煎）15g。具体用法：每日 1 剂，水煎浓缩加水满至足面，保持水温 35℃左右，每次浴足 20 ~ 30 分钟，分早晚 2 次足浴。28 天为 1 疗程。

（4）中药外治疗法

1）药物敷脐法

用吴茱萸、川芎、白芷各 30g 研末，每次取黄豆大，用棉花包裹，敷脐，外贴胶布固定，每日 1 次，连贴 5 ~ 10 次，至血压降至正常。

2）贴耳穴法

先寻找患者的敏感点，一般多取神门、肝肾、降压沟、皮质下等敏感点，每次选择 4 ~ 5 个穴位，在对这些穴位进行消毒之后，将磁珠用胶布贴在耳穴上，嘱患者每日按 5 ~ 8 次，每次每个穴位按压 5 分钟，两个耳朵交替进行，4 日更换一次，3 周为 1 个疗程。

3）药枕法

选用菊花干品 1000g，川芎 400g，决明子 200g，白芷 200g，做成药枕，使药效缓慢挥发，达疏风散热，清理头目之功效，使血压缓慢下降。

（5）推拿疗法

自我按摩可调节大脑皮层功能，改善脑内血液循环，使微血管扩张，血液增加，血压降低，防止动脉硬化。治疗方法是按摩涌泉穴。此法简单、实用，具体方法是取坐位于床上，用两手拇指指腹自涌泉穴推至足根，出现局部热感后再终止操作，每日 1～2 次。

（6）中医摄生保健

除了药物治疗外，高血压病人的养生保健重在改变生活方式，如减肥、限盐、限酒、增加蔬菜的摄入、减少油脂类食物的摄入、增加体力劳动等。这些均可以增强降压效果。

患者平时应注意生活调摄，保持情绪稳定，心情舒畅，避免忧思郁怒等不良精神刺激和过度疲劳。平时注意加强身体锻炼，积极参加体育活动，如慢跑、散步、太极拳、八段锦、内养功等。做到生活规律，劳逸结合，情绪乐观，加强体育运动。

（7）中医心理疗法

中医心理学在临床中的治疗方法有：说理开导法、情志相胜法、定志安神法、音乐疗法等。例如，通过言语开导法即用语言使患者对疾病有正确的认识，从而解除高血压患者思想顾虑和紧张情绪，消除忧虑的心理因素，以达到康复身心的目的。

2. 西医治疗

（1）非药物治疗

戒烟、戒酒或限制饮酒、减轻和控制体重、合理膳食、增加体力活动、减轻精神压力保持心理平衡。

（2）药物治疗

目前常用的降压药可归纳为五大类，即利尿剂、β 受体阻滞剂、钙通道阻滞剂、血管紧张素转化酶抑制剂和血管紧张素受体拮抗剂。

3. 临床心理治疗

高血压患者的心理表现是紧张，易怒，情绪不稳，这些都是使血压升高的诱因，患者可通过改变自己的行为方式，培养对自然环境和社会的良好适应能力，避免情绪激动及过度紧张、焦虑，遇事要冷静、沉着；当有较大的精神压力时应设法释放，向朋友、亲人倾吐或参加轻松愉快的业余活动，将精神倾注于音乐或寄情于花卉之中，使自己生活在最佳境界中，从而维持稳定的血压。对于血压控制良好，仍有眩晕、头痛等躯体化症状的患者，还应完善心理测评，排除情志因素，必要时可给予抗抑郁焦虑药物治疗。

通过与患者交谈，了解患者所需，对患者进行针对性健康教育，提高患者对高血压知识的认知水平；同时应告诉患者高血压发病的原因、危害及血压控制稳定的重要性，向患者及其家属介绍药物及非药物治疗疾病的相关知识；由于降压药物较多，患者病情、病因各异，应告知患者不要擅自停药、换药或减少药量；为患者制订健康教育手册，将用药方法及注意事项记录在手册中，便于患者记忆。

改善患者不良行为习惯，指导患者控制饮食，督促患者建立良好的生活方式，对于抽烟、饮酒的患者应协助其戒烟戒酒；加强患者自我保健意识，指导患者多摄取含锌、钙、低盐、低钠、低脂的食物；指导患者多参加有氧运动，并指导患者合理安排运动时间、运动强度及相关注意事项。

心理治疗对于高血压患者来说不失为一种有效的降压途径，对于临界高血压和轻度高血压患者来说，心理治疗尤其有效。通过对患者的心理干预，可以减少由药物治疗对患者造成的副作用所带来的痛苦，使患者树立对高血压治疗的信心，从而更加有利于高血压的治疗。

【病案分析】

林某，女，52 岁，因"发现血压升高 2 月余"于 2012 年 4 月来诊。

患者 2 个多月前因与家人吵架后出现头晕，呈昏沉感，无天旋地转感，自测血压 161/88mmHg，持续半小时，无眼前一过性黑矇，无耳鸣、听力下降，无恶心呕吐等，经休息后上症改善，复测血压正常。此后患者情绪波动较大，头晕反复发作，伴心烦，易紧张、担心，易发脾气，入睡困难，影响患者的日常生活，每测血压均高于 140/90mmHg，经他人开导、休息后血压可降至正常，症状改善。但上症反复，遂至我科门诊就诊。

既往无心脏病、糖尿病等病史。

查体：血压 157/90mmHg，心率 85 次 / 分，舌红，苔薄黄，脉弦滑。心肺及神经系统查体未见明显异常。

辅助检查：心电图、脑电图、甲功 3 项、头颅 CT 检查未见明显异常。心理测评：SCL-90 总均分 3.5，抑郁因子分 2.97，焦虑因子分 3.66，躯体化因子分 3.17；宗氏抑郁量表（SDS）50 分，提示无抑郁症状；宗氏焦虑量表（SAS）65 分，提示中度焦虑症状。

中医诊断：眩晕（肝阳上亢）。

西医诊断：高血压病。

心理状态：焦虑状态。

兼容方法：本例的症状体征有情绪反复，头晕，呈昏沉感，伴心烦，易发脾气，易紧张、担心，入睡困难。

排除方法：将头晕反复发作，昏沉感等躯体症状从该例的焦虑障碍诊断标准中剔除。

病因方法：躯体症状和体征是躯体疾病或者心理疾病或者治疗引起。该案例中，头晕反复发作的病因常见于高血压、眩晕类疾病，本患者既往无心脏疾病等病史，心电图、胸片未发现器质性问题，故排除心脏原因。高血压多由于情绪激动，过度疲劳，气候变化或停用降压药而诱发。患者易发脾气，易紧张、担心，入睡困难，心烦等属于焦虑状态所致。

替代方法：入睡困难是焦虑所致紧张、担心的替代症状。

治疗：中药汤剂治以平肝潜阳为法，以"天麻钩藤饮"为主方加减，天麻 10g，钩藤（后下）30g，生石决明 15g，山栀子 10g，黄芩 10g，川牛膝 12g，杜仲 10g，益母草 10g，桑寄生 10g，夜交藤 10g，茯神 10g，川芎 10g。

辅以中医语言治疗、音乐治疗、中药足浴、放松气功、情志相胜法等中医情志疗法。嘱患者调节情绪，适度运动，未予降压药。

1周后复诊，仍失眠、心烦，入睡2～3小时，但头晕、紧张、担心等症状稍有改善，测血压143/85mmHg。中医辨证为肝肾阴血不足，肝阳上亢，中药在原方基础上加酸枣仁30g、知母10g、柏子仁15g、珍珠母20g。2周后再复诊，上症改善，复测血压135/78mmHg。此后门诊随诊，调整药物约2月，患者焦虑症状明显改善（复查心理测评：SCL-90总均分1.41，抑郁因子分1.40，焦虑因子分2.5，躯体化因子分2.12；宗氏抑郁量表（SDS）43分，提示无抑郁症状；宗氏焦虑量表（SAS）58分，提示轻度焦虑症状）。多次复测血压基本正常，日常生活、社交不受影响。嘱患者定期监测血压。

讨论：本患者所患属于"眩晕"范畴，证属肝阳上亢。此患者发病前与家人争吵，此属情志太过，即易恼怒，易化火化热，使肝阴暗耗，阴不制阳，内阳升动，上扰清空，发为眩晕。肝之阴血亏耗，不能濡养心神，心失所养，故见难以入眠。舌红，苔薄黄，脉弦滑，亦为本病之征。本病病位在肝，病性为本虚标实。

治以天麻钩藤饮为主方加减，方中天麻、钩藤、石决明平肝息风；山栀、黄芩清肝泻火；杜仲、桑寄生补益肝肾；夜交藤、朱茯神养心安神；益母草、川芎活血；牛膝活血通络，引血下行。诸药合用，共奏平肝潜阳之效。

1周后复诊，仍失眠、心烦，入睡2～3小时，但头晕、紧张、担心等症状稍有改善，测血压143/85mmHg，考虑中医辨证为肝肾阴血不足，肝阳上亢，中药在原方基础上加酸枣仁养血安神，知母滋阴润燥，清心除烦，柏子仁养心安神，珍珠母定惊安神。

本病病位在肝，根源在肾。早期偏于肝火上升，肝阳偏亢；中期由于阴虚阳亢，可逐渐发展为肝肾阴虚；后期由于阴损及阳，常表现为阴阳两虚。风阳上扰证属高血压病早期，故治法取平肝潜阳。治疗选用天麻钩藤饮为基本方，此方是近代胡光慈《杂病证治新义》的名方，有平肝息风、清热活血、补益肝肾之功效，用于肝风内动之眩晕。

本例配以音乐疗法起到了平秘阴阳、调理气血、保持体内气机动态平衡，从而能够调节人体血压，使血压平稳下降的机制。中药足浴能调和周身气血，平肝潜阳。中医语言治疗高血压病机理在于使患者精神放松，解郁结之肝气，使气血顺、五志和，五志和则脏腑安，五脏安和而眩晕愈。

中医心理治疗不干扰人体正常的代谢过程，不引起人体代谢紊乱，从改变个体生活方式入手，寓娱乐、运动、营养于治疗之中，增强体质，调理情绪，通经活络，保持阴阳平衡于一体，使该患者"不治"而愈。

西医学认为，高血压病是一种常见的身心疾病，身心疾病是由心理问题导致的躯体疾病。我国一项中老年居民高血压合并焦虑抑郁的抽样调查显示，焦虑症的患病率为11.6%，抑郁症的患病率为15.8%，明显高于对照组。国外资料也显示，高血压患者合并焦虑症状的发生率为25%～54%。患者易发脾气，易紧张、担心，心烦均为焦虑的表现，失眠症状则为继发表现。焦虑是高血压发生发展的独立危险因素，焦虑不仅可导致原无高血压的人群血压升高，也能使高血压患者的血压急剧上升。焦虑同时影响高血压的预后和转归，因此本患者在降压的同时，还需对焦虑状态进行治疗。抗焦虑药物可以改善抗高血压治疗的效果，改善患者的躯体功能、心理功能和社会功能，提高患者的生活质量。

三、支气管哮喘

支气管哮喘（bronchial asthma）是由多种细胞特别是肥大细胞、嗜酸性粒细胞、T淋巴细胞和细胞组分参与的气道慢性炎症疾病。

【西医的病因及发病机制】

哮喘是一种复杂的、具有多基因遗传倾向的疾病，其发病具有家族聚集现象，亲缘关系越近，患病率越高。环境因素包括变应原性因素，如室内变应原（尘螨、家养宠物、蟑螂）、室外变应原（花粉、草粉）、职业性变应原（油漆、饲料、活性染料）、食物（鱼、虾、蛋、奶）、药物（阿司匹林、抗生素）和非变应原性因素，如大气污染、吸烟、运动、肥胖等。

哮喘的发病机制尚未完全阐明，目前可概括为气道免疫－炎症机制、神经调节机制及其相互作用。

【中医的病因病机】

支气管哮喘在中医学中属于"喘病（证）"的范畴。喘证的成因虽多，但概括起来不外乎外感与内伤两种。外感为六淫之邪侵袭；内伤为饮食不当、情志失调、劳欲久病所致。总之，喘证的发病机理主要在肺和肾，因肺为气之主，司呼吸；肾为气之根，与肺同司气体之出纳。喘证的病理性质有虚实两类，实喘在肺，虚喘当责之肺、肾两脏，正如叶天士《临证指南医案》中提到"在肺为实，在肾为虚"。本证的严重阶段，不但肺肾俱虚，在孤阳欲脱之时，每多影响到心，使心气、心阳衰惫，鼓动血脉无力，面色、唇舌、指甲青紫，甚则出现喘汗致脱，亡阳、亡阴等危象。

【临床状态医学诊断思路】

1. 西医诊断

（1）反复发作喘息、气急、胸闷或咳嗽，多与接触变应原、病毒感染、运动或某些刺激物有关。

（2）发作时双肺可闻及散在或弥漫性的以呼气相为主的哮鸣音，呼气相延长。

（3）上述症状可经平喘药物治疗后缓解或自行缓解。

（4）除外其他疾病所引起喘息、气急、胸闷或咳嗽。

（5）对临床表现不典型者（如无明显喘息或体征），应最少具备以下一项试验阳性：①支气管试验或运动试验阳性；②支气管舒张试验阳性；③昼夜最高呼吸流量（PEF）变异率 ≥ 20%。

2. 中医辨证

中医通过望、闻、问、切对疾病及证型做出诊断：喘证分外感、内伤两大类，有虚、实之分，主要病变在肺，与肾关系密切。可从呼吸、声音、脉象、病势等方面辨虚实。呼吸深长有余，呼出为快，气粗声高，伴有痰鸣咳嗽，脉象有力者为实喘；呼吸短促难续，深吸为快，气怯声低，少有痰鸣咳嗽，脉象微弱者为虚喘。实喘在肺，为外邪、痰浊、肝郁气逆、邪壅肺气，宣降不利所致。虚喘责之肺、肾两脏，因阳气不足，阴精亏耗，而致肺肾出纳失常，尤以气虚为主。虚喘还多涉及肝、脾，脾经痰浊上干，以及中气虚弱，土不生金，肺气不足；或肝气上逆乘肺，升多降少，可致肺气上逆而喘。喘证的严重阶段，多影响到心，因心脉上通于肺，肾脉上络于心，故肺肾俱虚，亦可导致心气、心阳衰惫，鼓动血脉无力，血行瘀滞出现喘脱的危症。

痰是哮病发作的主要病理因素，痰饮内生而伏于肺，迁延稽留不除而为哮喘之"宿根"，每遇气候突变、饮食不节、情志不遂、劳累过度等诱因，引动痰饮则痰随气升并相互搏结，聚于肺系而失宣降，发为哮喘。

3. 心理状态

心理精神因素可能通过如下途径诱发和加重哮喘：①强烈的情绪变化作用于大脑皮层，大脑皮层兴奋作用于丘脑，通过迷走神经促进乙酰胆碱释放，引起支气管平滑肌收缩、黏膜水肿；②不良的精神刺激通过中枢神经系统引起内分泌功能失调和各种激素分泌异常；③心理机能失调通过中枢神经系统，特别是丘脑下部干扰机体的正常免疫功能和影响机体对外界各种不良刺激反应的敏感性。

由于哮喘的反复发作，一方面此类病人因病程迁延、反复发作、反复住院，常会形成一系列特有的异常心理状态：包括抑郁和焦虑，以及否认病情、产生生活危机等。另一方面，诱发哮喘病的各种心理障碍不仅可以影响哮喘患者病情、病程及预后和转归，还会涉及患者生命质量和社会功能。医学心理学研究结果揭示，哮喘患者具有某些特殊的性格特征，如自我中心、依赖性强、希望别人同情、过分要求别人照顾和注意，幼稚、情绪不稳定、焦虑、烦躁、恐惧、过于敏感、欲望过高、内向、郁闷、自卑，暗示性高等。这些特殊的性格本身可能就是哮喘的易感因素。一方面哮喘病可以诱发出一些心理障碍，另一方面上述心理异常又可成为诱发哮喘发作的重要因素，两者之间形成恶性循环，使哮喘控制困难而且易复发。

因此，从不同方面纠正患者焦虑、恐惧、抑郁等不良情绪，切断心理精神因素诱发和加重哮喘的途径，将有助于控制哮喘的发作和复发。所以大部分哮喘患者的心身状态多为焦虑抑郁状态。

情志不遂，忧郁伤肝，肝失条达，气失疏泄；或郁怒伤肝，肝气上逆乘肺，均可致肺失肃降，升多降少，气逆成喘。此即《医学入门·喘》所言："惊忧气郁，惕惕闷闷，引息鼻张气喘，呼吸急促而无痰声音者。"另外，忧思伤脾，或郁怒伤肝，肝气横逆乘脾，脾失健运，蕴生痰浊，痰浊干肺，肺失宣发肃降，也可引起喘证。

【临床状态医学治疗方法】

1. 中医治疗

中医治疗应分清主次，权衡标本，首当审其虚实。实喘其治主要在肺，治予祛邪利气；虚喘其治在肺、肾，而尤以肾为主，治予培补摄纳。

（1）内治法

1）实喘

①风寒壅肺

[症见] 喘息咳逆，呼吸急促，胸部胀闷，痰多稀薄而带泡沫，色白质黏，常有头痛，恶寒，或有发热，口不渴，无汗。苔薄白而滑，脉浮紧。

[治法] 宣肺散寒。

[代表方] 麻黄汤合华盖散加减。

[常用药] 麻黄、桂枝、杏仁、甘草。

喘重者，加苏子、前胡降逆平喘；若寒痰阻肺，见痰白清稀量多泡沫，加细辛、生姜、半夏、陈皮温肺化痰，利气平喘。

②表寒肺热

[症见] 喘逆上气，胸胀或痛，息粗，鼻扇，咳而不爽，吐痰稠黏，伴形寒，身热，烦闷，身痛，有汗或无汗，口渴，苔薄白或薄黄，舌边红，脉浮数或滑。

[治法] 解表清里，化痰平喘。

[代表方] 麻杏石甘汤加减。

[常用药] 麻黄、石膏、黄芩、桑白皮、苏子、杏仁、半夏、款冬花。

表寒重者，加桂枝；痰热重，痰黄黏稠而量多者，加贝母、瓜蒌。

③痰热郁肺

[症见]喘咳气涌，胸部胀痛，痰多质黏，色黄或夹有血色，伴胸中烦闷，身热，有汗，口渴而喜冷饮，面赤，咽干，小便赤涩，大便或秘，舌质红，舌苔薄黄或腻，脉滑数。

[治法]清热化痰，宣肺平喘。

[代表方]桑白皮汤加减。

[常用药]桑白皮、黄芩、黄连、栀子、杏仁、贝母、半夏、苏子。

若痰多黏稠，加瓜蒌、海蛤粉清化痰热；喘不得卧，痰涌便秘，加葶苈子、大黄涤痰通腑；痰有腥味，配鱼腥草、金荞麦根、蒲公英、冬瓜子等清热解毒，化痰泄浊；身热甚者，加生石膏、知母、金银花等以清热。

④痰浊阻肺

[症见]喘而胸满闷塞，甚则胸盈仰息，咳嗽痰多，黏腻色白，咯吐不利，兼有呕恶，食少，口黏不渴，舌苔白腻，脉象滑或濡。

[治法]祛痰降逆，宣肺平喘。

[代表方]二陈汤合三子养亲汤加减。

[常用药]半夏、陈皮、茯苓、甘草、苏子、白芥子、莱菔子。

可加苍术、厚朴等燥湿理脾行气，以助化痰降逆；痰浊壅盛，气喘难平者，加皂荚、葶苈子涤痰除壅以平喘。

⑤肺气郁闭

[症见]每遇情志刺激而诱发，发时突然呼吸短促，息粗气憋，胸闷胸痛，咽中如窒，但喉中痰鸣不著，或无痰声。平素常多忧思抑郁，失眠，心悸，苔薄，脉弦。

[治法]开郁降气平喘。

[代表方]五磨饮子加减。

[常用药]沉香、槟榔、乌药、木香、枳实。

若气滞腹胀，大便秘者又可加用大黄以降气通腑，即六磨汤之意；伴有心悸、失眠者，加百合、酸枣仁、合欢花等宁心安神；精神恍惚，喜悲伤欲哭者，宜配合甘麦大枣汤宁心缓急。

2）虚喘

①肺气虚耗

[症见] 喘促短气，气怯声低，喉有鼾声，咳声低弱，痰吐稀薄，自汗畏风，或见咳呛，痰少质黏，烦热而渴，咽喉不利，面颧潮红，舌质淡红或有苔剥，脉软弱或细数。

[治法] 补肺益气养阴。

[代表方] 生脉散合补肺汤加减。

[常用药] 人参、黄芪、白术、防风、五味子、熟地黄、紫菀、桑白皮。

若寒痰内盛，加钟乳石、苏子、款冬花温肺化痰定喘；若食少便溏，腹中气坠，肺脾同病，可与补中益气汤配合治疗；若伴咳呛痰少质黏，烦热口干，面色潮红，舌红苔剥，脉细数，为气阴两虚，可用生脉散加沙参、玉竹、百合等益气养阴；痰黏难出，加贝母、瓜蒌润肺化痰。

②肾虚不纳

[症见] 喘促日久，动则喘甚，呼多吸少，呼则难升，吸则难降，气不得续，形瘦神惫，跗肿，汗出肢冷，面青唇紫，舌淡苔白或黑而润滑，脉微细或沉弱；或见喘咳，面红烦躁，口咽干燥，足冷，汗出如油，舌红少津，脉细数。

[治法] 补肾纳气。

[代表方] 金匮肾气丸合参蛤散加减。

[常用药] 熟地黄、茯苓、山药、山茱萸、牡丹皮、泽泻、桂枝、牛膝、附子、人参、蛤蚧。

还可酌加仙茅、仙灵脾、紫石英、沉香等温肾纳气平喘。若见喘咳，口咽干燥，颧红唇赤，舌红少津，脉细或细数，此为肾阴虚，可用七味都气丸合生脉散以滋阴纳气；如兼标实，痰浊壅肺，喘咳痰多，气急满闷，苔腻，此为"上实下虚"之候，治宜化痰降逆，温肾纳气，可用苏子降气汤加紫石英、沉香等；若肾虚喘促，多兼血瘀，如面、唇、爪甲、舌质暗黑，舌下青筋显露等，可酌加桃仁、红花、川芎等活血化瘀。

③正虚喘脱

[症见] 喘逆剧甚，张口抬肩，鼻扇气促，端坐不能平卧，稍动则咳喘欲

绝，或有痰鸣，心慌动悸，烦躁不安，面青唇紫，汗出如珠，肢冷，脉浮大无根，或见歇止，或模糊不清。

[治法] 扶阳固脱，镇摄肾气。

[代表方] 参附汤送服黑锡丹，配合蛤蚧粉。

[常用药] 参附汤益气回阳，黑锡丹镇摄浮阳，纳气定喘。应用时尚可加龙骨、牡蛎、山茱萸以固脱。同时还可加服蛤蚧粉以纳气定喘。

若呼吸微弱，间断难续，或叹气样呼吸，汗出如洗，烦躁内热，口干颧红，舌红无苔，或光绛而紫赤，脉细微而数，或散或芤，为气阴两竭之危证，治应益气救阴固脱，可用生脉散加生地黄、山茱萸、龙骨、牡蛎以益气救阴固脱；若出现阴竭阳脱者，加附子、肉桂急救回阳。

对缓解期的喘证患者进行中医状态调整、辨证治疗，纳气扶正补虚，对于预防哮喘的发作，疗效显著，也体现了临床状态医学的治疗目的和意义。

（2）中医心理疗法

主要有气功等以松弛为目的的自我控制训练。改善患者紧张焦虑的心理状态，如缓解期可参加体育锻炼，尤其是中医太极拳、八段锦的练习。

2. 西医治疗

（1）确定并减少危险因素的接触

应避免或消除引起哮喘发作的变应原和其他非特异性刺激，祛除各种诱发因素。

（2）控制急性发作

哮喘发作时应兼顾解痉、抗炎、祛除气道黏液栓，保持呼吸道通畅，防止继发感染，一般可单用或联拟肾上腺素药物、茶碱（黄嘌呤）类药物、抗胆碱能类药物、肾上腺糖皮质激素。

（3）促进排痰

1）祛痰剂：溴已新或氯化铵合剂。

2）雾化吸入。

3）机械性排痰：在气雾湿化后，护理人员注意翻身拍背，引流排痰，必要时可用导管协助吸痰。

（4）积极控制感染。

（5）重度哮喘病情危重，病情复杂，必须及时合理抢救。

（6）缓解期治疗：目的是巩固疗效，防止或减少复发，改善呼吸功能。

1）脱敏疗法：针对变应原做脱敏治疗可以减轻或减少哮喘发作。

2）色甘酸二钠、必可酮雾化剂吸入，酮替酚口服，有较强的抗过敏作用，对外源性哮喘有较好的预防作用，其他如阿司咪唑、曲尼斯特等均属 H_1 受体拮抗剂，且无中枢镇静作用，可作预防用药。

3）增强体质，参加必要的体育锻炼，提高预防本病的卫生知识，稳定情绪等。

3. 临床心理治疗

（1）认知重建

帮助患者改变对导致疾病有关的家庭、社会及某些社会不良事件的不良认知，可以减轻或消除患者的心理障碍，进而改善症状。

（2）疏导疗法

帮助患者缓解紧张情绪，对其进行安慰和鼓励，树立其与疾病做斗争的信心，消除其紧张和焦虑。

（3）家庭心理疗法

家庭中避免对患者的厌烦和歧视，建立良好的家庭关系，避免家庭纠纷，加强其家庭支持和社会支持。

（4）系统脱敏疗法

教导或训练病人逐渐适应某些应激状态，如对某些自己认定的导致哮喘的变应原的适应，而实际上它们并非真能够导致哮喘发作。

（5）生物反馈疗法

（6）松弛疗法

心理预防和治疗应贯穿哮喘治疗的始终。疾病诊断初期，患者易产生心理压力，对疾病产生恐惧心理，易出现抵触或过分担忧的情绪；哮喘治疗后期，因病情加重，产生并发症，疾病久治不愈或反复发作易使患者情绪低落，脾气暴躁，消极对待，从而对治疗产生负作用，此时应进行积极心理疏导及治疗。

【病案分析】

患者女性，38岁，因"胸闷、气短间作半月"于2011年6月8日入住我科。

患者于半月前夜间睡觉时无明显诱因突然出现胸闷、气短，自觉胸前如有物堵塞感，自诉喉中有痰，持续约10分钟后上症稍觉缓解。晨起遂就诊于某综合医院，查"肺功能＋激发试验"示"小气道功能损害；组胺支气管激发试验阳性"，心电图正常，诊断为"支气管哮喘"，予 β₂- 肾上腺受体激动剂吸入等治疗，胸闷、气短仍间断发作。5天前上症再发，伴心悸、汗出、濒死感，全身发麻、乏力，持续约10分钟后上症逐渐缓解，就诊于某三甲医院，测血糖9.4mmol/L，血压正常，查B型钠尿肽前体、D-二聚体、凝血四项、血生化、甲功七项正常，脑电图正常，胸部CT平扫未见明显异常，心脏彩超示"左室假腱索，安静状态下未见明显节段性室壁运动异常，心功能正常"，排除器质性病变引起患者相关症状，未予特殊治疗。患者仍有汗出、胸闷、气短、濒死感发作，每次发作持续约10分钟，非发作期害怕、担心上症再发，遂就诊于我科。发作时症见胸闷、气短，汗出，濒死感，自觉胸前如有物堵塞感，自诉喉中有痰，平素易紧张担心，时觉全身乏力。纳可，眠差，入睡困难，易醒，二便调。追问患者病史，因担心患者父母健康问题，又害怕自己患病增加负担而有明显焦虑心理。

既往体健，否认高血压病、糖尿病、心脏病及慢性咳喘病史。

入院后查体：舌质淡红，苔薄白，脉弦。血压125/80mmHg，无紫绀，双肺叩诊呈清音，呼吸音清，心率68次/分，心音有力，律齐，各瓣膜听诊区未闻及病理性杂音，神经系统查体未见明显异常。

辅助检查：血常规、尿常规、大便常规、B型钠尿肽前体、D-二聚体、凝血四项、血生化、甲功七项、脑电图、心电图未见异常。胸部CT平扫未见明显异常。心脏彩超示"左室假腱索，安静状态下未见明显节段性室壁运动异常，心功能正常"。肺功能检查示小气道功能损害。组胺支气管激发试验阳性。心理测评：SCL–90 总均分 4.1，抑郁因子分 2.97，焦虑因子分 3.86，躯体化因子分 4.17；宗氏抑郁量表（SDS）65 分，提示中度抑郁症状；宗氏焦虑量表（SAS）68 分，提示中度焦虑症状。

中医诊断：喘证、心悸（肝气郁结）。

西医诊断：支气管哮喘。

心理状态：焦虑状态。

兼容方法：本例的症状体征有突然出现心悸胸闷、气短，自觉胸前如有物堵塞感，担心、乏力、汗出、濒死感。

排除方法：将突然出现胸闷、气短，自觉胸前如有物堵塞感、自诉喉中有痰等躯体症状从该例的焦虑障碍诊断标准中剔除。

病因方法：胸闷、气短、自觉胸前如有物堵塞感、自诉喉中有痰的病因常见于冠心病、呼吸系统疾病，本例没有高血压等心血管疾病危险因素，没有心脏其他症状，心脏检查、胸部 CT 平扫未见明显异常，故排除冠心病。该症可见于支气管哮喘，且与焦虑情绪相关，故考虑为支气管哮喘所致及焦虑的躯体表现。担心、濒死感是焦虑的表现。

替代方法：睡眠差是焦虑所致紧张、担心的替代症状；乏力是郁郁寡欢的替代症状，植物神经症状（汗出）是纠结、担心的替代症状。

治疗：配合中医语言治疗，情志相胜法、中医音乐等中医情志疗法。予以中药汤剂小柴胡汤加减，药物组成：酸枣仁 30g，夜交藤 20g，党参、茯苓各 15g，柴胡 12g，法半夏、黄芩、香附、百合、白芍各 10g，生姜 3 片，大枣 5 枚。日 1 剂，取 400mL 水煎至 200mL，早、晚分服。并配合氢溴酸西酞普兰片（喜普妙）20mg qd 口服，1 周后加量至 40mg qd 口服，阿普唑仑片 0.4mg 中餐后口服、0.4mg qn 口服，1 周后减量至 0.2mg 中餐后口服、0.2mg qn 口服，2 周后停服。治疗 2 周后出院，嘱继服上方 1 月，畅情志，勿劳累。随访半年，患者未再发作。

讨论：中医方面，本病属于中医学"喘证""心悸"范畴，证属肝气郁结。肝气郁结，气逆犯肺，肺失宣降，肺气闭阻，气机不利，气逆而喘。肝郁则木不能生心血，心神失养则容易心悸、惊恐。

初诊时方中既有柴胡、黄芩和肝疏肝，香附理气解郁，百合、白芍养阴柔肝，茯苓、党参健脾，使运化有权，生姜、大枣和胃，半夏降逆，如此配伍既补肝体，又助肝用，气血兼顾，肝脾并治；又用酸枣仁、夜交藤养血安神宁心。全方合用，使肝气疏畅，心神安宁，肺气得以正常宣发肃降，故能安心悸，宁心神，不止喘而达定喘之效。在整个诊疗的过程中，患者的中医证候状态为肝气郁结。

哮喘的中医心理治疗方面，可以运用中医语言疗法、情志相胜法。中医语言疗法，即告知患者哮喘是由脏腑功能失调，宿痰内伏，复因外邪、情志、瘀血等触发内伏之宿痰，导致痰气相搏，气道壅塞引发的发作性痰鸣气喘疾患。让病人了解情志因素是哮喘发作的一个重要因素。情志异常对机体生理活动的重要影响在于其干扰了正常的气血运行。忧思郁虑、愤懑恼怒等不良精神刺激，均可使肝失条达，肝气郁结，气机不畅，肝肺之气升降失序，肺气上逆而发为哮喘。肝气郁久化火，木火刑金，肺失肃降，以致气逆而咳喘阵作。肝郁气滞，气血失调，血行不畅，瘀而内停，更致枢机不利，肺气出纳受阻，上逆亦发哮喘。让病人了解整个发病过程，同时告知中药可调整阴阳气血等状态，患者心里就会对中药汤剂产生信赖感，其效果也会益增。

中医情志相胜法按照"思胜恐"原则，让患者多回忆愉悦之事以缓解心理恐惧。可通过深呼吸、冥想，在安静环境中，闭上双眼，盘腿坐下或躺下，想象自己身在金色的沙滩上，身体受到阳光的照射，以金色的光线为主，使自己产生自信，感觉自己强大，让自己的思绪自由散发。可再配合让人平静的音乐，将注意力集中于音乐，想象音乐所展现的优美、柔和、宁静的意境，如此反复进行，可减轻、消除恐惧、焦虑。

因此，心理治疗，调理情志，疏肝解郁在本病的治疗中尤为重要。患者情志和调，则脏腑气血盛，气机通畅，正气盛，故患者御邪内侵、护卫机体的能力增强，可加速疾病的康复。故调节情志，疏肝解郁可以加速哮喘急性发作的康复和提高患者的正气。

惊恐障碍是一种慢性复发性疾病，通常无明显的诱因。惊恐发作伴有严重的自主神经功能失调，主要有三个方面：①心脏症状：心动过速、心跳不规则；②呼吸系统症状：呼吸困难，严重时有窒息感；③神经系统症状：头痛、头昏、眩晕、晕厥和感觉异常。临床上我们经常会看到这样的患者，他们有多种多样的躯体症状，辗转多家医院多个医生，做过多次多方面检查却未发现明显的器质性病变；很多患者主诉的症状、体征却查不出明确的病因，检查的结果不能解释或不能完全解释其临床表现，治疗效果不好，反复发作。发作过后患者仍心有余悸，不过焦虑的情绪体验不再突出，因此容易被误诊。

四、消化性溃疡

消化性溃疡（peptic ulcer）指胃肠道黏膜被自身消化而形成的溃疡，可发生于食管、胃、十二指肠、胃 – 空肠吻合口附近以及含有胃黏膜的 Meckel 憩室。其中胃、十二指肠球部溃疡最为常见。

【西医的病因及发病机制】

常见的病因有：Hp 感染、药物（长期服用糖皮质激素、氯吡格雷、化疗药物等）、遗传易感性、胃排空障碍等。应激、吸烟、长期精神紧张、进食无规律等是消化性溃疡发生的常见诱因。

消化性溃疡的发病机制是胃酸、胃蛋白酶的侵袭作用与胃黏膜的防御能力间失去平衡，胃酸和胃蛋白酶对黏膜产生自我消化。

【中医的病因病机】

消化性溃疡在中医学中归属于"胃痛"的范畴。其中医的病因病机为寒邪客胃，胃气不和；或饮食不节，胃失和降；或肝胃不和，气机阻滞；或脾阳不足，中焦虚寒；或胃阴受损，失其濡养。导致胃气郁滞，失于和降，不通则痛，从而发为本病。胃痛的病位在胃，与肝、脾密切相关。

【临床状态医学诊断思路】

1. 西医诊断

慢性病程、周期性发作的节律性上腹疼痛，且上腹痛可为进食或抗酸药所缓解的临床表现是诊断消化性溃疡的重要临床线索。但应注意，一方面有典型溃疡样上腹痛症状者不一定是消化性溃疡，另一方面部分消化性溃疡患者症状可不典型甚至无症状，因此单纯依靠病史难以做出可靠诊断。确诊有赖胃镜检查。X线钡餐检查发现龛影亦有诊断价值。

2. 中医辨证

本病应首先辨虚实、寒热、气滞、血瘀状态。本病新发者多为实证，如脘腹胀满，嗳腐吞酸的食滞证；胃痛暴作，畏寒喜暖，得温痛减，喜热饮的寒邪证；心中烦热，胃中燥热的热邪扰胃证。病久者，多为虚证，如阴虚、阳虚，亦可见瘀血停滞之实证。其早期由外邪、饮食、情志所伤者，多为实证；后期常为脾胃虚弱，但往往虚实夹杂，如脾胃虚弱夹湿、夹瘀等。胃痛的病理变化比较复杂，胃痛日久不愈，脾胃受损，可由实证转为虚证。若因寒而痛者，寒邪伤阳，脾阳不足，可成脾胃虚寒证；若因热而痛，邪热伤阴，胃阴不足，则致阴虚胃痛。虚证胃痛又易受邪，如脾胃虚寒者易受寒邪；脾胃气虚又可饮食停滞，出现虚实夹杂证。

其次辨病位，胃痛虽主要累及胃，但不仅仅局限于胃，又易影响人体脏腑气血阴阳状态的正常运转，因此还要考虑由于胃痛而产生的中医病证状态。如胃痛波及心，则心神受扰，致使不寐，所谓"胃不和者，卧不安"，胃痛日久，波及脾，脾之运化失常，气血生化不足，则有气虚、血虚或气不摄血之出血证候。

3. 心理状态

临床上经常见到胃痛与情志状态的波动关系密切，闷闷不乐、急躁心烦、敏感纠结、不寐，常常加重胃痛的程度和发作的频率，影响其预后。因此，情志状态不可小觑。

消化性溃疡患者往往存在多方面的心身健康损害，包括躯体症状和情绪障碍等。如强迫、抑郁、焦虑等不良情绪，极大地影响了患者的生活质量，甚至造成各种社会功能减退。而且患者的心身问题互相影响，故应完善心理问诊及心理测评，确定有无心理障碍，以明确患者的心理状态。消化性溃疡缠绵难愈的疾病特点容易给患者造成负性的情绪刺激，使其容易出现紧张、焦虑、回避社交等心理问题，具有个性内倾及典型神经质的特征，表现为性格内向、沉默寡言，情绪压抑，多愁善感，烦躁易怒，对外界刺激强烈，不易平静等特点。

忧思恼怒，情志不遂，肝失疏泄，气机阻滞，横逆犯胃，胃失和降，而发胃痛。《沈氏尊生书·胃痛》曰："胃痛，邪干胃脘病也……唯肝气相乘为尤甚，以木性暴，且正克也。"肝郁日久，化火生热，邪热犯胃，肝胃郁热，热灼而痛。若肝失疏泄，气机不畅，气滞日久，血行瘀滞，或久痛入络，胃络受阻，均可导致瘀血内停，发生胃痛。以上均说明了患者处于肝郁状态时可致胃痛。

值得注意的是，临床状态医学强调以动态变化的角度来诊断评估患者的病情，中医证型亦不是一成不变的。如肝气郁滞，横逆犯胃而发病，但病久可致郁而化热，邪热犯胃，胃脘灼痛，胃损及脾，可出现脾阳不足，中焦虚寒，出现胃脘隐痛，此乃由实转虚的过程。

【临床状态医学治疗】

1. 中医治疗

（1）内治法

胃痛为标，状态为本，当标本兼治。胃痛有寒热、虚实、气滞、血瘀之不同病机状态。其病位在胃，涉及肝、脾。治则为疏理气机止痛，在治疗时要邪正兼顾，寒热平调，整体治疗，使阴阳得以调理，气血得以顺畅，脏腑得以调和，溃疡即可以治愈。

1）寒邪客胃

[症见] 胃痛暴作，畏寒喜暖，得温痛减，喜热饮，舌苔薄白，脉弦紧。

[治法] 温胃散寒，行气止痛。

[代表方] 香苏散合良附丸加味。

[常用药] 高良姜、干姜、紫苏、乌药、香附、陈皮。

若腹中雷鸣切痛，胸胁逆满，呕吐，为寒气上逆者，用附子粳米汤温中降逆；若腹中冷痛，周身疼痛，内外皆寒者，用乌头桂枝汤温里散寒；若少腹拘急冷痛，寒滞肝脉者，用暖肝煎暖肝散寒；若腹痛拘急，大便不通，寒实积聚者，用大黄附子汤以泻寒积；若脐中痛不可忍，喜温喜按者，为肾阳不足，寒邪内侵，用通脉四逆汤温通肾阳。

2）饮食停滞

[症见] 暴食多饮后出现胃痛，脘腹胀满，嗳腐吞酸，大便不畅，舌苔厚腻，脉弦滑。

[治法] 消食导滞，和胃止痛。

[代表方] 保和丸加减。

[常用药] 大黄、枳实、神曲、黄芩、黄连、泽泻、白术、茯苓。

尚可加木香、莱菔子、槟榔以助消食理气之力。若食滞较轻，脘腹胀闷者，可用保和丸消食化滞；若食积较重，也可用枳实导滞丸合保和丸化裁。

3）热邪扰胃

[症见] 胃脘疼痛，痛势急迫，脘闷灼热，口苦口干，口渴而不欲饮，纳呆恶心，小便色黄，大便不畅，舌红，苔黄腻，脉滑数。

[治法] 清化湿热，理气和胃。

[代表方] 清中汤加减。

[常用药] 黄连、栀子、半夏、茯苓、草豆蔻、陈皮、甘草。

湿偏重者加苍术、藿香燥湿醒脾；热偏重者加蒲公英、黄芩、连翘清胃泄热；伴恶心呕吐者加竹茹、代赭石以清胃降逆；大便秘结不通者，可加大黄通下导滞。

4）肝气犯胃

[症见] 疼痛连胁，嗳气频繁，每因情志刺激而痛作，舌苔薄白，脉弦。

[治法] 疏肝理气。

[方药] 柴胡疏肝散化裁。

[常用药] 柴胡、枳壳、香附、陈皮、芍药、甘草、川芎。

若气滞较重，胁肋胀痛者，加川楝子、郁金以助疏肝理气止痛之功；若痛引少腹睾丸者，加橘核、川楝子以理气散结止痛；若腹痛肠鸣，气滞腹泻者，可用痛泻要方以疏肝调脾，理气止痛；若少腹绞痛，阴囊寒疝者，可用天台乌药散以暖肝温经，理气止痛；肠胃气滞，腹胀肠鸣较著，矢气即减者，可用四逆散合五磨饮子疏肝理气降气，调中止痛。

5）肝胃郁热

[症见] 胃脘灼痛，痛势急迫，烦躁易怒，泛酸嘈杂，口干苦，舌红苔黄，脉弦或数。

[治法] 疏肝泄热和胃。

[代表方] 化肝煎加减。

[常用药] 栀子、牡丹皮、白芍、陈皮、青皮、吴茱萸、黄连、蒲公英、佛手、甘草。

伴恶心呕吐者可加橘皮、竹茹；伴大便秘结者可加生大黄（后下）；伴气滞腹胀者可加厚朴、枳实；伴纳呆少食者可加神曲、谷芽、麦芽。

6）瘀血停滞

[症见] 胃痛日久，痛有定处而拒按，痛如针刺或刀割，或见吐血黑便，舌质紫暗，脉涩。

[治法] 活血化瘀。

[代表方] 失笑散合丹参饮加减。

[常用药] 蒲黄、五灵脂、丹参、檀香、砂仁、延胡索、香附、甘草。

胃痛甚者可加延胡索、木香、郁金、枳壳、百草霜；伴四肢不温，舌淡脉弱者可加党参、黄芪、仙鹤草；伴黑便者可加三七粉、白及粉。

7）胃阴亏虚

[症见] 胃脘灼痛，嘈杂似饥，口干咽燥，大便干结，舌红少苔，脉细数。

[治法] 养阴益胃，和中止痛。

[代表方] 一贯煎加减。

[常用药] 北沙参、麦冬、生地黄、枸杞子、当归、白芍、川楝子、佛手、甘草。

伴泛酸嘈杂者可加珍珠粉、牡蛎、海螵蛸或配左金丸；胃脘胀痛较剧，兼有气滞者可加厚朴花、玫瑰花、佛手等行气止痛；伴大便干结难解者可加火麻仁、瓜蒌仁润肠通便；出现阴虚胃热者加石斛、知母、黄连养阴清胃。

8）脾胃虚寒

[症见] 胃脘隐痛，泛吐清水，喜温喜按，纳差，便溏，神疲乏力，或畏寒肢冷，舌淡，脉细弱。

[治法] 温中健脾。

[代表方] 黄芪建中汤加减。

[常用药] 黄芪、白芍、桂枝、白术、党参、干姜、木香、大枣。

泛吐清水较多者可加干姜、半夏、茯苓、陈皮温胃化饮；伴泛酸者可去饴糖，加左金丸、乌贼骨、煅瓦楞；伴胃脘冷痛，虚寒较甚，出现呕吐、肢冷者可合理中汤。

（2）针灸治疗

针灸治疗是以中医经络理论为依据，通过针刺穴位来治疗胃脘疼痛，其操作简便、起效迅速，受到广大患者的好评。消化道溃疡的针灸治疗主要在于改善患者自觉症状和改变患者的胃酸分泌情况，对于患者幽门螺杆菌的杀灭效果尚未见非常确凿的文献证据。目前针灸治疗消化道溃疡主要有毫针针刺法、电针法、温针法、穴位注射法、艾灸法、针药结合法以及复合针法。这里主要介绍毫针针刺法和艾灸法。

1）毫针治疗

主穴：中脘、足三里、内关，以选用足阳明胃经、任脉经穴为主。

配穴：若泛酸较甚者，加太冲；若胃脘胀痛而不适者，加期门、阳陵泉；若脘腹冷痛者，加气海、关元；大便色黑或潜血阳性者，加隐白。

治法：和胃止痛。毫针刺，一般用平补平泻法，脘腹胀痛者可用泻法，脘腹冷痛者可用补法，并兼加艾灸。每日或隔日 1 次，留针 20～30 分钟，10 次为 1 疗程。

2）灸法治疗

灸法主要是借助灸火的温热力量给人体的刺激，通过经络腧穴的作用达到防治疾病的一种方法。取穴与单纯毫针刺法取穴相似，多选取任脉和胃经穴位为主，配以膀胱经或脾经穴位，常用的灸法有艾条悬灸、艾炷隔姜灸、隔药灸等。

（3）推拿治疗

中医传统推拿手法在消化性溃疡的治疗上有着广泛的应用。推拿治疗具有价格便宜、安全性高的优势，且患者在治疗中的舒适度很高，耐受性良好。可采用"推""揉""按"等手法对中脘、下脘、肝俞、脾俞、胃俞、足三里行推拿治疗，手法应以缓慢按揉为主。经治疗后发现，大多数患者在推拿治疗后胃痛症状缓解明显。

（4）穴位贴敷治疗

穴位贴敷治疗消化道溃疡虚寒证和气滞证患者当以温中健脾、行气和胃止痛为法。主穴：中脘、足三里、胃俞。配穴：虚寒证加脾俞；气滞证加肝俞；取脾胃本经及其俞穴、胃之募穴、肝之俞穴。从而达到温脾散寒，行气和胃止痛之效。

（5）中医心理治疗

中医心理治疗主要包括中医情志相胜心理特色疗法。根据不同的负性事件和情绪反应采用针对性放松疗法、心理疏导等方法。通过呼吸放松、意念放松、身体放松，减少应激状态下生理活动的反应，增强自身康复能力。

2. 西医治疗

消化性溃疡的治疗目标为：祛除病因，控制症状，促进溃疡愈合，预防复发和避免并发症。

（1）药物治疗

包括抑制胃酸分泌（H_2受体拮抗剂如法莫替丁、尼扎替丁等、PPI如埃索美拉唑、兰索拉唑等）、根除 Hp、保护胃黏膜（铋剂、弱碱性抗酸剂）等方面。

（2）患者教育

适当休息，减轻精神压力，改善进食规律，戒烟、戒酒及少饮浓咖啡等。

（3）外科手术

大多数消化性溃疡已不需要外科手术治疗。但在下列情况时，可考虑手术治疗：①急性溃疡穿孔、慢性穿透性溃疡；③大量或反复出血，经药物、胃镜及血管介入无效时；④瘢痕性幽门梗阻；⑤胃溃疡疑有癌变。

3. 临床心理治疗

心理因素可影响胃液分泌，在生物学治疗消化道溃疡患者的同时可合并心理干预，消除心理社会刺激因素，改善情绪状态，提高治疗依从性和生活质量，帮助建立有效的社会支持系统，必要时亦可给予适当抗抑郁、抗焦虑药物，从而增强消化性溃疡的疗效和减少复发。

予以心理治疗改善患者认知，配合乐观的情绪、规律的生活、避免过度紧张与劳累，无论在本病的发作期或缓解期均很重要。

【病案分析】

患者男，57岁，因"上腹部间断疼痛2年，再发并加重3月"入院。患者平素饮食不节，2年前无明显诱因出现上腹部隐痛不适，饥饿时明显，进食后减轻，呕吐酸苦水，精神不畅时易发作，无反射痛，无腹胀，无嗳气反酸，无胸闷胸痛，在我院门诊行电子胃镜检查提示"十二指肠球部溃疡（A2，S1），糜烂性胃炎（Ⅱ级），反流性食管炎（轻度），Hp（＋）"，予抑酸护胃，保护胃黏膜等常规中西医治疗后，症状可缓解，但仍反复发作。3月前因个人股票投资受挫，上症再发并加重，空腹时疼痛明显，大便偏稀，日2～3次，便不尽感，并持续性情绪低落、愉快感减退，心烦，偶有自杀观念，多梦、早醒、醒后难再入睡，患者多次就诊于消化科，予抑酸护胃、保护胃黏膜等治疗后，症状无明显改善，患者遂就诊于我科。来诊时症见上腹部疼痛，空腹时明显，进食后稍减轻，呕吐酸苦水，情绪低落、愉快感减退，心烦，偶有自杀观念，多梦、早醒、醒后难再入睡，纳一般，大便偏稀，日2～3次，便不尽感，小便调。既往病史无特殊。

体格检查：心肺检查未见明显异常。全腹软，无压痛及无反跳痛。舌淡红，苔白，脉弦细。

辅助检查：血常规、尿常规、血生化、心电图、胸片等未见明显异常。大便常规示：性状为糊便，余无异常。胃镜检查提示：十二指肠球部溃疡

（A2，S1），糜烂性胃炎（Ⅱ级），反流性食管炎（轻度），Hp（＋）。心理测评：SCL-90 总均分 3.9，抑郁因子分 3.97，焦虑因子分 2.86，躯体化因子分 3.17；宗氏抑郁量表（SDS）73 分，提示重度抑郁症状；宗氏焦虑量表（SAS）56 分，提示轻度焦虑症状。

中医诊断：郁病、胃痛病（肝郁脾虚）。

西医诊断：十二指肠球部溃疡。

心理状态：抑郁状态。

兼容方法：本例的症状体征有上腹部隐痛不适，饥饿时明显，进食后减轻。呕吐酸苦水，大便偏稀，日 2 ~ 3 次，便不尽感，并持续性情绪低落、愉快感减退，心烦，偶有自杀观念，多梦、早醒、醒后难再入睡。

排除方法：将上腹部隐痛不适，饥饿时明显，进食后减轻，呕吐酸苦水，大便偏稀，日 2 ~ 3 次，便不尽感，心烦等躯体症状从该例的抑郁障碍诊断标准中剔除。

病因方法：躯体症状和体征是躯体疾病，或者心理疾病或者治疗引起。腹部隐痛不适，饥饿时明显，进食后减轻，呕吐酸苦水，大便偏稀，日 2 ~ 3 次，便不尽感可见于消化道溃疡，患者持续性情绪低落，兴趣减退，愉快感缺乏，伴有心烦，偶有自杀观念，早醒、醒后难再入睡，梦多，属于抑郁状态和焦虑状态。

替代方法：睡眠障碍是焦虑所致紧张、担心的替代症状。

治疗方案：疏肝健脾，解郁安神。

在原有抑酸护胃及保护胃黏膜治疗的基础上，予滋心阴胶囊养心宁神，中药汤剂方药如下：白术 15g，陈皮 10g，吴茱萸 5g，山药 20g，香附 10g，乌贼骨 10g，郁金 10g，浙贝母 10g，白芍 20g，黄连 5g，炙甘草 5g，日 1 剂，分 2 次温服。

配合心理治疗，予中医语言治疗改善患者认知，中医情志相胜法中喜胜忧疗法辅助治疗；配合乐观的情绪、规律的生活、避免过度紧张与劳累。

1 个月后复诊，患者诉上腹部疼痛减轻六七成，情绪较前明显恢复，夜间睡眠 5 ~ 6 小时，白天精神可，呕吐酸苦水症状消除，颈、肩、腰部肌肉紧拉感、疼痛明显减轻，纳差，仍有大便偏稀。此时患者属于脾胃亏虚兼气郁状态，但此时患者明显好转，右脉关部无力，根据症状，脾胃虚较肝郁严重，所以在状态的调整上要偏向于健脾，中药拟前方去黄连、乌贼骨、香附，加黄芪20g，薏苡仁30g，龙眼肉15g，鸡内金10g。2个月后，患者情绪改善，心情愉悦，上腹部疼痛完全缓解，股票投资日渐好转。复查胃镜示：慢性胃炎（Ⅱ级），反流性食管炎（轻度），Hp（＋）。停用中药，嘱患者自我调节心情。

讨论：中医学认为，脾胃功能正常与否与肝气疏泄有关，如《景岳全书》强调了"气滞"这一因素，治疗以理气为主。叶天士强调"久痛入络"，治疗胃痛当明其在气在血，而施以理气活血之法。本例患者属于中医学"胃痛""郁病"范畴。本病病位在胃脘，与肝、脾密切相关，其中医状态属肝郁脾虚。其状态的形成缘于患者年过半百，脏腑亏耗，复因平素饮食不节，损伤脾胃，脾胃虚弱，不荣则痛，加之思虑过多，导致肝气郁结。而肝主疏泄，肝失疏泄则脾失健运，胃病及脾则碍运，而脾胃病又会涉及肝，导致气郁，故情绪低落、失眠。舌淡红，苔白，脉弦细亦为本病之征。治疗本病当以疏肝健脾，肝疏泄功能正常，气顺则通，胃自安和。初诊时方中白术健脾益气，郁金行气解郁为君，香附、延胡索、陈皮、山药以健脾疏肝，理气止痛助君药健脾行气之功为臣药，吴茱萸、乌贼骨制酸降逆；贝母散结，黄连清热燥湿，白芍、炙甘草酸甘养阴为佐药。全方共奏理气疏肝止痛之功。

本病例采用的情志相胜法为喜胜忧疗法，悲忧伤肺，悲痛、忧愁可令人形容憔悴，悲观失望，沮丧，厌世，长嘘短叹，咳嗽气喘，生痰生瘀，毛发枯萎等。火克金，故愉快、喜悦的情绪可以驱散忧愁苦闷的情绪。在治疗的过程中患者家属应该配合，多与患者交流喜事，多做愉悦之事，则忧虑自除。

消化性溃疡易受情绪影响。本病的机制大致如下：情绪既受大脑皮层的调节，且与边缘系统、脑干网状结构、自主神经系统及内分泌系统等有着密不可分的联系。焦虑、抑郁和愤怒等负性情绪可引起大脑皮层功能的失调及自主神经系统功能的紊乱。迷走神经异常兴奋可刺激胃壁细胞和G细胞，使胃酸分泌增加，造成充血的胃黏膜脆性增加而发生糜烂性溃疡。同时其亦可影响内分泌系统使肾上腺皮质激素增加，促进胃酸和胃蛋白酶的分泌，抑制胃黏液的分泌，从而削弱胃黏膜的保护作用。所以本例患者可以通过心理治疗来调整情绪，从而增加消化性溃疡治疗效果，必要时可以加用抗焦虑抑郁药。

十二指肠球部溃疡亦属于消化性溃疡，是一种常见病、多发病，其属于典型的心身疾病范畴之一。李东垣在《脾胃论》中亦指出："先由喜怒悲忧恐为五贼所伤，而后胃气不行，劳役饮食不节继之，则元气乃伤。"在临床工作中发现患有此类疾病的患者除了胃肠道的疼痛不适外，常伴有睡眠不佳、精神焦虑抑郁、咽喉异物感等抑郁焦虑症状，精神长期高度紧张、持续压力状态或强烈的刺激都可能会诱发该病。可见胃痛与情志的波动关系密切，闷闷不乐、急躁心烦、敏感纠结、不寐，常常加重胃痛的程度和发作的频率，影响其预后。而治疗时常常只关注对胃脘部症状的治疗，而忽略了对心理情绪的调节及整体状态的改变，因此收效甚微。故临床医生应关注患者整体状态，运用临床状态医学的理念和方法进一步诊治，则事半功倍。心理干预能帮助患者对消化性溃疡疾病建立正确的认识，从心理认知、饮食、用药等各方面，给予干预和指导，缓解患者的心理压力，提高治疗护理的依从性，促进溃疡愈合，降低 Hp 的感染率，减少复发率。

五、慢性胃炎

胃炎（gastritis）是胃黏膜对胃内各种刺激因素的炎症反应，生理性炎症是胃黏膜屏障的组成部分之一，但当炎症使胃黏膜屏障及胃腺结构受损，则可出现中上腹疼痛、消化不良、上消化道出血甚至癌变。慢性胃炎的胃黏膜呈非糜烂的炎性改变，如黏膜色泽不均、颗粒状增殖、及黏膜皱襞异常等。

【西医的病因及发病机制】

现已明确幽门螺杆菌（Hp）感染为慢性胃炎的最主要的病因，另外还包

括十二指肠 - 胃反流、自身免疫、年龄因素和胃黏膜营养因子缺乏等。不同病因所致胃黏膜损伤和修复过程中产生的慢性胃炎组织学变化如下：炎症、化生、萎缩、异形增生。

【中医的病因病机】

慢性胃炎在中医学中可归属于"痞满"或"胃痛"的范畴。

痞满是指心下痞塞、胸膈满闷、触之无形、按之柔软、压之不痛的证候。按部位分有胸痞、心下痞等。心下即胃脘部，故心下痞又可称胃痞。

脾胃同居中焦，脾主升清，胃主降浊，共司水谷的纳运和吸收，清升浊降，纳运如常，则胃气调畅。若因表邪内陷入里，饮食不节，痰湿阻滞，情志失调，或脾胃虚弱等各种原因导致脾胃损伤，升降失司，胃气壅塞，即可发生痞满。

胃痞的病机有虚、实之分，实即实邪内阻，包括外邪入里，饮食停滞，痰湿阻滞，肝郁气滞等；虚即中虚不运，责之脾胃虚弱。实邪之所以内阻，多与中虚不运，升降无力有关；反之，中焦转运无力，最易招致实邪的侵扰，两者常常互为因果。如脾胃虚弱，健运失司，既可停湿生饮，又可食滞内停；而实邪内阻，又会进一步损伤脾胃，终至虚实并见。另外，各种病邪之间，各种病机之间，亦可互相影响，互相转化，形成虚实互见，寒热错杂的病理变化，为痞证的病机特点。总之，胃痞的病位在胃，与肝、脾有密切关系。基本病机为脾胃功能失调，升降失司，胃气壅塞。

胃痛的病位在胃，与肝、脾密切相关。脾胃同居中州，为气机升降的枢纽。胃禀冲和之气，喜润恶燥，以降为和；脾主运化水谷精微，喜燥恶湿，以升为顺。脾胃的升降对气机的调畅起重要作用。凡饮食停滞、外邪伤中、情志不遂等原因导致脾胃升降失常，气机郁滞，均可引起胃痛。而脾胃虚弱，中焦虚寒，胃络失于温养，或胃阴不足，胃失滋荣，受纳运化失司，亦可导致气机不畅而成胃痛。而肝属木，为刚脏，性喜条达而主疏泄；胃属土，乃多气多血之腑，喜濡润而主受纳。肝胃调和，则气机顺畅；肝气郁结，横逆犯胃，胃失和降，气机郁阻，而发胃痛。

【临床状态医学的诊断思路】

1. 西医诊断

（1）症状

慢性胃炎最常见的症状是上腹疼痛和饱胀，与溃疡病相反，空腹时比较舒适，饭后不适，可能因容受舒张功能障碍，进食虽不多但觉过饱，病人常诉"胃弱"或"胃软"，常因冷食、硬食、辛辣或其他刺激性食物引起症状或使症状加重，这些症状用抗酸药及解痉药不易缓解，多数病人诉食欲不振。此外，出血也是慢性胃炎的症状之一，尤其是合并糜烂，可以是反复小量出血，亦可为大出血。

（2）体征

腹部可有压痛，少数病人消瘦，贫血，此外无特殊体征。

（3）辅助检查

实验室检查包括胃酸、胃蛋白酶原、内因子、胃泌素、壁细胞抗体、胃泌素分泌细胞抗体。其他检查如胃镜检查、X 线检查。

胃镜及组织学检查是慢性胃炎诊断的关键。临床症状程度和慢性胃炎组织学之间没有明显关系。病因诊断除通过了解病史外，可进行下列实验室检测：① Hp 检测；②血清抗壁细胞抗体、内因子抗体及维生素 B_{12} 水平测定。

2. 中医辨证

（1）痞满辨证要点

痞满重在辨寒热虚实。痞满绵绵，得热则舒，遇寒则甚，口淡不渴，苔白，脉沉者，多为寒；痞满势急，胃脘灼热，得凉则舒，口苦便秘，口渴喜冷饮，苔黄，脉数者，多为热；痞满时减复如故，喜揉喜按，不能食或食少不化，大便溏薄，久病体虚者，多属虚；痞满持续不减，按之满甚或硬，能食便秘，新病邪滞者，多属实。同时还应该注意寒热虚实的兼夹症状。此外，痞满的辨证还应与胃痛的辨证互参。

（2）胃痛辨证要点

辨寒热：寒证胃痛多见胃脘冷痛，因饮冷受寒而发作或加重，得热则痛减，遇寒则痛增，伴有面色苍白，口和不渴，舌淡，苔白等症；热证胃痛多见胃脘灼热疼痛，进食辛辣燥热食物易于诱发或加重，喜冷恶热，胃脘得凉则舒，伴有口干口渴，大便干结，舌红，苔黄少津，脉数等症。

辨虚实：虚证胃痛多见于久病体虚者，其胃痛隐隐，痛势徐缓而无定处，或摸之莫得其所，时作时止，痛而不胀或胀而时减，饥饿或过劳时易诱发疼痛或致疼痛加重，揉按或得食则疼痛减轻，伴有食少乏力，脉虚等症；实证胃痛多见于新病体壮者，其胃痛兼胀，表现胀痛、刺痛，痛势急剧而拒按，痛有定处，食后痛甚，伴有大便秘结，脉实等症。胃痛、痞满的发生进展实为各个状态演变的过程。比如胃痛初期则多由外邪、饮食、情志不遂所致，病因多单一，病机也单纯，常见寒邪客胃、饮食停滞、肝气犯胃、肝胃郁热、脾胃湿热等证候，表现为实证；久则常见由实转虚，如寒邪日久损伤脾阳，热邪日久耗伤胃阴，多见脾胃虚寒、胃阴不足等证候，则属虚证。因实致虚，或因虚致实，皆可形成虚实并见证，如胃热兼有阴虚，脾胃阳虚兼见内寒，以及兼夹瘀、食、气滞、痰饮等。

辨气血：初痛在气，久痛在血。胃痛且胀，以胀为主，痛无定处，时痛时止，常由情志不舒引起，伴胸脘痞满，喜叹息，得嗳气或矢气则痛减者，多属气分；胃痛久延不愈，其痛如刺如锥，持续不解，痛有定处，痛而拒按，伴食后痛增，舌质紫暗，舌下脉络紫暗迂曲者，多属血分。

3. 心理状态

脾胃的受纳运化，中焦气机的升降，有赖于肝之疏泄。忧思郁结，情志不畅，肝气疏泄不及，气机郁结；暴怒气逆，疏泄太过，肝木横克脾土，均可影响脾胃气机升降功能而致痞。《素问·宝命全形论》所言："土得木而达。"故病理上会出现土虚木乘或木旺克土的状态。

心身医学认为，慢性胃炎的发病发展包括了心理、生理、社会因素。据报道，持续精神紧张、压力过大的人群患病率比正常人群高出30%。据胃炎病因学研究表明，紧张、焦虑、恐惧在胃炎的复发上起很重要的作用。在战争、地震环境下生活的居民、士兵，慢性胃炎的发生率明显升高。性格开朗、豁达者慢性胃炎的发生率低，而长期精神抑郁、性格内向，或有严重精神创伤者慢性胃炎的发生率明显相对高。其可能与神经细胞长期处于兴奋状态，而引起自主神经的功能失调，导致胃出现各种病理改变有关。另外，幽门螺杆菌在社会经济状况差的人群中更易流行。低收入家庭幽门螺杆菌感染率比高收入家庭为高。社会最低层感染率最高，上层社会感染率低。

以上均说明慢性胃炎不仅仅是躯体疾病，因为人的生理、心理是一个统一的整体，故此病的发生与精神心理状态相关，与人所处的社会环境等均有关。需要从整体状态出发，运用各种方法去获取相关状态的信息，选择合适的量表（如汉密尔顿抑郁、焦虑量表、贝克－拉斐尔森躁狂量表、生活事件量表、社会功能评定量表等）量化评估患者的心理状态、生命状态、社会功能状态等。还可通过医生问诊评估患者目前身心状态，如对于患者自诉存在身体不适感，包括心血管、胃肠道、呼吸道系统主诉不适和头痛、脊痛、肌肉酸痛等，症状可涉及身体的任何部位或器官，伴有明显的焦虑、抑郁情绪，并往往因这些症状反复发作而就医，而慢性胃炎并不能解释其所诉症状的性质、程度，通常患者症状的发生和持续与不愉快的生活事件、困难或冲突密切有关，面对此类患者要考虑是否存在躯体化症状。如果表现焦虑、不安、紧张情绪，缺乏安全感，整天提心吊胆，心烦意乱，对外界事物失去兴趣，伴有睡眠障碍和植物神经紊乱现象，如入睡困难、做噩梦、易惊醒、眩晕、心悸、胸部有紧压感或窒息感、食欲不振、便秘或腹泻、尿频、月经不调等，则考虑是否存在焦虑症状。

【临床状态医学的治疗方法】

1. 中医治疗

治疗原则本着实者泻之，分别施以泄热、消食、化痰、理气等法；虚则补之，施以温补脾胃之法。

（1）内治法

1）实痞

①邪热内陷

[症见]胃脘痞满，灼热急迫，按之满甚，心中烦热，咽干口燥，渴喜饮冷，身热汗出，大便干结，小便短赤，舌红苔黄，脉滑数。

[治法]泄热消痞，和胃开结。

[代表方]大黄黄连泻心汤加减。

[常用药]大黄、黄连。

可酌加枳实、厚朴、木香等以助行气消痞之力。

②饮食停滞

[症见]脘腹满闷，痞塞不舒，按之尤甚，嗳腐吞酸，恶心呕吐，厌食，大便不调，苔厚腻，脉弦滑。

[治法]消食和胃，行气消痞。

[代表方]保和丸加减。

[常用药]山楂、神曲、莱菔子、半夏、陈皮、茯苓。

③痰湿内阻

[症见]脘腹痞满，闷塞不舒，胸膈满闷，头晕目眩，头重如裹，身重肢倦，咳嗽痰多，恶心呕吐，不思饮食，口淡不渴，小便不利，舌体胖大，边有齿痕，苔白厚腻，脉沉滑。

[治法]除湿化痰，理气宽中。

[代表方]二陈平胃散加减。

[常用药]苍术、半夏、厚朴、陈皮、茯苓、甘草。

可加前胡、桔梗、枳实以助化痰理气。

④肝胃不和

[症见]脘腹不舒，痞塞满闷，胸胁胀满，心烦易怒，喜长叹息，恶心嗳气，大便不爽，常因情志因素而加重，苔薄白，脉弦。

[治法]疏肝解郁，理气消痞。

[代表方]越鞠丸合枳术丸加减。

[常用药]香附、川芎、苍术、神曲、栀子。

本方主治气、血、痰、火、湿、食诸郁。若气郁较重，胀满明显者，可加柴胡、郁金、枳壳；若气郁化火，口苦咽干者，合左金丸，或加栀子、龙胆草、黄芩等。尚可选用四磨饮、化肝煎、柴胡疏肝散等。

2）虚痞

①脾胃虚弱

[症见] 脘腹痞闷，时缓时急，喜温喜按，不知饥，不欲食，身倦乏力，四肢不温，少气懒言，大便溏薄，舌质淡，苔薄白，脉沉弱。

[治法] 补气健脾，升清降浊。

[代表方] 补中益气汤加减。

[常用药] 人参、黄芪、白术、甘草、升麻、柴胡、当归、陈皮。

如脾阳不振，手足不温者，可加附子、干姜；若气虚失运，满闷较重者，可加木香、枳壳、厚朴以助脾运；若水热互结，心下痞满，干噫食臭，肠鸣下利者，用生姜泻心汤。还可选用理中汤、大建中汤、吴茱萸汤等。

②胃阴不足

[症见] 脘腹痞闷，嘈杂，饥不欲食，恶心嗳气，口燥咽干，大便秘结，舌红少苔，脉细数。

[治法] 养阴益胃，调中消痞。

[代表方] 益胃汤加减。

[常用药] 生地黄、麦冬、沙参、玉竹、香橼。

若津伤较重者，可加石斛、花粉等以加强生津；腹胀较著者，加枳壳、厚朴花理气消胀；食滞者，加谷芽、麦芽等消食导滞；便秘者，加火麻仁、玄参润肠通便。

（2）针刺治疗

1）脾胃虚弱

选穴：中脘、内关、足三里、脾俞、胃俞。针刺手法以补益为主。以上腧穴可以交替针刺。若为脾胃虚寒，可灸足三里、中脘、关元、气海等。

2）胃阴不足

选穴：脾俞、胃俞、中脘、内关、足三里、三阴交、太溪。针刺用补法。以上腧穴可以交替针刺。

3）肝胃不和

选穴：中脘、内关、足三里、阳陵泉、合谷、太冲。针刺手法以泻法为主，重在泻肝气以和胃气。对于足三里选为佐助之穴，采用补脾以扶助胃气。以上腧穴可以交替针刺。

4）肝胃郁热

选穴：内关、中脘、足三里、阴陵泉、上巨虚、太冲、内庭。针刺用泻法。以上腧穴可以交替针刺。

5）脾胃湿热

选穴：内关、中脘、阴陵泉、上巨虚、太冲、内庭。针刺用泻法。以上腧穴可以交替针刺。

（3）中药穴位贴敷

1）中医辨证穴位贴敷

分为寒、热两个证型，在治疗过程中均可以取中脘、上脘、胃俞、脾俞、足三里五穴进行中药穴位贴敷。

寒证：药用吴茱萸、小茴香、细辛、冰片。取温中散寒止痛之效。

热证：药用黄连、黄芩、乳香、没药、冰片。取清热燥湿，泻火解毒之效。

使用方法：根据辨证论治，分别选用上述各组药物，加适量凡士林调成糊状，置于无菌纺纱中，贴敷于穴位，胶布固定。

2）中成药穴位贴敷

取中脘、上脘、胃俞、脾俞、足三里五穴进行中药穴位贴敷，取理气止痛之效。

（4）推拿治疗

1）按揉背腧穴

医者用手掌在背部两侧自上而下做揉法4～6遍，然后用手拇指分别沿两侧膀胱经内侧线向下按揉至三焦俞，重点按揉压痛点、肝俞、脾俞、胃俞，操作3～5分钟。

2）按揉夹脊穴

医者以双手拇指分别同时推揉 T_6 ～ L_2 段脊椎棘突两侧约 1.5cm 处（夹脊穴），从上至下，反复多次，操作 2～4 分钟。

3）分推肋下缘

医者用一手拇指自剑突处沿肋弓下缘向左下方推至章门穴，反复 6 ~ 8 遍，同时，另一手拇指自章门沿肋弓下缘向上方分推至棘突处。动作缓慢沉着，应有一定的渗透力，以局部皮肤透热为宜。

4）揉摩腹部

医者以手掌按揉中上腹 2 ~ 3 分钟，接着用手掌以中脘穴为中心，做顺时针摩法 3 ~ 5 分钟，此后用双手多指分别同时沿腹部两侧胃经自上而下按压 3 ~ 5 遍。

5）点按诸穴

医者用拇指依次按揉期门、章门、中脘、天枢、气海、足三里、太冲、内关、公孙（腹部两侧相应腧穴可同时按揉）各 1 ~ 2 分钟，上述手法每日 1 次，10 次为 1 疗程。

（5）拔罐疗法

取穴：胃俞，脾俞，相应夹脊穴，内关，足三里。

操作：中型火罐拔置 15 分钟左右。

（6）耳穴治疗

根据证候，在针灸治疗学的指导下辨证选穴，主要有肝、脾、胃、肾、肠、神门、交感、内分泌、皮质下、耳尖、耳背降压沟等，以王不留行籽按压贴穴。

（7）中医心理治疗

抑情顺理法，亦称以理遣情法，就是通过提高患者的认识能力，明白过激情志致病的道理，以治疗或预防情志疾病。总之要理智驾驭情感。《医说·心疾健忘》说："求医若明理，以求与其有病而治以药。孰若抑情而预治情，斯可顺理亦渐明，若能任理而不任情，则所养可谓善养者矣，防患却疾主要在于兹也。"抑情顺理法是常采用的心理疗法。

2. 西医治疗

慢性胃炎波及黏膜全层或呈活动性，出现癌前状态如肠上皮化生、假幽门腺化生、萎缩及不典型增生，可予短期或长期间歇治疗。常用治疗方法有：

（1）对因治疗

如 Hp 相关胃炎需进行杀灭或抑制 Hp 的治疗。

（2）对症治疗

可选用抑制或中和胃酸、缓解症状、保护胃黏膜的药物等。

（3）癌前状态处理

对药物不能逆转的局灶中、重度不典型增生（高级别上皮内瘤变），在确定没有淋巴结转移时，可在胃镜下行黏膜下剥离术，并应视病情定期随访。对药物不能逆转的灶性重度不典型增生伴有局部淋巴结肿大时，应考虑手术治疗。

（4）患者教育

食物应多样化，避免偏食，注意补充多种营养物质；不吃霉变食物；少吃熏制、腌制、富含硝酸盐和亚硝酸盐的食物，多吃新鲜食品；避免长期大量饮酒、吸烟。

3. 临床心理治疗

慢性胃炎属于慢性病，在目前生物－心理－社会医学模式下，在治疗中兼顾社会精神心理因素在疾病发生和转归中的作用尤为重要。重视心理作用，对患者心理状态重视并进行积极治疗。目前心理干预治疗主要包括认知行为治疗、药物治疗、催眠治疗、生物反馈治疗等，药物治疗主要指抗焦虑药和抗抑郁药治疗。对合并明显精神心理障碍、生活质量明显下降的患者，应进行积极的心理治疗和抗焦虑、抑郁治疗。

在临床中，医生应评估患者对自身疾病的了解程度及求知欲望，引导患者说出所担心顾虑的问题，缓解患者的不安心理，认真进行健康知识宣教，对初次就诊者讲解慢性胃炎的发生、发展、治疗方法及良好的预后，使患者对疾病有所了解，相信医生的诊断，树立战胜疾病的信心，积极配合治疗。对于疑病观念明显且有疑病性格的病人，予以认识矫正治疗，有远期疗效。

不良情绪可影响患者的自觉症状，影响治疗效果，在患者仅表现为躯体化症状明显时，要有纠正精神/心理异常的意识与警觉，鼓励患者采取接纳和忍受症状的态度，能有效提高生活质量。当患者表现信心不足，对治疗效果表现出怀疑时，适时给予暗示，暗示医嘱用药的效果。

鼓励患者形成正确的生活方式，劳逸结合，继续工作、学习和顺其自然地生活，多参加体育锻炼，保持充足的睡眠。有研究报道，幽默疗法能有效改善慢性萎缩性胃炎患者心理症状与胃肠功能，促进病理症状的改善，从而提高药物疗效。具体方法是：在服用药物的同时，每日上午、下午和晚间各组织观看幽默影片一部，提供幽默与笑话类期刊。可见学会放松，保持乐观，有益于疾病的治疗。

【病案分析】

患者，女，57岁，因"间断胃脘部胀痛5年，再发半年"入院。

患者5年前因亲人去世出现胃脘部间断性饱胀，闷痛，胸胁胀满，无反射痛，疼痛无明显规律，进食后加重，热敷后减轻，恶心欲呕，反酸，大便不爽，曾到外院就诊，行电子胃镜检查提示"慢性浅表性胃炎"，予抑酸护胃等治疗后，症状可缓解，但仍反复发作。半年前出现婚姻问题后，上症再发，并持续性情绪低落，愉快感减退，心烦，不能一人独处，时常悲伤欲哭，多梦、早醒、醒后难再入睡。患者多次就诊于外院，予抑酸护胃、促进胃动力等治疗后，症状无明显改善，患者遂就诊于我科，为进一步系统诊治收入院。入院症见胃脘部胀痛，胸闷嗳气，恶心，情绪低落、愉快感减退，喜长叹息，心烦，悲伤欲哭，多梦、早醒、醒后难再入睡，腰痛间作，乏力，纳一般，小便可，大便不爽。

既往无高血压病、糖尿病等病史。

查体：舌淡，苔薄白，脉弦。生命体征平稳。心、肺检查未见明显异常。全腹软，胃脘部轻压痛，无反跳痛。

辅助检查：血常规、尿常规、大便常规、血生化未见明显异常。血淀粉酶、心肌酶均阴性。乙肝两对半，凝血四项均正常。ECG示窦性心律，大致正常心电图。胸片示主动脉迂曲、增宽，主动脉粥样硬化。胃镜示慢性浅表性胃炎。心理测评：SCL-90总均分3.2，抑郁因子分3.88，焦虑因子分2.76，躯体化因子分3.6；宗氏抑郁量表（SDS）69分，提示中度抑郁症状；宗氏焦虑量表（SAS）58分，提示轻度焦虑症状。

中医诊断：胃痛（肝气犯胃），郁病（肝气郁结）。

西医诊断：慢性胃炎。

心理状态：抑郁状态。

治疗：中药汤剂以"疏肝解郁，理气止痛"为法，以柴胡疏肝散为主方加减，具体方药包括柴胡 10g，芍药 10g，枳壳 10g，炙甘草 5g，陈皮 10g，川芎 10g，香附 10g，佛手 10g。

配合心理治疗，特别是中医心理治疗（抑情顺理法），辅以中医音乐、针灸治疗。

1 周后，患者诉胸膈满闷，口淡不渴，故治法调整为疏肝解郁，除湿化痰，以柴胡疏肝散合二陈汤加减，具体如下：柴胡 10g，芍药 10g，枳壳 10g，炙甘草 5g，陈皮 10g，川芎 10g，香附 10g，佛手 10g，苍术 10g，半夏 10g，厚朴 10g，茯苓 10g。

2 周后复诊，患者诉胃脘部胀痛减轻六七成，纳差明显改善，情绪较前明显恢复（SAS：41；SDS：54），夜间睡眠 7 小时，白天精神可。用药有效，中药原方去苍术、半夏、厚朴，续服。随诊半年，患者婚姻问题解决，心情愉悦，再无胃胀胃痛发作。

讨论：从西医学角度分析，本患者出现胃脘部胀痛，胸闷嗳气，恶心，情绪低落、愉快感减退，喜长叹息，心烦，悲伤欲哭，多梦、早醒、醒后难再入睡，乏力，实为强烈的精神刺激诱发，即丧失亲人，沉浸于巨大悲痛之中，情绪未能调整恢复，病情反复而产生紧张、焦虑心理，故使上症久久不得愈。所以慢性胃炎不仅是一种生理疾病，也是一种心理疾病，不仅要对胃炎进行常规的药物治疗，而且需配合心理治疗调节其整体状态，运用临床状态医学的理念和方法诊治往往能收到桴鼓之效。

本患者中医诊断为"胃痛"，证属肝气犯胃。缘此患者因亲人去世出现情志不遂，致肝失疏泄、条达，横逆犯胃，以致胃气失和，中焦气机阻滞，不通则痛，发为胃痛，即出现阵发性的胃脘部胀痛。恶心、嗳气频作为胃失和降所致；胃不和，则卧不安，故见夜寐欠安、多梦；肝郁不舒，故见郁郁寡欢、喜长叹息；腑气不通，故见大便不爽；舌淡，苔薄白，脉弦亦为本病之征。本病病位在肝、胃，病性为实证。

方用柴胡疏肝散加减，此方中柴胡疏肝解郁，调理气机为君药；香附、芍药助柴胡和肝解郁，陈皮、枳壳、佛手行气导滞共为方中辅药；川芎理气活血止痛，为方中佐药；炙甘草和中，调和诸药为使药。诸药合用，共奏疏肝解郁，理气止痛之功效。

1周后患者诉胸膈满闷，口淡不渴，故治法调整为疏肝解郁，除湿化痰，以柴胡疏肝散合二陈汤加减，方中苍术、半夏燥湿化痰，厚朴宽中理气，茯苓健脾和胃；柴胡疏肝解郁；香附、芍药助柴胡和肝解郁；陈皮、枳壳、佛手行气导滞；川芎理气活血；炙甘草和中，调和诸药。

配合中医心理治疗，通过提高患者的认知能力，明白情志致病的道理，驾驭情感，促进恢复。中医音乐治疗让患者聆听欢快的乐曲以改变其郁郁寡欢的状态，即以喜胜悲，同时疏肝解郁，达到治疗效果。针灸治疗选穴中脘、内关、足三里、阳陵泉、合谷、太冲，针刺手法以泻法为主，重在泻肝气以和胃气，补脾以扶助胃气。

慢性胃炎多由饮食不节或情志不调等引起，其中情志不调这个因素往往不被医者重视。《脾胃论》中提到："先由喜怒悲忧恐为五贼所伤，而后脾敢不行，劳役饮食不节续之，则元气乃伤。"忧思伤脾，不能运化水谷，则纳呆等；大怒伤肝，肝胃不和，则不欲饮食，便溏等，就是心理状态出问题，该病例则为典型发病。

中医治疗慢性胃炎可取得良好疗效，相关病例报道及研究数不胜数。比如，王敏华用对比分析法设置了对照组与观察组，其中对照组予以西医抗抑郁以及抗焦虑的药物治疗，而观察组予以具有中医思路的治疗方法，每组患者各100例，观察两组临床治疗效果。结果观察组患者治疗痊愈率以及有效率明显高于对照组，两组数据临床对比具有统计学意义。故认为中医辨证治疗能够有效缓解患者病症，提高患者的生命质量，在临床应用中具有重要的意义。

李浩德予中医疏肝法联合西药（胃酸抑制、胃黏膜保护、促胃肠动力治疗）治疗慢性胃炎，具体方药：党参30g，谷芽30g，麦芽30g，木香9g，柴胡12g，厚朴15g，郁金15g，青皮15g，砂仁10g，延胡索15g，甘草5g。与对照组（单纯西药治疗）相比，综合疗效满意；SDS、SAS 评分均优于本组治疗前与对照组同期，由此也表明运用疏肝法可有效缓解患者抑郁和焦躁情绪，减轻病痛的同时缓解心理压力，利于调整患者身心状态。

六、糖尿病

糖尿病（diabetes mellitus，DM）是一组由多病因引起的以慢性高血糖为特征的代谢性疾病。本病是由于胰岛素分泌和 / 或作用缺陷所引起。

【西医的病因及发病机制】

糖尿病病因及发病机制十分复杂，目前尚未完全阐明，不同类型糖尿病的病因不尽相同，即使在同一类型中也存在着异质性。总的来说，遗传因素及环境因素共同参与其发病。胰岛素由胰岛 β 细胞合成和分泌，经血循环到达体内各组织器官的靶细胞，与特异受体结合并引发细胞内物质代谢效应，该过程中任何一个环节发生异常均可致糖尿病。

【中医的病因病机】

糖尿病在中医学中属于"消渴"范畴，是由肺、胃、肾三脏热灼阴亏，水谷转输失常所致的疾病。其病因为先天禀赋不足，脏腑柔弱，饮食不节，偏食偏嗜，形体肥胖，情志内伤，郁火伤津，房劳过度，药石所伤，阴精受损，外感六淫，毒邪侵害等。其基本病机是阴虚燥热，阴虚为本，燥热为标，二者互为因果，燥热甚则阴愈虚，阴愈虚则燥热愈甚。病变脏腑为肺、脾、肾，三者之中可各有偏重，互相影响。肺受燥热所伤，则津液不能敷布而直趋下行，随小便排出体外，故小便频数量多；肺不布津则口渴多饮。脾胃受燥热所伤，胃火炽盛，脾阴不足，则口渴多饮，多食善饥；肾阴亏虚则虚火内生，上燔心肺则烦渴多饮，中灼脾胃则胃热消谷。

【临床状态医学诊断思路】

1. 西医诊断

大多数糖尿病患者，尤其是早期 T2DM 患者，并无明显症状。因此在临床工作中要善于发现糖尿病，尽可能早期诊断和治疗。糖尿病诊断以血糖异常升高作为依据，应注意单纯空腹血糖正常不能排除糖尿病的可能性，应加验餐后血糖，必要时进行 OGTT（口服葡萄糖耐量试验）。诊断时应注意是否符合糖尿病诊断标准、分型、有无并发症和伴发病或加重糖尿病的因素存在。

我国目前采用的糖尿病诊断标准为：糖尿病症状加随机血糖 ≥ 11.1mmol/L，或空腹血糖 ≥ 7.0mmol/L，或 OGTT 2小时血糖 ≥ 11.1mmol/L。

2. 中医辨证

消渴病病变的脏腑主要在肺、胃、肾，因此首先辨病位，根据病位分为上、中、下三消，即肺燥、胃热、肾虚。通常把以肺燥为主，多饮症状较突出者，称为上消；以胃热为主，多食症状较为突出者，称为中消；以肾虚为主，多尿症状较为突出者，称为下消。

消渴病在肺、胃、肾，不仅仅局限于此三脏，还常影响人体脏腑气血阴阳状态的正常运转，因此还要考虑后续产生的中医病证状态变化，如消渴病日久致阴损及阳，阴阳俱虚，严重者可出现烦躁、头痛、呕恶、呼吸深快等症，甚至出现昏迷、肢厥等危象；另外则是病久入络，血行不畅，血脉瘀滞，导致并发症的出现。

其次辨标本。本病以阴虚为主，燥热为标，两者互为因果，常因病程长短及病情轻重的不同，使阴虚和燥热症状各有偏重。一般初病多以燥热为主，病程较长者则阴虚与燥热互见，日久则以阴虚为主。进而由于阴损及阳，可见气阴两虚，并可导致阴阳俱虚之证。

三辨本证与并发症，除了消渴病本证的基本临床表现外，本病易发生诸多并发症，此为该病的另一特点。本证与并发症的关系，一般以本证为主，并发症为次。多数患者，先见本证，随病情的发展而出现并发症。但亦有少数患者与此相反，如少数中老年患者，"三多"及消瘦的本证不明显，常因痈疽、眼疾、心脑病证等表现更突出，最后确诊为本病。

3. 心理状态

从心身医学角度来看，精神紧张、心理压力及突然的创伤等都会引起某些对抗胰岛素的应激激素分泌增加，导致血糖波动和病情恶化。若患者对糖尿病不了解，亦容易产生闷闷不乐、急躁心烦、敏感纠结、不寐，常常使血糖控制欠佳。故在诊断此类疾病时，一方面应了解患者相关实验室检查指标，此外还应完善心理问诊及心理测评，以了解患者的心理状态、情志状态。

长期过度的精神刺激，如郁怒伤肝，肝气郁结，或劳心竭虑，营谋强思等，以致郁久化火，火热内燔，消灼肺胃阴津而发为消渴。消渴病的治疗包括脏腑气血阴阳（重点在肺、胃、肾三脏）和心理情志的调整，二者是一个有机的整体，因此要在辨证论治的同时，配合中医心理治疗，避免从始到终单纯依赖中药方剂治疗及单一的生物医学观点。

【临床状态医学治疗方法】

1. 中医治疗

（1）内治法

1）上消——肺热津伤

[症见]烦渴多饮，口干舌燥，尿频量多，舌边尖红，苔薄黄，脉洪数。

[治法]清热润肺，生津止渴。

[代表方]消渴方加减。

[常用药]天花粉、生地黄、藕汁、葛根、麦冬等。

若烦渴不止，小便频数，而脉数乏力者，为肺热津亏，气阴两伤，可选用玉泉丸或二冬汤。玉泉丸中，以人参、黄芪、茯苓益气，天花粉、葛根、麦冬、乌梅、甘草等清热生津止渴。二冬汤中，重用人参益气生津，天冬、麦冬、天花粉、黄芩、知母清热生津止渴。

2）中消——胃热炽盛

[症见]多食易饥，口渴，尿多，形体消瘦，大便干燥，苔黄，脉滑实有力。

[治法]清胃泻火，养阴增液。

[代表方]玉女煎加减。

[常用药]生石膏、知母、生地黄、麦冬、川牛膝等。

可加黄连、栀子清热泻火。大便秘结不行，可用增液承气汤润燥通腑、

"增水行舟"，待大便通后，再转上方治疗。

3）下消

①肾阴亏虚

[症见] 尿频量多，混浊如脂膏，或尿甜，腰膝酸软，乏力，头晕耳鸣，口干唇燥，皮肤干燥、瘙痒，舌红少津，脉细数。

[治法] 滋阴补肾，润燥止渴。

[代表方] 六味地黄丸加减。

[常用药] 熟地黄、山茱萸、山药、茯苓、泽泻、牡丹皮等。

阴虚火旺而烦躁，五心烦热，盗汗，失眠者，可加知母、黄柏滋阴泻火；尿量多而混浊者，加益智仁、桑螵蛸、五味子等益肾缩泉；气阴两虚而伴困倦，气短乏力，舌质淡红者，可加党参、黄芪、黄精补益正气。

②阴阳两虚

[症见] 小便频数，混浊如膏，甚至饮一溲一，面容憔悴，耳轮干枯，腰膝酸软，四肢欠温，畏寒肢冷，阳痿或月经不调，舌苔淡白而干，脉沉细无力。

[治法] 温阳滋阴，补肾固摄。

[代表方] 金匮肾气丸加减。

[常用药] 熟地黄、山药、山茱萸、茯苓、牡丹皮、泽泻、桂枝、附子（制）、牛膝（去头）、车前子（盐炙）等。

（2）毫针治疗

主穴：足三里、合谷、三阴交。

配穴：病以上肢为主者可选加肩髃、曲池、合谷、内关、外关、阿是穴等。病以下肢为主者可选加伏兔、足三里、内庭、太冲、阳陵泉、阿是穴等。

（3）拔罐治疗

患者俯卧暴露背部，在脊柱两侧膀胱经循行线上走罐。用液体石蜡作为润滑剂，取中号玻璃火罐，用闪火法将火罐吸附于大杼穴处，随即在大杼穴至大肠俞之间、附分至志室之间上下、来回推动火罐，先一侧，后另一侧，以背部皮肤潮红或紫红为度，火罐吸附力的强度以患者无痛苦即可。

（4）中医养生功法

采用导引、吐纳、炼丹、守神、存想、静坐、坐禅等心身锻炼方法，通过肢体锻炼，配合呼吸与意念锻炼，心胸开阔，阴阳平衡。

（5）中医情志疗法

对于存在心理困扰的糖尿病患者，可通过移情调志法疏导情志，通过分散患者的注意力，使思想焦点从病所转移于他处或改变其周围环境使患者脱离不良刺激因素；或改变患者内心疑虑的指向性，使其从某种情感转移于另外的人或物上，这就是"移情"。平时注意修养，当心境不遂时听音乐、练习书法、填词赋诗、绘画、雕塑等都可以起到陶冶情志、寄托思想、调神祛疾的心理治疗作用。

2. 西医治疗

糖尿病治疗的近期目标是通过控制高血糖和相关代谢紊乱以消除糖尿病症状和防止出现急性严重代谢紊乱；远期目标是通过良好的代谢控制达到预防及（或）延缓糖尿病慢性并发症的发生和发展，维持良好健康和学习、劳动能力，保障儿童生长发育，提高患者生活质量，降低病死率和延长寿命。国际糖尿病联盟（IDF）提出了糖尿病综合管理的5个要点分别为：糖尿病教育、医学营养治疗、运动治疗、血糖监测和药物治疗。这里主要介绍药物治疗（口服降糖药物治疗和胰岛素治疗）、饮食治疗和运动疗法。

（1）口服降糖药物治疗

1）磺脲类

用于单用饮食治疗不能控制，胰岛功能尚存的2型糖尿病，常用药物有甲苯磺丁脲、氯磺丙脲、格列苯脲（优降糖）、格列吡嗪（美必达）、格列齐特（达美康）、格列美脲、格列奎酮（糖适平）等。

2）非磺脲类

常见有瑞格列奈等。适用于通过饮食、运动及其他药物控制不佳的2型糖尿病患者，尤其是肥胖、老年人及肾功能不良者。应用原则是"进餐服用，不进餐不服药"。

3）双胍类

对正常人无效，对胰岛功能无要求。用于轻、中度 2 型糖尿病，尤适用于肥胖病人。可单用或合用。也可与胰岛素或磺脲类合用于中、重度病人，以增强疗效，减少胰岛素用量。

常用药物为二甲双胍，口服从小量开始，逐渐增加剂量，餐间或餐后服用可减少胃肠道反应。

4）α-葡萄糖苷酶抑制剂

本类药物主要用于 2 型糖尿病患者。可作为一线药物，单独应用或与促胰岛素分泌剂、双胍类、胰岛素增敏剂中的两种或三种药联合使用，也可与胰岛素联合应用。尤其适用于餐后高血糖者；不单独用于 1 型糖尿病，但可与胰岛素联用，减少胰岛素用量。常用药物为阿卡波糖和伏格列波糖，从小剂量开始，逐渐增加剂量，应在进餐时随第一口主食一起嚼碎后服用。

5）胰岛素增敏剂

本类属噻唑烷二酮类，主要有罗格列酮、吡格列酮等。由于不刺激胰岛素分泌，故可改善胰岛 β 细胞功能；还可增加肝糖原合成酶的活性，减少肝内糖异生；降低血浆甘油三酯、游离脂肪酸，增高高密度脂蛋白胆固醇水平；减少尿蛋白排泄。用于 2 型糖尿病，伴高胰岛素血症或胰岛素抵抗明显时尤为适用，单独或与促胰岛素分泌剂、双胍类、胰岛素合用均可增效。

（2）胰岛素治疗

胰岛素也是控制高血糖的重要和有效手段，临床常见的有短效胰岛素（门冬胰岛素）、长效胰岛素（甘精胰岛素）、预混胰岛素（预混门冬胰岛素 30）等。

胰岛素可适应于 1 型糖尿病患者，此类患者无论病情轻重均应终生使用胰岛素。2 型糖尿病患者，经严格的饮食疗法、运动疗法及足量的口服降糖药物无效或失败者，可换用或加用胰岛素，待病情稳定后可再改用口服药物。另外对磺脲类过敏，又不宜用双胍类或难以保证服药者，也应采用胰岛素治疗。

（3）饮食治疗和运动疗法

饮食治疗是糖尿病综合疗法的基础治疗，所有病人均要进行严格和长期的饮食控制。目的是供给病人足够而均衡的营养，保证儿童的正常发育，维持成人理想体重，保证其正常的劳动、工作及学习，保持良好的血糖控制，避免或延缓并发症的发生。

运动疗法主要适用于轻度或中度 2 型糖尿病患者，尤其是肥胖者。病情稳定的 1 型糖尿病患者也可进行运动锻炼。

3. 心理治疗

长期的情志不遂是糖尿病的发生和病情加重的因素之一。尤其针对糖尿病早期患者，更容易产生心理抵触、心理压力过大等情况，若不及时发现，并进行针对性治疗，对血糖的控制、并发症的预防都会产生负面作用。因此应进行心理干预，以消除心理、社会刺激因素，改善情绪状态，提高治疗依从性和生活质量，帮助建立有效的社会支持系统，必要时亦可给予适量抗抑郁、抗焦虑药物以及加强健康知识宣传，延缓及减轻并发症的出现。临床研究证实，在降糖药物治疗的同时，通过心理干预缓解患者焦虑情绪，对稳定血糖有一定作用。采用常规药物合并抗抑郁焦虑药物和心理干预治疗，可以明显改善患者的焦虑抑郁情绪，从而提高治疗依从性，增加降糖效果。

【病案分析】

患者女性，54 岁，平素嗜食肥甘厚味，8 月前无明显诱因出现口干多饮，多食易饥，小便多，于我院就诊，诊断"2 型糖尿病"。曾服"二甲双胍"，患者未规律用药，平时测餐后血糖多为 11 ～ 13mmol/L，现常感口干欲饮。患者平素工作、生活压力较大，得知患糖尿病，难以适应饮食上变化，出现心烦，自责，易紧张、担心，易发脾气，偶有心悸、气短，害怕自己的工作完成不好。近 2 月来睡眠不佳，入睡困难，早醒，醒后不能再入睡，总睡眠时间 1 ～ 3 小时 / 日，声音嘶哑，大便干，体重下降，就诊于外院，予中成药、安定类药物治疗未见改善。1 月前上症逐渐加重，甚则彻夜难眠，逐渐出现倦怠乏力，情绪低落，兴趣减退，严重影响生活、工作，遂前来就诊。

查体：舌质红，苔薄黄腻，脉细滑。心、肺检查未见明显异常。

辅助检查：空腹血糖 6.5mmol/L，餐后 2h 血糖 11.8mmol/L，HBA1c 7.0%，血常规、肝功能、肾功能、肿瘤相关指标等未见异常。心理测评：90 项症状测评、抑郁、焦虑自评量表——中度抑郁、轻度焦虑症状，及中度躯体化症状。

中医诊断：消渴（气阴亏虚，痰热扰心）。

西医诊断：2 型糖尿病。

心理状态：焦虑抑郁状态。

兼容方法：本例的症状有口干多饮，多食易饥，小便多，体重下降，入睡困难，早醒，醒后不能再入睡，倦怠乏力，情绪低落，兴趣减退，易紧张、担心，自责，心烦，易发脾气，心悸、气短。

排除方法：将口干多饮，多食易饥，小便多，倦怠乏力，心悸、气短，体重下降等躯体症状从该例的抑郁焦虑障碍诊断标准中剔除。

病因方法：本例中，口干多饮，多食易饥，小便多，体重下降符合糖尿病的临床表现。患者持续性情绪低落，兴趣减退，伴有心烦，担心，自责，易紧张，入睡困难且中途易醒，属于抑郁状态和焦虑状态。

替代方法：失眠是焦虑所致紧张、担心的替代症状；疲劳、乏力是郁郁寡欢、自怨自艾心理的躯体替代症状；植物神经症状心悸是纠结、担心的替代症状。

治疗：中药汤剂以益气生津，清热化痰为主，用药如下：太子参 10g，白术 20g，山药 30g，甘草 5g，知母 10g，地骨皮 10g，黄连 10g，生地黄 15g，瓜蒌 15g，竹沥 10g，枳壳 10g，陈皮 10g，丹参 10g，酸枣仁 30g，夜交藤 20g，百合 10g。水煎服，日 1 剂，分早晚两次服用，共 14 剂。

配合中医音乐等中医情志疗法。氯硝西泮 2mg qn 助眠（1 周后减半，2 周后停服），盐酸二甲双胍 0.25g bid 控制血糖。

2 周后复诊，患者入睡潜伏期较前缩短，总睡眠时间延长至 5 小时，睡眠深度可，情绪低落、紧张、担心、敏感等症状较前改善，大便能解，但仍口干，多饮，尿多，周身酸痛，餐后 2h 血糖：7.0mmol/L。中药原方去酸枣仁、夜交藤、麦冬，加葛根 20g，石斛 10g，桑寄生 15g，至今已 4 月，患者生活、工作恢复正常，血糖化验指标正常。

讨论：患者多饮、多食、乏力，结合西医学血糖结果，可明确为糖尿病，属于中医学"消渴病"范畴，证属气阴亏虚，痰热扰心。患者平素嗜食肥甘厚腻，损失脾胃，中焦运化失职，积热内蕴，化燥伤津，消谷耗液，进而发为消渴。另外，患者情志不畅，肝气郁结不得疏泄，加之工作劳累，劳心竭虑，郁久化火，更加重燥热内生。脾不运化，水湿内停，酿化痰湿，痰热扰动心神，故见入睡困难且中途易醒。舌质红，苔薄黄腻，脉细滑亦为本病之征。

中药治疗当以益气生津，清热化痰为主，方药中太子参、白术、山药、甘草益气健脾，知母、地骨皮、黄连、生地黄清热除烦，养心生津，瓜蒌、竹沥、枳壳、陈皮理气化痰，健脾祛湿，丹参化瘀通络，酸枣仁、夜交藤、百合清心安神。诸药合用，共奏益气生津，清热化痰，宁心安神之效。

2 周后复诊时，考虑患者睡眠改善，故去夜交藤、酸枣仁，大便能解，故去麦冬，但仍口干，多饮，周身酸痛，加葛根、石斛升清生津，桑寄生培补肝肾。

配合中医音乐疗法颐养身心，一方面在生理层面，可以调节人体的神经传导、内分泌等；另一方面，在心理层面，音乐会引起主管人类情绪和感觉的大脑功能区产生自主反应，因而促使情绪发生改变，减轻患者的焦虑。面对压力，聆听自然和谐的音乐，可能在较短时间内将压力全然释放，让身心达到充分的平衡。

其中的中医语言疗法，告知患者长期过度的精神刺激，如郁怒伤肝，肝气郁结，或劳心竭虑，营谋强思等，以致郁久化火，火热内燔，消灼肺胃阴津而发为消渴。正如《临证指南医案·三消》所云："心境愁郁，内房事不节，劳欲过度，肾精亏损，虚火内生，则火因水竭益烈，水因火烈而益干，终致肾虚肺燥胃热俱现，发为消渴。"并让患者知道中药汤剂中有行气解郁、补益肺肾之药。同时嘱患者节制房事，大不可"醉以入房、以欲竭其精"，增加患者的信任感，产生事半功倍的效果。

糖尿病的论治，必须根据患者所处状态的不同，采取不同的理法方药。根据疾病的发展，临床上有不同的动态的中医状态。以临床状态医学理念来分析，消渴病早期以热盛伤津状态为起始，肺热伤津，津液不能敷布而直趋于下，而尿多；肺不布津液，则口渴多饮，治疗当以清热润肺，生津止渴。肺燥津伤，津液失于敷布，脾胃失养，则发展为胃热炽盛状态，治疗当以清胃泻火，养阴增液。胃热炽盛，下损肝肾之阴，则发展为中期肝肾阴虚状态，治疗当以滋阴补肾，润燥止渴。久病阴损及阳，发展为终末期的阴阳两虚状态，治疗当以温阳滋阴，补肾固摄。在心理方面其也有不同的状态发展过程。早期得知自己患有糖尿病，心理压力大，以及对该病的恐惧感，病人多处于抑郁状态。继而在治疗中饮食控制、药物治疗使病人生活习惯突然改变，控制较强的饥饿感，让病人感到特别烦躁，病人多处于轻躁狂的状态。继而由于害怕疾病，对饮食、运动量调控的经验缺乏，每天的空腹血糖、餐后血糖不稳定让病人焦虑，而不良的情绪又造成血糖的波动，形成恶性循环，这时病人多处于焦虑状态。在临床上必须要调整病人疾病所处的状态，更要注重病人心理上所处的状态，多维的诊断和多维的治疗相对传统的治疗方式效果更佳。

抑郁焦虑障碍是糖尿病常见并发症，糖尿病病人患上抑郁症的概率是正常人的 3 倍。糖尿病和抑郁状况会相互影响、相互加重病情。就糖尿病而言，沉重的精神压力、不良情绪会使血糖升高，加重糖尿病病情，降低治疗的依从性，引起或加重糖尿病并发症的发生；反之血糖控制不好，病情加重又会导致病人精神痛苦，悲观失望，从而加重他们的抑郁症状，严重患者对生活和工作失去信心，甚至出现自杀或自残行为。目前，WHO 已把糖尿病归为与生活方式有关的慢性非传染性疾病，并强调心理因素在其发生中的重要作用。有关资料表明，因心理因素发病的糖尿病患者占 60% 以上，抑郁和焦虑是主要的心理障碍表现。亦有研究表明，抑郁情绪与血糖控制不佳明显相关，且抑郁程度越严重，糖代谢控制越差。抑郁症可引起机体交感神经活动增强，儿茶酚胺过量分泌以及脂类代谢紊乱等，不仅会使血糖水平升高，治疗的依从性下降，还可加速糖尿病并发症的发生，对病情和预后都有不良影响。而血糖升高，病情加重，又会导致患者精神紧张、恐惧，降低患者自信心，严重者感到治疗无望，甚至出现绝望情绪，又会加重抑郁症，从而形成一种恶性循环。要想打破抑郁症和糖尿病之间的恶性循环，目前公认的治疗方法是配合计划饮食、适当运动和药物治疗的基础上实施心理干预治疗，可明显改善患者的抑郁症状，并可在一定程度上降低血糖水平，减少并发症的发生，提高患者生活质量。

七、甲状腺功能亢进症

甲状腺功能亢进症（hyperthyroidism，简称甲亢）是指甲状腺腺体本身产生甲状腺激素过多，造成机体代谢亢进和交感神经兴奋的甲状腺毒症。其病因主要是弥漫性毒性甲状腺肿（Graves 病）、多结节性毒性甲状腺肿和甲状腺自主高功能腺瘤（Plummer 病）。Graves 病（简称 GD）是甲状腺功能亢进症的最常见病因，占全部甲亢的 80%～85%。

【西医的病因及发病机制】

以 Graves 病为例，多考虑与以下因素有关。

1. 遗传

本病有显著的遗传倾向，目前发现它与组织相容性复合体（MHC）基因相关：白种人与 HLA–B8、HLA–DR3、DQA1*501 相关；非洲人种与 HLA–DQ3 相关；亚洲人种与 HLA–Bw46 相关。

2. 自身免疫

GD 患者的血清中存在针对甲状腺细胞 TSH 受体的特异性自身抗体，称为 TSH 受体抗体（TRAb）。TRAb 有两种类型，即 TSH 受体刺激性抗体（TSAb）和 TSH 受体刺激阻断性抗体（TSBAb）。TSAb 与 TSH 受体（TSHR）结合，激活腺苷酸环化酶信号系统，导致甲状腺细胞增生和甲状腺激素合成、分泌增加。所以，TSAb 是 GD 的致病性抗体。95% 未经治疗的 GD 患者 TSAb 阳性，母体的 TSAb 也可以通过胎盘，导致胎儿或新生儿发生甲亢。TSBAb 与 TSHR 结合，占据了 TSH 的位置，使 TSH 无法与 TSHR 结合，所以产生抑制效应，甲状腺细胞萎缩，甲状腺激素产生减少，又可导致甲减。

3. 环境因素

环境因素可能参与了 GD 的发生，如细菌感染、性激素、应激等都对本病的发生和发展有影响。

【中医的病因病机】

甲状腺功能亢进症属中医学瘿病、瘿瘤的范畴。《外科正宗》认为："人生瘿瘤之症……乃五脏瘀血浊气痰滞而成。"本病初起多为实，久病多虚或虚实夹杂，其中虚者以阴虚为主。主要病理因素为气滞、痰凝、肝火、血瘀。基本病机在于阴虚阳亢，亢阳化火；肝郁气滞，化生郁火，日久母病及子则心火亦生。虚火实火交结则郁火炽盛，心肝火旺；郁火炽盛，心肝火旺日久则终致气阴两虚。

病变部位主要在肝、脾，与心有关。肝郁则气滞，脾伤则气结，气滞则津停，脾虚则酿生痰湿，痰气交阻，血行不畅，则气、血、痰壅结而成瘿病。瘿病日久，在损伤肝阴的同时，也会伤及心阴，出现心悸、烦躁、脉数等症。

【临床状态医学诊断思路】

1. 西医诊断

（1）高代谢症状和体征，如疲乏无力、怕热多汗、皮肤潮湿、多食善饥、体重显著下降等。

（2）甲状腺肿大。

（3）血清 TT_4、FT_4 增高，TSH 减低。

具备以上三项诊断即可成立。应注意的是，淡漠型甲亢的高代谢症状不明显，仅表现为明显消瘦或心房颤动，尤其在老年患者；少数患者无甲状腺肿大；T_3 型甲亢仅有血清 TT_3 增高。

甲亢患者临床可呈现类躁狂、抑郁或类精神分裂症症状，可见烦躁、激惹、易怒、对声光敏感、注意力不易集中、失眠、头痛、乏力、心悸等，临床易误诊。老年甲亢患者部分可呈现活动减少，表情淡漠，肌肉无力，体重明显下降，常被误诊为抑郁症，应注意鉴别。

2. 中医辨证

本病临床常表现为正虚邪实，虚实夹杂之证，且不同阶段虚实偏重也不同，因此应根据患者不同阶段表现出来的主证综合分析，予以辨证论治。甲状腺功能亢进早期多无明显的伴随症状，发生阴虚火旺的病机转化时，可见低热、多汗、心悸、眼突、手抖、多食易饥、面赤、脉数等表现。

另外，本病的辨证需辨明在气在血、火旺与阴伤的不同及病情的轻重。颈前肿块光滑，柔软，属气郁痰阻，病在气分；病久肿块质地较硬，甚则质地坚硬，表面高低不平，属痰结血瘀，病在血分。本病常表现为肝火旺盛及阴虚火旺之证。如兼见烦热，易汗，性情急躁易怒，眼球突出，手指颤抖，面部烘热，口苦，舌红苔黄，脉数者，为火旺；如见心悸不宁，心烦少寐，易出汗，手指颤动，两目干涩，头晕目眩，倦怠乏力，舌红，脉弦细数者，为阴虚。

3. 心理状态

甲亢是一种心身疾病，其发生、发展、转归与心理社会因素密切相关。甲亢患者在疾病过程中往往伴有抑郁焦虑的负性情绪。研究表明，A 型性格与甲亢发病有关，甲亢患者有外向而不稳定的个性特征。

本病常合并甲状腺肿大和情绪改变，在诊断及治疗中必须重视其与情志的关系。一方面，甲状腺激素过多，本就会引起烦躁易怒，心悸失眠，食欲亢进等症状；另一方面，现代研究发现，甲亢患者常有情志不畅病史，且女性为多发。若患者平素情志内伤，忿郁恼怒或忧愁思虑日久，使肝气失于条达，气机郁滞，则津液不得正常输布，易于凝聚成痰，气滞痰凝，壅结颈前，则形成瘿病。正如《诸病源候论·瘿候》所说"瘿者，由忧恚气结所生"，"动气增患"。《重订严氏济生方·瘿瘤论治》说："夫瘿瘤者，多由喜怒不节，忧思过度，而成斯疾焉。大抵人之气血，循环一身，常欲无滞留之患，调摄失宜，气凝血滞，为瘿为瘤。

应综合评价患者生理状态与心理状态，不单一地治疗甲状腺功能亢进，而兼顾原发病和继发病两方面，此二者均不忽视。

【临床状态医学治疗方法】

1. 中医治疗

本病治疗以理气化痰，消瘿散结为基本治则。瘿肿质地较硬及有结节者，配合活血化瘀；火郁阴伤而表现阴虚火旺者，以滋阴降火为主。

（1）内治法

1）气郁痰阻

[症见] 颈前喉结两旁结块肿大，质软不痛，颈部觉胀，胸闷，喜太息，郁郁寡欢，或兼胸胁窜痛，病情常随情志波动，苔薄白，脉弦。

[治法] 理气舒郁，化痰消瘿。

[代表方] 四海舒郁丸加减。

[常用药] 昆布、海带、海藻、海螵蛸、海蛤壳、浙贝母、郁金、青木香、青陈皮、桔梗。

肝气不舒明显而见胸闷、胁痛者，加柴胡、枳壳、香附、延胡索、川楝子；咽部不适，声音嘶哑者，加桔梗、牛蒡子、木蝴蝶、射干利咽消肿。

2）痰结血瘀

[症见] 颈前喉结两旁结块肿大，按之较硬或有结节，肿块经久未消，胸闷，纳差，舌质暗或紫，苔薄白或白腻，脉弦或涩。

[治法] 理气活血，化痰消瘿。

[代表方] 海藻玉壶汤加减。

[常用药] 海藻、昆布、海带、青皮、陈皮、半夏、胆南星、浙贝母、连翘、甘草、当归、赤芍、川芎、丹参。

胸闷不舒加郁金、香附、枳壳理气开郁；郁久化火而见烦热、舌红苔黄、脉数者，加夏枯草、牡丹皮、玄参、栀子；纳差、便溏者，加白术、茯苓、山药健脾益气；结块较硬或有结节者，可酌加黄药子、三棱、莪术、露蜂房、僵蚕、穿山甲等，以增强活血软坚，消瘿散结的作用；若结块坚硬且不可移者，可酌加土贝母、莪术、山慈菇、天葵子、半枝莲、犀黄丸等以散瘀通络，解毒消肿。本型多由气郁痰阻证发展而来，一般需较长时间服药，方可取效。

3）肝火旺盛

[症见] 颈前喉结两旁轻度或中度肿大，一般柔软光滑，烦热，容易出汗，性情急躁易怒，甚至精神亢奋，狂躁不安，喧扰不宁，眼球突出，手指颤抖，面部烘热，口苦，舌质红，苔薄黄，脉弦数。

[治法] 清肝泻火，消瘿散结。

[代表方] 栀子清肝汤合消瘰丸加减。

[常用药] 柴胡、栀子、牡丹皮、当归、白芍、牛蒡子、生牡蛎、浙贝母、玄参。

肝火旺盛，烦躁易怒，脉弦数者，可加龙胆草、黄芩、青黛、夏枯草；手指颤抖者，加石决明、钩藤、白蒺藜、天麻平肝息风；兼见胃热内盛而见多食易饥者，加生石膏、知母；火郁伤阴，阴虚火旺而见烦热，多汗，消瘦乏力，舌红少苔，脉细数等症者，可用二冬汤合消瘰丸加减。

4）心肝阴虚

[症见] 颈前喉结两旁结块或大或小，质软，病起较缓，心悸不宁，心烦少寐，易出汗，表情淡漠，沉默痴呆，手指颤动，眼干，目眩，倦怠乏力，舌质红，苔少或无苔，舌体颤动，脉弦细数。

[治法] 滋阴降火，宁心柔肝。

[代表方] 天王补心丹或一贯煎加减。

[常用药] 生地黄、沙参、玄参、麦冬、天冬、人参、茯苓、当归、枸杞子、丹参、酸枣仁、柏子仁、五味子、远志、川楝子、桔梗。

虚风内动，手指及舌体颤抖者，加钩藤、白蒺藜、鳖甲、白芍；脾胃运化失调致大便稀溏，便次增加者，加白术、薏苡仁、怀山药、麦芽；肾阴亏虚而见耳鸣、腰酸膝软者，酌加龟甲、桑寄生、牛膝、女贞子；病久正气伤耗，精血不足，而见消瘦乏力，妇女月经量少或经闭，男子阳痿者，可酌加黄芪、太子参、山茱萸、熟地黄、枸杞子、制首乌等。

（2）针灸治疗

1）毫针治疗

主穴：内关、间使、足三里、三阴交。

配穴：气滞痰凝者，加内关、太冲；肝火旺盛者，加太冲、阴陵泉；心肝阴虚者，加心俞、血海、三阴交。

2）灸法治疗

取大杼、风门、肺俞、风府、大椎、身柱、风池等穴为主，再根据病情，结合辨证施治选用配穴。

（3）中医养生功法

常见功法有太极拳、五禽戏、八段锦等，通过引导、锻炼等功法练习，可使人类心身两个方面得到一种协调的、平衡的、全面的和整体的训练，改善脏腑气血阴阳，调和身心，改善身体状态。

（4）中医心理治疗

临床常用疏神开心法，即医者待患者如知己，以诚相待，使患者把心中的疑虑诉出，再针对性地加以解释，使患者心情舒畅、气血畅通、心身健康。

2. 西医治疗

针对甲亢有三种疗法，即抗甲状腺药物、放射性碘131和手术治疗。抗甲状腺药物的作用是抑制甲状腺合成甲状腺激素，放射性碘131和手术则是通过破坏甲状腺组织、减少甲状腺激素的产生来达到治疗目的。抗甲状腺药物治疗是甲亢的基础治疗，常用药物分为硫脲类和咪唑类两类，硫脲类包括丙硫氧嘧啶和甲硫氧嘧啶等；咪唑类包括甲巯咪唑和卡比马唑等。普遍使用甲巯咪唑和丙硫氧嘧啶。药物剂量要逐渐递增，治疗一旦开始，不宜随意停药，要逐渐减量。用药初期密切注意副反应，放射治疗或手术疗法需在精神症状控制后再予考虑。

对具有焦虑障碍的患者，可采用安定类抗焦虑药，对精神兴奋、躁动不安以及伴有幻觉、妄想者可给予抗精神病药物治疗。如利培酮、氟哌啶醇等。抑郁情绪明显者可用抗抑郁药。

3. 临床心理治疗

在甲亢疾病发展过程中，如患者常表现出急躁、紧张、精神过敏等情绪反应，而这些反应又可促进病情加重或出现甲亢危象等并发症。这样会使疾病造成恶性循环。即使甲亢痊愈后，精神因素影响也可引起本病复发。因此，对于存在情绪障碍患者，可酌情采用心理治疗或药物治疗。心理治疗以支持性心理治疗为主，对病人应给予精神上的安抚即做好耐心解释安慰、疏导、鼓励等。进行有关本病的健康教育，解除其疑虑，增强其对治疗的信心，以消除顾虑、紧张、敏感或抑郁，积极配合各项治疗计划。

总之，甲亢患者的心理因素可直接影响病人的生理、病理，严重影响治疗效果，因此调整甲亢患者临床状态是非常重要的。

【病案分析】

患者女性，20 岁，因"心慌、手抖间作 1 年余，加重 2 天"于 2009 年收入我科住院治疗。

患者 2008 年开始出现心慌、手抖，伴汗多，体重明显下降，约 15 斤左右，无饮食增多，未引起患者重视，未予治疗。2009 年开始，患者因肝炎在贵州遵义医学院附属医院住院发现颈前肿大，仍存在心慌、手抖，尤以情绪激动时明显，考虑甲状腺功能异常（具体不详），未系统治疗。后出现心烦，急躁不安，紧张，坐立不安，遂来我院门诊就诊，后收入我科住院。

查体：舌质暗红，苔黄腻，脉略数。双侧甲状腺 II 度肿大。心浊音界正常，心率 116 次 / 分，律齐，S_1 亢进，各瓣膜听诊区未闻及病理性杂音。

辅助检查：2009 年 2 月 13 日我院甲功：TSH 0.01mIU/L，T_3 2.43ng/mL，T_4 191.2ng/mL，FT_3 10.4pg/mL，FT_4 3.33mg/dL，TgAb 46.9IU/mL。甲状腺彩超示甲状腺弥漫性肿大，甲状腺彩色血流丰富，甲状腺动脉血流速度增高。心脏彩超示心脏形态结构未见异常，三尖瓣微量反流。心理测评：SCL-90 总均分 2.8，抑郁因子分 1.37，焦虑因子分 3.46，躯体化因子分 3.17；宗氏抑郁量表（SDS）50 分，提示无抑郁症状；宗氏焦虑量表（SAS）64 分，引出中度焦虑症状。

中医诊断：瘿病，心悸（痰瘀互结，心肝郁热）。

西医诊断：甲状腺功能亢进症。

心理状态：焦虑状态。

治疗：中药以疏肝清热，化痰活血为法，组方如下：柴胡 15g，栀子 10g，黄芩 10g，桂枝 10g，生地黄 20g，沙参 20g，瓜蒌 15g，玄参 15g，牡丹皮 10g，川芎 15g，当归 15g，丹参 15g。配合中医语言疗法、音乐疗法等中医情志疗法调节情绪状态。西药以口服甲巯咪唑片 10mg tid 治疗甲亢，琥珀酸美托洛尔 23.75mg bid 抗心律失常。

2 周后复诊，患者心慌、手抖减轻，紧张情绪好转，诉有口干苦，大便干结，小便短黄，中药汤剂以清肝泻火，活血散结为法，以龙胆泻肝汤加减为方：龙胆草 10g，炒栀子 10g，泽泻 10g，车前子 10g，黄芩 10g，白芍 15g，柴胡 10g，厚朴 10g，玄参 15g，当归 15g，丹参 10g。余药不变，继续配合中医情志疗法。

2 月后复诊，甲功指标正常，紧张情绪消失。

讨论：

1. 本病例属中医"瘿病、心悸"之范畴，证属痰瘀互结，心肝郁热。本病属实证，病位在颈部及心。缘于患者脏腑功能虚弱，气虚水湿运化失常，酿生痰浊，痰阻气机，致瘀血内生，痰瘀互结，痰湿郁久化热，热扰心肝，则为心烦、心慌、胸闷。舌质暗红，苔黄腻，脉略数为本病之征。

中药以疏肝清热，化痰活血为法。柴胡疏肝解郁；栀子、黄芩清气泻火；桂枝温通心阳；生地黄、沙参养阴清热；瓜蒌宽胸散结；玄参、牡丹皮凉血化痰；川芎、当归、丹参活血化瘀，诸药合用，共奏疏肝清热，化痰活血之效。

复诊时心慌、手抖减轻，情绪好转，但有口干苦、大便干结、小便短黄，且舌暗红苔黄，脉弦细，此为肝经湿热夹瘀之象，应以清肝泻火，活血散结为法。方中龙胆草清泄肝经湿热；黄芩、栀子清热燥湿；泽泻、车前子导湿热从水道而去；加白芍、当归以滋养阴血养肝体，使邪去而正不伤；柴胡舒畅肝胆气机以调肝用；玄参滋阴降火，软坚散结，且同厚朴同用有通便作用；再辅以丹参以活血散结。

本病中患者初诊既有明显的甲亢指征，也有明显的焦虑状态，并且伴有较多的躯体症状，应重视对其心理状态的调整，治疗甲亢与治疗焦虑双管齐下，收效更为显著。

2. 本病的辨证，除需辨明在气在血、火旺与阴伤的不同及病情的轻重外，还必须重视其与情志的关系。若患者平素情志内伤，忿郁恼怒或忧愁思虑日久，使肝气失于条达，气机郁滞，则津液不得正常输布，易于凝聚成痰，气滞痰凝，壅结颈前，则形成瘿病。所以治疗当中辅助以疏肝解郁、养心安神之品，配合情志疗法，改善患者情绪状态。

在本病的中医辨证治疗上，各医家均形成了自己的一套中医理念。如许芝银教授认为，甲亢病人属肝肾阴虚致机体阴阳失衡，阴虚阳盛是其一般规律，也就是一种阴虚阳盛的状态，因此需从调整阴阳平衡着手，根据甲亢患者在各期及患者体质因素影响下，也就是随着患者状态的改变，进行辨证加减。许教授认为，甲状腺功能亢进早期多以心肝火旺，灼伤阴液为主，病久多致气阴两伤；虽病情复杂，其病机规律当为本虚标实，本虚当以阴虚为主，标实为郁火、痰浊与血瘀；拟基本方：黄芩、夏枯草、生地黄、赤芍、白芍、五味子、黄连、麦冬、牡蛎、南沙参、炙甘草，并根据病症加减，后总结出了"进展期，清心火；恢复期，补气阴；慎用碘，防复发；节情志，重静养；调心肾，收全功"的治疗大法。许教授弟子魏友松以此基本方加减治疗甲亢 52 例，治愈 10 例，显效 32 例，有效 8 例，无效 2 例，总有效率 96.15%。

3. 甲亢的抗甲状腺治疗包括药物治疗、放射性碘 131 治疗、手术治疗等。心理治疗对本病治疗有正面的作用，可协同其他疗法产生更好的临床效果。因此应强调消除精神紧张的不利因素，并予以适当的休息和各种支持疗法，正确掌握对本病的认识和治疗，配合医师完成必要的治疗。

八、甲状腺功能减退症

甲状腺功能减退症（hypothyroidism，简称甲减），是由多种原因引起的甲状腺激素（TH）合成、分泌或生物效应不足所致的临床综合征，重症患者可表现为黏液性水肿，更为严重的昏迷者称为"黏液性水肿性昏迷"。

【西医的病因及发病机制】

甲减的病因复杂，可分原发性、继发性两类，其中以原发性者多见。成人型甲减常见病因如下：

1. 甲亢治疗或手术切除后，甲状腺组织结构被破坏，使甲状腺素合成分泌不足。

2. 甲状腺炎。

3. 应用抗甲状腺药物过量。

4.Graves 病晚期，继发性甲减（垂体性甲减）少见，多因下丘脑－垂体病变如肿瘤、手术、放疗及产后垂体坏死等引起。

【中医的病因病机】

甲状腺功能减退症，广义上属于中医学"瘿病"的范畴。现在学者大多根据其不同的临床症状作为病名归属，如以精神萎靡、畏寒肢冷、性欲减退等为主的"虚损""虚劳"；以心慌心悸为主的"心悸"；以黏液性水肿为主的"水肿"；以记忆力衰减、呆滞为主的"痴呆"等。其病因主要归于先天、后天及医源性三个方面，先天因素主要由于地域或遗传性造成母体缺碘及父母精气不足而致；后天由于营养不足、劳伤胃气、瘿病病久及肾而致；医源性因用药不当及手术损伤而成。病机以阳虚为本，气滞痰凝血瘀为标，临床可见肾阳虚、心肾阳虚、脾肾阳虚、阳虚水泛、阴阳两虚之证。

【临床状态医学诊断思路】

1. 西医诊断

临床表现主要以代谢率减低和交感神经兴奋性下降为主，典型患者易畏寒乏力、手足肿胀感、体重增加、记忆力减退、反应迟钝、嗜睡、精神抑郁、便秘、少汗、关节疼痛、月经不调等，或者女性月经过多、不孕。体格检查典型患者可有表情呆滞，反应迟钝，声音嘶哑，听力障碍，面色苍白，颜面和／或眼睑水肿，唇厚舌大，常有齿痕，皮肤干燥、粗糙、脱皮屑，皮肤温度低，水肿，手脚掌皮肤可呈姜黄色，毛发稀疏干燥，跟腱反射时间延长，脉率缓慢等。辅助检查原发性甲减血清 TSH 增高，TT_4、FT_4 降低，血清 TT_3 和 FT_3 早期正常，晚期减低。亚临床甲减仅有血清 TSH 增高，血清 TT_4、FT_4 正常。进一步检查，若血清 TPOAb 阳性则提示甲减是由于自身免疫性甲状腺炎所致。而 TRH 兴奋试验可进一步寻找垂体和下丘脑病变。

甲状腺功能减退患者伴发精神异常的比例也比较高，对于精神症状明显的患者，要注意与精神病、抑郁症鉴别。

2. 中医辨证

甲减辨证论治的关键是要处理好本虚与标实的关系。甲减之本虚证型，主要为肾阳虚衰，或兼脾阳不足，或兼心阳不足、阴阳两虚证。甲减之标实可为肝气郁结、痰湿中阻、痰阻血瘀等。然后辨病辨脏腑，本病病位可在肾在脾，在心在肝，或数脏兼而有之。

甲减有禀赋不足者有始于胎儿期者，可见与肾虚关系密切。其临床主症为元气匮乏、气血不足之神疲乏力，畏寒怯冷等，乃是一派虚寒之象。肾阳不足，命门火衰，火不生土，脾阳受损，出现脾肾阳气俱伤。脾为后天之本，气血生化之源，脾主肌肉且统血。甲减患者多见肌无力、疼痛、贫血、月经紊乱，甚至持续大量失血，均系脾阳不足之征象。又有甲减患者兼见心悸怔忡，胸闷息短等症状，此为心阳虚衰之象。亦有阳损及阴，阴阳两虚之甲减，可兼见口干咽燥，五心烦热等肾阴不足之表现。

3. 心理状态

精神障碍是甲减的常见征象。情志不畅是甲状腺疾病发病的重要因素，情绪的好坏对本病的发生、发展及转归具有重要影响。一方面，甲减患者多因阳虚致病，阳虚则推动无力，痰浊瘀血等阴邪停留体内，阻滞于颈则成瘿肿，阳气不升则郁郁寡欢，神疲乏力。另一方面，情志不畅则易使肝气内郁，气机郁滞，津凝成痰，痰气交阻于颈，痰阻血瘀，遂成瘿肿。由于妇女多见性情抑郁，加之经、产期肾气亏虚，外邪乘虚而入，造成妇女多思多虑，易患甲状腺疾病。

适度的情志活动乃是人体的生理需要，有利于脏腑的功能活动，对于防御疾病、保持健康是有益的。如情志损伤得不到改善，这就是一种不良的精神因素，正如《素问·举痛论》篇所说："百病伤于气也，怒则气上，喜则气缓，悲则气消，恐则气下，躁则气乱，思则气结。"《诸病源候论·瘿候》也提到："瘿者，由忧恚气结所生。"女性患者，平素情志失调，思虑过度者多见气血两虚证；年老体弱，起居失调，劳累过度者多见脾肾阳虚证；而先天禀赋素弱，因劳倦内伤或七情不和发病者多为肝肾阴虚证。

临床上医者应首先针对患者症状特点进行询问及分析，并可借助相关检查及量表（包括 SAS、SDS、SCL-90、汉密尔顿抑郁、焦虑量表等），评估患者心理状态。再加上中医辨证法，做出全面的中医证候状态及心身状态诊断。

综上所述，对于甲减病人，需重视对其心理状态的诊断及对整体状态的调整，而不是仅仅关注于疾病本身。从另一角度说，遇到抑郁焦虑的病人，也需注意排除其情绪改变是否由甲状腺功能失调引起，从而更准确地用药。

【临床状态医学治疗方法】

1. 中医治疗

甲减的治疗首先要辨明病情轻重和病程。甲减病情严重者常表现为典型的肾阳虚衰，或兼脾阳不足，或兼心阳不足，兼有水湿、痰浊、瘀血等阴邪留滞全身。

（1）内治法

1）肾阳虚衰

[症见]形寒怯冷，萎靡嗜睡，表情淡漠，思维迟钝，面色苍白，毛发稀疏，性欲减退，月经不调，舌淡胖，脉沉迟。

[治法]温肾助阳，益气祛寒。

[代表方]桂附八味丸加减。

[常用药]熟附子、肉桂、党参、肉苁蓉、熟地黄、山茱萸、山药、茯苓、淫羊藿、泽泻等。

2）脾肾阳虚

[症见] 面浮无华，神疲肢软，手足麻木，四肢不温，少气懒言，头晕目眩，纳减腹胀，口淡乏味，畏寒便溏，男子阳痿，妇女月经不调或见崩漏，舌质淡胖，苔白滑或薄腻，脉弱濡软或沉迟无力。

[治法] 温中健脾，扶阳补肾。

[代表方] 补中益气汤合四神丸加减。

[常用药] 党参、黄芪、白术、茯苓、熟附子、补骨脂、吴茱萸、干姜、升麻、当归、砂仁、泽泻、红枣、陈皮等。

3）心肾阳虚

[症见] 形寒肢冷，心悸怔忡，胸闷息短，面㿠虚浮，头晕目眩，耳鸣重听，肢软无力，舌淡色暗，舌苔薄白，脉沉迟细弱，或见结代。

[治法] 温通心阳，补肾利水。

[代表方] 真武汤加减。

[常用药] 黄芪、白芍药、白术、猪苓、茯苓、熟附子、桂枝、杜仲、丹参、甘草等。

4）阴阳两虚

[症见] 畏寒肢冷，眩晕耳鸣，视物模糊，皮肤粗糙，小便清长或遗尿，大便秘结，口干咽燥，但喜热饮，男子阳痿，女子不孕。舌质淡红、舌体胖大、舌苔薄白或少，脉来迟细。

[治法] 温润滋阴，调补阴阳。

[代表方] 以六味地黄丸、左归丸等加减。

[常用药] 熟地黄、山药、山茱萸、菟丝子、仙灵脾、肉苁蓉、何首乌、枸杞子、女贞子、茯苓、泽泻等。

阳虚明显者加附子、肉桂；阴虚明显者加黄精、生地黄、生脉散等。

5）痰瘀互结

[症见] 倦怠乏力，形寒肢冷，颈前肿大，按之较硬，便秘，或见女子闭经，舌质紫暗，苔白腻，脉涩。

[治法] 温补阳气，化痰活血。

[代表方]二陈汤合桃红四物汤加减。

[常用药]半夏、橘红、茯苓、生姜、乌梅、桃仁、红花、当归、川芎、黄芪、炙甘草。

若脾虚食少纳呆者,加砂仁以温中化湿行气;若胸闷不舒者加香附、郁金理气化痰。

（2）针灸治疗

1）毫针治疗

主穴:气海、脾俞、肾俞、心俞、足三里。均取双侧穴,针刺手法以补法为主,足三里加灸。

配穴:畏寒肢冷,乏力加灸大椎、命门、身柱以温补阳气,温经散寒,强身健体;智力低下加百会、四神聪、太溪以健脑益智;心动过缓加内关、神门以补益心气,宁心安神;食欲减退加公孙、内关、中脘以健脾理胃调中等。

2）耳针疗法

取穴神门、交感、肾上腺、皮质下、内分泌、肾。以上穴位均取双侧,分为两组交替使用,每次留针30分钟,期间行针3次。

3）艾灸治疗

艾条温灸大椎穴治疗,每次灸15 ~ 20分钟,每天1次。

（3）气功、太极拳疗法

通过气功、太极拳等中医特色锻炼,调理肝气,舒筋活血,动静结合,动则养形,静则养神,精气神兼养,通过调理气血,可有效改善脏腑功能,从而减轻甲减患者症状。

（4）中医心理治疗

可通过中医五行音乐疗法治疗。亚临床甲减患者中肝郁脾虚者占有很大比例,这类人群听一听疏肝健脾的音乐对身体的恢复有一定帮助。肝气郁结,容易生闷气者,听欢快舒畅的音乐来疏肝,如《江南好》《乌苏里船歌》《漓江春雨》等朝气蓬勃的乐曲。肝火偏盛,急躁易怒者,听欢快曲风的音乐以疏肝,配合悲凉音乐,如《二泉映月》《江河水》等以舒缓急躁情绪。脾胃不调的患者,可以听一些音域宽广浑厚、悠扬为主旋律的音乐,如《美丽的草原我的家》《春江花月夜》之类悠扬沉静，给人以温厚平和的感觉，有助于调和脾胃。

2. 西医治疗

（1）甲状腺制剂终身替代治疗

早期轻型病例以口服甲状腺片或左甲状腺素为主。监测甲状腺功能，使TSH维持在正常值范围。

（2）对症治疗

中、晚期重型病例除口服甲状腺片或左甲状腺素外，需对症治疗，如给氧、输液、控制感染、控制心力衰竭等。

3. 临床心理治疗

（1）信心引导

为提高心理行为异常患者的自信心，医护人员要以和蔼可亲的态度对待患者，关心体贴患者，引导患者学习有关甲状腺的功能、甲状腺功能减退相关知识，如何进行治疗，在治疗中可能会出现什么反应等知识，并鼓励其发表意见。对患者提出的要求尽可能地帮助解决，并帮助患者大胆地表达自己的见解。使患者觉得可以让别人了解自己的感觉，以提高患者的自信心和勇气。

（2）适当引导

在培养患者了解掌握甲状腺功能减退症知识，培育患者建立自信心的基础上，医护人员应及时将患者引入适合治疗、配合治疗的角色。对老年患者并伴有冠心病或其他心脏病史以及严重精神症状者，甲状腺激素应从小剂量开始，适当引导，缓慢递增，直至适当的维持量。垂体前叶功能减退且病情较重者，为防止发生肾上腺皮质功能不全，甲状腺激素的治疗应在皮质激素替代治疗后开始。

（3）心理矫正

由于患者住院时间长，并长期服药，有的甚至终身需要服药治疗，担心自己甲状腺不能恢复原来的功能，因此较易产生抑郁、焦虑情绪，也有少数患者变得烦躁、妄想、偏狂等。因此，要加强患者的心理健康教育，消除患者的恐惧和绝望心理，了解患者产生抑郁或其他症状的根本原因，针对病因给予开导，设法祛除病因，教育患者正确对待疾病，以豁达的心境对待疾病和挫折的挑战，以摆脱抑郁的心境或狂妄的心理。同时，提高患者的心理素质，进行自我调节能力和心理承受能力的训练，让他们正确对待甲状腺功能减退症，克服悲观情绪，消除焦虑心理，提高面对困难的耐力。

【病案分析】

患者，女，47岁，因"心悸间作24年余，加重伴头晕头痛"于2009年在我科住院治疗。

患者1984年因心悸、胸闷、乏力于当地医院就诊，经检查诊断为甲状腺功能亢进症，开始口服药物治疗（具体不详），治疗后痊愈，1992年上症复发，于深圳市人民医院行甲状腺部分切除术，术后无心悸、胸闷。2000年2月患者心悸再作，于深圳第二人民医院就诊，经检查诊断甲状腺功能亢进再次复发，行相关治疗，症状好转。2000年8月患者再因心悸、胸闷、疲劳、乏力、失眠，于深圳市人民医院就诊，经检查诊断为"甲状腺功能减退症"，口服优甲乐治疗，症状好转。出院后每于劳累、受寒后心悸、乏力症状发作，后因劳累后出现心悸症状加重，伴头晕、昏沉感，头胀痛，前来我科门诊就诊。就诊时见精神一般，心悸，胸闷，头晕，头痛，疲劳，乏力，畏寒，腰酸膝软，眼睑浮肿，四肢轻度水肿，失眠，彻夜难眠，情绪低落，兴趣减退，敏感，易激惹，纳一般，二便调。

既往有"高血压病"病史。

查体：表情淡漠，眼睑轻度浮肿。四肢轻度非凹陷性水肿。心肺及神经系统检查未见明显异常。舌质淡暗胖，苔薄白，脉沉细。

辅助检查：心电图、脑电图、头颅CT未见异常，甲功5项示TSH↑，TT4↓，FT4↓，其余血生化未见明显异常。心理测评：SCL-90总均分2.8，抑郁因子分3.10，焦虑因子分2.56，躯体化因子分3.26；宗氏抑郁量表（SDS）73分，提示重度抑郁症状；宗氏焦虑量表（SAS）68分，提示重度抑郁、中度焦虑症状。

中医诊断：心悸（脾肾阳虚）。

西医诊断：甲状腺功能减退症，甲状腺部分切除术后。

心理状态：抑郁焦虑状态。

治疗：中药以温补脾肾为法，方药如下：附子 10g（先煎），白术 10g，黄芪 30g，山药 15g，茯苓 15g，熟地黄 15g，杜仲 10g，牛膝 10g，当归 10g，泽泻 10g，桂枝 10g，甘草 10g，酸枣仁 30g，合欢花 20g。配合中医心理疗法（抑情顺理法），并予优甲乐 37.5μg po qd 作为甲减基础治疗。治疗 2 天，患者心慌症状逐渐改善，1 周后疲倦消除，夜间睡眠 5 ~ 6 小时，睡眠深度正常，无噩梦，情绪较前明显好转，予出院。出院时查体及舌脉同前，予出院带药 7 剂，组方为前方加丹参 10g，嘱出院后忌浓茶、咖啡、烟酒，并进行太极拳锻炼。

1 月后复诊，诉心慌心悸、头晕头痛明显好转，睡眠及情绪明显改善，对疗效表示满意。

讨论：

1.本病属中医"心悸"之范畴，证属"脾肾阳虚"。缘患者饮食不节，损伤脾胃，脾胃失于运化，气血生化乏源，气虚日久及阳，脾肾阳虚，心阳不振则心悸、胸闷，肾阳不足则水液内停，故面部及四肢水肿，并腰酸膝软。阳气不足，故见疲倦、乏力，情绪不宁。舌质淡暗胖，苔薄白，脉沉细皆为脾肾阳虚之象。本病病位在脾、肾，病性为本虚。

中医以温补脾肾为法，方中附子、杜仲及苓桂术甘汤温阳健脾补肾，黄芪、山药健脾益气；熟地黄、牛膝补肾填精；当归补血活血；泽泻利湿泄浊；桂枝、甘草益心阳而定悸；酸枣仁、合欢花安神助眠，共奏补益脾肾，通阳泄浊，安神定悸之效。1 周后出院带药再加丹参以活血化瘀助定悸。

同时配合中医心理治疗，采用抑情顺理法，使患者通达致病和愈病之理，使其坚持对自身负面心理做自我抑制，舒畅情志，从而调整其整体心身状态。

2.中医学认为，情志不畅是甲状腺疾病发病的重要因素，情绪的好坏对本病的发生、发展及转归具有重要影响。本病以女性患者多发，符合中医学认为女性天生禀赋多郁的特点，平素情志失调，思虑过度或因劳倦内伤或七情不遂者发病率更高。中医治疗甲减，应用疏肝、理气、健脾、养阴温阳等方法，并酌情选用中医心理疗法，可取得更好的临床疗效。

甲状腺功能减退在中医辨证中阳虚致病者居多。对于肾阳虚衰状态，李莉使用桂附八味丸加减合通心络胶囊治疗甲状腺功能减退 33 例，基本方药组成为：肉桂（后下）6g，制附子（先煎）、山茱萸、车前子（包煎）、赤芍、牛膝各 10g，山药 20g，熟地黄 24g，茯苓、丹参各 15g。气虚症状明显者加用生黄芪；胆结石者加用鸡内金；血虚症状明显者加用当归；便秘者加大黄等随症化裁，1 日 1 剂，水煎服。经上述方法治疗，最少应用中药 1 周获效，一般 2 周后主要症状改善，最长者 6 周主要症状改善。治疗期间均未出现不良反应。结果：显效 14 例，有效 17 例，无效 2 例，总有效率 93.9%。

对于脾肾阳虚状态，莫崇念运用温补脾肾法治疗甲减患者共 63 例，随机分为治疗组（温补脾肾方加优甲乐）32 例和对照组（优甲乐）31 例。其中治疗组脱落 2 例、对照组 1 例（均系门诊病人，因迁居失访未完成试验）。温补脾肾方组成为附片 20g，肉桂 15g，杜仲 15g，菟丝子 15g，黄芪 20g，熟地黄 15g，当归 15g，山药 15g，山茱萸 15g，泽泻 30g 等。经治疗后，治疗组患者的症状、体征有明显的改善，其面浮肢肿，神疲乏力，腰膝酸软等主要症状都得到明显缓解，与西药对照组比较有显著性差异，治疗组总有效率（93.3%）高于对照组（76.7%）。

对于心肾阳虚状态，陈文娟观察真武汤加减配合小剂量 L- 甲状腺钠片治疗甲状腺功能减退症的临床疗效。其方法是将 60 例患者随机分为 2 组，每组各 30 例。治疗组伴有贫血 8 例，心悸 22 例，心脏扩大伴心包积液 4 例，腹水 6 例，心动过缓 21 例，用真武汤（由附子、白芍、白术、茯苓、甘草、生姜等组成）加减配合小剂量 L- 甲状腺钠片治疗；对照组伴有贫血 8 例，心悸 22 例，心脏扩大伴心包积液 4 例，腹水 6 例，心动过缓 21 例；单纯用 L- 甲状腺钠片治疗。结果：治疗组总有效率为 93.3%，对照组总有效率为 70.0%，两组差异具有显著性意义。

李霞使用右归丸加减治疗原发性甲状腺功能减退症（阴阳两虚状态）取得明显疗效，将65例符合标准的患者随机分成对照组和治疗组，两组患者均予以左甲状腺钠片50～75μg口服，每天1次。治疗组患者在此基础上加用右归丸加减汤剂，每天1剂，分3次口服，连续服用12周，比较两组患者的治疗效果。结果治疗组总有效率（93.9%）明显优于对照组（84.3%）（$P < 0.05$）。

以上研究都从实际应用当中证明了中医治疗甲状腺功能减退症收效良好。

3. 甲状腺功能减退患者伴发精神异常的比例比较高，最早出现的症状有疲劳、乏力、不能耐冷、食欲减退而体重反增加；继而出现嗜睡、记忆力减退、反应迟钝、呆滞、淡漠、动作缓慢、思考困难、寡言少语，声音变粗而低；全身皮肤苍白或发黄而干冷，粗糙，面容虚肿，面色苍白，表情呆滞（黏液性水肿面容）；毛发稀疏脱落，四肢麻木且呈非凹陷性水肿等。常被误诊为痴呆或抑郁症。也可表现为幻觉妄想状态，严重者可出现嗜睡，甚至昏迷。如在儿童，精神异常多表现为智能发育不良，学习能力差，与外界交往的能力和解决问题的能力也远不如同年龄的正常儿童。

九、脑梗死

脑梗死（cerebral infarction，CI）是缺血性脑卒中（cerebral ischemic stroke）的总称，是脑血液供应障碍，缺血、缺氧所致的局限性脑组织的缺血性坏死或软化。本文主要以脑梗死中最常见的类型大动脉粥样硬化性脑梗死为例说明。

【西医病因及发病机制】

其病因主要是各种原因导致的颅内及颈部大动脉粥样硬化，另外也包括主动脉弓粥样硬化。大动脉粥样硬化导致脑梗死的机制主要包括血栓形成、动脉到动脉栓塞、载体动脉病变堵塞穿支动脉及低灌注。

【中医的病因病机】

脑梗死相当于中医之"中风"，又因其发病突然，亦称之为"卒中"。本病多是在内伤积损的基础上，复因劳逸失度、情志不遂、饮酒饱食或外邪侵袭等触发，引起脏腑阴阳失调，血随气逆，肝阳暴亢，内风旋动，夹痰夹火，横窜经脉，蒙蔽神窍，从而发生卒然昏仆、半身不遂诸症。

【临床状态医学诊断思路】

1. 西医诊断

中老年患者，有动脉粥样硬化及高血压等脑卒中的危险因素，安静状态下或活动中起病，病前可有反复 TIA 发作，症状常在数小时或数天内达高峰，出现局灶性的神经功能缺损，梗死的范围与某一脑动脉的供应区域相一致。头部 CT 在早期多正常，24 ~ 48 小时内出现低密度病灶。DWI 和 PWI 有助于早期诊断，血管造影可发现狭窄或闭塞的动脉。

2. 中医辨证

发病之初，邪气鸱张，风阳痰火炽盛，气血上菀，故以标实为主；如病情剧变，在病邪的猛烈攻击下，正气急速溃败，可以正虚为主，甚则出现正气虚脱。后期因正气未复而邪气独留，可留后遗症。

由于病位浅深、病情轻重的不同，中风又有中经络和中脏腑之别。轻者中经络，重者中脏腑。若肝风夹痰，横窜经络，血脉瘀阻，气血不能濡养机体，则见中经络之证，表现为半身不遂，口眼㖞斜，不伴神志障碍；若风阳痰火蒙蔽神窍，气血逆乱，上冲于脑，则见中脏腑重症，络损血溢。瘀阻脑络，而致卒然昏倒，不省人事。因邪正虚实的不同，而有闭脱之分及由闭转脱的演变。闭证之中腑者，因肝阳暴亢或痰热腑实，风痰上扰，见㖞僻不遂，神志欠清，大便不通；中脏者，风阳痰火内闭神窍，脑络瘀阻，则见昏仆，不省人事，肢体拘急等闭证。因于痰火瘀热者，为阳闭；因于痰浊瘀阻者为阴闭。若风阳痰火炽盛，进一步耗灼阴精，阴虚及阳，阴竭阳亡，阴阳离决，则出现脱证，表现为口开目合，手撒肢冷，气息微弱等虚脱症状。由此可见，中风的发生，病机虽然复杂，但归纳起来不外虚（阴虚、血虚）、火（肝火、心火）、风（肝风、外风）、痰（风痰、湿痰）、气（气逆、气滞）、血（血瘀）六端。

恢复期因气血失调，血脉不畅而后遗诸症。中脏腑者病情危重，但经积极抢救治疗，往往可使病人脱离危险，神志渐趋清醒，但因肝肾阴虚，气血亏损未复，风、火、痰、瘀之邪留滞经络，气血运行不畅，而仍留有半身不遂、口㖞或不语等后遗症，一般恢复较难。

3. 心理状态

脑梗死患者较健康者存在明显的心理障碍，表现出强烈的无望、无欲、自卑感、自责心理、躯体的长期不适和自身的不确定感。频繁的社会交往、乐观豁达的精神状态是获取社会支持的基础。由于疾病本身和心理障碍的影响，社会活动及人际交往明显减少甚至于受限，所以社会支持水平低于健康者。卒中后抑郁是临床常见的综合征，导致患者生存质量和生活满意度下降，尤其是卒中后 3 个月时。卒中后抑郁可延缓神经功能和认知功能的恢复，可增加病死率。在病理机制上由于特定部位梗死如优势半球前区、基底节或近额叶的病灶，导致单胺能类神经递质（去甲肾上腺素和五羟色胺）神经核发出纤维经基底节投射到额叶皮层的神经通络被破坏，这些都会诱发焦虑抑郁的发生及发展。

《素问》有云："阳气者，大怒则形气绝，而血菀于上，使人薄厥。"《素问玄机原病式·火类》说："多因喜怒思悲恐之五志有所过极而卒中者，由五志过极皆为热甚故也。"《医经溯洄集·中风辨》云："中风者……或因忧喜忿怒伤其气者，多有此疾。"以上皆从病因病机方面阐明了情志异常是中风发生的明显诱因。大怒之人，怒则气上，气机逆乱，气血上逆，血郁积于上而致中风形成。过度忧思悲伤，"悲则气消"，导致气机郁结，血脉不畅，瘀血阻络，脉络闭阻而致中风形成。

因在情志不舒、忧虑等因素影响下，气机不畅，肝失疏泄，导致肝气郁结，久郁化火，火郁于内，耗气伤血，气血不足，气滞血瘀，而五志化火，炼液为痰，痰火内盛引起痰火扰心，心神扰动，缺少阴血濡养，心肝蕴热，心神不宁而发病。在这由五脏气血、阴阳相互影响的病理过程中，以肝脏为核心，涉及心、肺、脾、肾等多个脏腑，变化多端，从而引起多种症状。

【临床状态医学治疗方法】

对于脑梗死急性期，临床运用中西医结合治疗效果较显著。

1. 中医治疗

中风分为中经络、中脏腑两类。中脏腑又分为闭证和脱证。常用的中医治疗有药物治疗、针灸治疗、肢体康复理疗等。

（1）内治法

1）急性期

①中经络——风痰瘀阻

[症见]头晕、头痛，手足麻木，突然发生口舌㖞斜，口角流涎，舌强语謇，半身不遂，或手足拘挛。舌苔薄白或紫暗，或有瘀斑，脉弦涩或小滑。

[治法]息风化痰，活血通络。

[代表方]半夏白术天麻汤合桃仁红花煎加减。

[常用药]半夏、茯苓、陈皮、甘草、白术、桃仁、红花、香附、青皮、穿山甲、延胡索、天麻、生姜、大枣。

湿痰偏盛，舌苔白滑者，加泽泻、桂枝利湿化饮。

②中经络——风阳上扰

[症见]眩晕头痛，耳鸣面赤，突然发生口眼歪斜，舌强语謇，或手足重滞，甚则半身不遂等症，舌质红苔黄，脉弦细数或弦滑。

[治法]镇肝息风，育阴潜阳。

[代表方]镇肝息风汤或天麻钩藤饮加减。

[常用药]龙骨、牡蛎、代赭石、珍珠母、石决明、龟甲、天麻、钩藤、菊花、白芍、玄参、牛膝、桑叶、菊花。

夹有痰浊，出现胸闷、恶心、苔腻，加陈胆星、郁金；头痛较重，加羚羊角、夏枯草以清肝息风；腿足重滞，加杜仲、桑寄生补益肝肾。

③中脏腑——闭证（阳闭）

[症见]突然昏仆，不省人事，牙关紧闭，口噤不开，两手握固，肢体偏瘫，兼见面红气粗，躁动不安，舌红苔黄，脉弦滑有力。

[治法] 清肝息风，豁痰开窍。

[代表方] 安宫牛黄丸。

[常用药] 羚羊角（或山羊角）、钩藤、珍珠母、石决明、胆南星、竹沥、半夏、天竺黄、黄连、菖蒲、郁金。

④中脏腑——闭证（阴闭）

[症见] 突然昏仆，不省人事，牙关紧闭，口噤不开，两手握固，肢体偏瘫，兼见面白唇紫，四肢不温，静卧不烦，舌质暗淡，苔白腻滑，脉沉滑。

[治法] 豁痰息风，辛温开窍。

[代表方] 苏合香丸。

[常用药] 半夏、茯苓、橘红、竹茹、郁金、菖蒲、胆星、天麻、钩藤、僵蚕。

⑤中脏腑——脱证

[症见] 突然昏仆，不省人事，面色苍白，目合口张，鼻鼾息微，手撒肢冷，汗多，大小便自遗，肢体软瘫，舌痿，脉细弱或脉微欲绝。

[治法] 回阳救阴，益气固脱。

[代表方] 参附汤合生脉散加减。

[常用药] 人参、附子、麦冬、五味子、山茱萸。

阴不敛阳，阳浮于外，津液不能内守者，加煅龙骨、煅牡蛎敛汗回阳。

2）恢复期和后遗症期

①痰瘀阻络

[症见] 口舌歪斜，舌强语謇，或失语，半身不遂，肢体麻木，舌紫暗或有瘀斑。苔滑腻，脉弦滑或涩。

[治法] 化痰祛瘀，活血通络。

[代表方] 温胆汤合四物汤加减。

[常用药] 熟地黄、当归、川芎、枳实、半夏、竹茹、茯苓、陈皮。兼气虚者，加黄芪、党参、白术。

②气虚血瘀

[症见] 偏枯不用，肢软无力，面色萎黄，舌质淡紫或有瘀斑，苔薄白，

脉细涩或细弱。

[治法] 益气活血，祛瘀通络。

[代表方] 补阳还五汤加减。

[常用药] 黄芪、当归、赤芍、桃仁、红花、地龙、牛膝。

血虚者，加枸杞子、首乌藤以补血。

③肝肾亏虚

[症见] 半身不遂，患肢僵硬拘挛变形，舌强不语，或偏瘫，肢体肌肉萎缩，舌红脉细，或舌淡红，脉沉细。偏枯不用，肢软无力，面色萎黄，舌质淡紫或有瘀斑，苔薄白，脉细涩或细弱。

[治法] 滋养肝肾。

[代表方] 左归丸合地黄饮子加减。

[常用药] 干地黄、首乌、枸杞子、山茱萸、麦冬、石斛、当归、鸡血藤。

若腰酸腿软较甚，加杜仲、桑寄生、牛膝补肾壮阳。

（2）针灸治疗

中经络：半身不遂者取肩髃或极泉、手五里或曲池、外关或内关、合谷或阳池、环跳或居髎、阳陵泉或足三里、解溪或悬钟、昆仑或风市等。病程日久者，上肢宜配取大椎、肩外俞；下肢宜配取腰阳关、白环俞。也可配刺健侧穴，或加电针。语涩加廉泉、通里，肌肤不仁可用皮肤针轻叩局部；口眼㖞斜取地仓、颊车、合谷、迎香、颧髎、下关等穴；流涎加承浆、地仓。

中脏腑：闭证取人中、十二井、太冲、丰隆、劳宫等穴为主。牙关紧闭加颊车、下关；舌强不语加哑门、廉泉。脱证取神阙、关元等穴，用大艾炷多壮灸。虚汗不尽加阴郄；虚阳浮越者重灸命门、气海俞、肾俞等穴。

（3）康复治疗

宜早期开始。病情稳定后，应积极进行康复知识和一般训练方法的教育。

（4）中医心理治疗

治疗需心药兼施，重视调摄患者的情志，着重于疏导患者的情绪，利用穴位的按摩、音乐、暗示等疗法缓解患者中风后抑郁的状态。

2. 西医治疗

脑梗死的治疗应根据不同的病因、发病机制、临床类型、发病时间等确定治疗方案，实施以分型、分期为核心的个体化治疗原则。在一般内科支持治疗的基础上，可酌情选用改善脑循环、脑保护、抗脑水肿降颅内压等措施。在时间窗内有适应证者可行溶栓治疗。有条件的医院，应该建立卒中单元，卒中患者应该收入卒中单元治疗。

（1）急性脑梗死的治疗原则

①在疾病发展的不同时期，针对不同病情、病因采取有针对性的综合治疗和个体化治疗措施。②积极改善和恢复缺血区的血液供应，促进脑微循环，阻断和终止脑梗死的病理进程。③预防和治疗缺血性脑水肿。④急性期应早用脑细胞保护治疗，可采取综合性措施，保护缺血周边半暗带的脑组织，避免病情加重。⑤加强护理和防治并发症，消除致病因素，预防脑梗死再发。⑥积极进行早期规范的康复治疗，以降低致残率。⑦其他：发病后12h内最好不用葡萄糖液体，可用羟乙基淀粉（706代血浆）或林格氏液加三磷腺苷（ATP）、辅酶A及维生素C等，避免在急性期用高糖液体加重酸中毒和脑损害。

（2）急性期一般治疗

急性期应尽量卧床休息，加强皮肤、口腔、呼吸道及大小便的护理。注意水、电解质的平衡，如起病48～72h后仍不能自行进食者，应给予鼻饲流质饮食以保障营养供应。应当把患者的生活护理、饮食、其他合并症的处理摆在首要的位置。另外，大多数患者、患者亲友及部分医务人员期望的是有更好的药物使患者早日康复，而忽视了其他治疗方面，如患者的饮食。由于部分脑梗死患者在急性期，生活不能自理，甚至吞咽困难，若不给予合理的营养，能量代谢会很快出现问题，这时，即使治疗用药再好，也难以收到好的治疗效果。

（3）脑水肿的治疗

常用药物有渗透性脱水剂（甘露醇、甘油果糖）、利尿性脱水剂、肾上腺皮质激素、人血白蛋白等。

（4）急性期溶栓治疗

血栓和栓塞是脑梗死发病的基础，因而理想的方法是使缺血性脑组织在出现坏死之前，恢复正常的血流。脑组织获得脑血流的早期重灌注，可减轻缺血程度，限制神经细胞及其功能的损害。近年来，通过国内外大量的临床研究，一般认为在血液稀释、血管扩张、溶栓等治疗中，溶栓治疗成为急性脑梗死最理想的治疗方法。

3. 临床心理治疗

卒中后抑郁是脑卒中疾病最常见较严重的并发症之一。据统计卒中后抑郁的发生率为 25%～76%，且其致残率和病死率也高达 70%～90%。卒中后抑郁严重影响到中风后患者对疾病康复的信心。

临诊时应耐心倾听患者的各种烦恼，充分了解病人的病情，站在他们的角度耐心劝慰，鼓励其解除思想压力，树立战胜病魔的自信心。并告知患者家属对本病的认识，要重视对患者的关心和情感支持，多与患者交流，转移患者注意力，鼓励患者对疾病的信心，有特殊情况及时告知医生，这样更有利于对疾病的治疗。

【病案分析】

王某，男性，51 岁，工人，因"右侧肢体半身不遂 1 月，伴烦躁易怒、失眠 1 周"于 2012 年 10 月 8 日至我院就诊。

患者于 1 月前无明显诱因突然出现右侧肢体乏力，无言语不清，无视物模糊，无头晕头痛，无饮水呛咳、吞咽困难等，遂于当地医院治疗，诊断为"急性脑梗死（左侧基底节区）"。经静脉输液、口服药物（具体不详）及针刺治疗后，症状好转，右侧肢体肌力恢复至Ⅳ级，基本能生活自理。1 周前家人发现患者情绪激动，烦躁易怒，不愿锻炼身体进行康复，偶有自行哭泣，食欲减退，入睡困难，至外院就诊，予服用"盐酸氟西汀分散片 20mg qd"，症状无明显改善。现症见右侧半身不遂，烦躁易怒，眩晕头痛，失眠多梦，面红目赤，胁痛口苦，食欲减退。

既往无高血压、糖尿病等。

体格检查：舌淡红苔薄黄；脉弦细。生命体征正常。心肺检查未见明显异常。

神经系统检查：右侧肢体肌力Ⅳ级，左侧肢体肌力正常。右侧肢体肌张力稍增高，左侧肢体肌张力正常。右侧肢体腱反射稍亢进，左侧肢体腱反射正常。痛触觉检查未见异常。右侧巴宾斯基征、查多克征（＋）。

辅助检查：心理测评：SCL-90总均分3.6，抑郁因子分3.97，焦虑因子分2.86，躯体化因子分3.17；宗氏抑郁量表（SDS）73分，提示重度抑郁症状；宗氏焦虑量表（SAS）56分，提示轻度焦虑症状。

中医诊断：中风——中经络（脾肾亏损），郁病（心肝郁热）。

西医诊断：脑梗死（左侧基底节区）恢复期。

心理状态：脑卒中后抑郁。

治疗方案：疏肝解郁，补脾益肾。

给予心理治疗（内观疗法）、针灸、阴阳行气功（吉良晨名老中医创制）。中药汤剂给予专科自拟方郁乐冲剂为主方，加桃仁、红花、黄芪、党参、白术、杜仲、巴戟天，配合心理治疗，特别是内观疗法。2周后失眠症状改善，情绪恢复稳定，食欲如常，能够正常与他人交流。1月后诸症明显改善，日常生活能够自理，对生活充满信心，开始坚持锻炼身体，仍然自觉容易疲劳，活动尤甚，气短，胃口欠佳，夜尿较多，考虑目前为脾肾亏损，痰瘀阻络证。中药予专科院内制剂脑髓康胶囊口服治疗。同时嘱患者坚持心理治疗。2月后患者状态良好，停用中成药，继续心理治疗。

讨论："百病生于气也"，中风后患者多郁郁寡欢，担心紧张恐惧，思虑过度。肝郁必然存在，恐伤肾，思伤脾，以致肝气郁结，脾肾亏损状态。卒中后抑郁属继发性抑郁症，与患者的脑卒中事件相关，临床表现为情绪低落、情感脆弱、思虑过度、焦虑紧张、兴趣减退、空虚淡漠、思维迟钝，甚至有对生活绝望自杀的行为等，严重影响到中风后患者对疾病康复的信心，从而影响生活质量，生活满意度下降。

该患者缘于精神紧张担心，思虑伤脾，脾气亏虚，运化水谷无力则出现纳差；脾气亏虚，水湿内停，清阳不升，则见头晕头痛；气血生化无源，心身失养，则见失眠、心慌胸闷；思虑过度，肝气郁结，则见烦躁易怒、胁痛。舌淡红苔薄黄，脉弦细亦为本病之征。本病病位在肝、脾、脑，为本虚标实之证，预后一般。

本方采用郁乐冲剂为主方，其中具体方药组成知母、百合、麦冬、郁金、香附、白芍、桃仁、红花、川芎、酸枣仁、柏子仁、夜交藤、龙齿、珍珠母、远志、黄芪、党参、白术、杜仲、巴戟天。功效滋阴清热安神，理气疏肝，活血通络，其中健脾与补肾同用，清泄郁热与滋阴养血共举，养心安神与镇静安神同用，理气药物芳香走窜又不耗伤阴血，先天之本与后天之本并补，使生化有源。而且全方性味较为平和，既无温热之嫌，又无寒凉之弊。

复诊后患者为中风恢复期，其状态为脾肾亏虚，痰瘀阻络，选用本科院内制剂脑髓康以益气活血，化痰通络，补肾填精。

本例患者采用的内观疗法，主要为回顾对方给自己的关照，使内观者重温被爱的感情体验，唤起内观者的自信、责任感、受恩要报的义务感。回顾自己给对方添的麻烦会唤起羞愧感、非病理性罪感（在日本这种罪感体验和认识是针对自己侵害了人们之间已经确立的关系准则和秩序）。以上两类感情互成表里，加剧了内观者的情感活动，从而为破坏原来的认知框架创造了基础。通过内观，内观者爱他人的社会性意向、重建自我形象的意向、改进人际协调的意向均会提高，这对革新自我有重大意义。把遗忘的、混乱的、杂乱无章的经历，按照题目回忆整理，达到自我洞察和对人理解，建立新的关系和新的生活。通过内观过程，可以重新了解自己、减轻烦恼、提高自信、振作人生。

总的来说，中医治疗脑梗死当以中风论治，把握疾病发展的动态过程以及人体在不同病程中的不同状态。脑梗死分期与中医病性证素相关性研究，脑梗死的病理因素与风、火、痰、瘀、虚相关，属本虚标实之证。在本为肝肾不足、气血衰少，在标为风、火、痰、瘀等病邪相互交织；风邪作为中风发病的最重要病因，在发病过程中是病机的核心。在脑血管发生缺血坏死，进入恢复期过程中，风邪渐弱，而痰、热、瘀、虚之象渐显，特别是虚象在恢复期体现尤为明显。有关研究认为，超急性期多属中医痰热闭窍型，治疗当以化痰开窍；急性期中医辨证多属风中脑络型，主张祛风通络；恢复期以中医肝肾阴虚型居多，治疗当以补益肝肾。以上说明，脑梗死的发病过程是不断变化的，不同分期病性证素也有差别，人体也相对处于不同的状态，这可以为临床辨证提供参考。

十、帕金森病

帕金森病，又称特发性帕金森病（idiopathic Parkinson's disease，PD），简称 Parkinson 病，也称为震颤麻痹（paralysis agitans，shaking palsy），是中老年人常见的神经系统变性疾病，也是中老年人最常见的锥体外系疾病。我国 65 岁以上人群患病率为 1700/10 万，随年龄增高，男性稍多于女性。该病以静止性震颤、动作迟缓及减少、肌强直、姿势平衡障碍等为主要特征。

【西医的病因及发病机制】

本病的主要病理改变为黑质多巴胺能神经元变性死亡，但为何会引起黑质多巴胺能神经元变性死亡尚未完全明了。

帕金森病的发病机制十分复杂，可能与下列因素有关：①年龄老化；②环境因素；③遗传因素；④氧化应激和自由基生成；⑤线粒体功能缺陷；⑥兴奋性毒性作用；⑦钙的细胞毒性作用⑧免疫学异常；⑨细胞凋亡。

目前普遍认为，PD 并非单一因素致病，可能多种因素参与。遗传因素使患病易感性增加，在环境因素及年龄老化共同作用下，通过氧化应激、线粒体功能衰竭、钙超载、兴奋性氨基酸毒性及细胞凋亡等机制引起黑质多巴胺能神经元变性，导致发病。

【中医的病因病机】

从中医角度而言，本病相当于"颤证"，其常见病因主要有以下几点。

1. 年老体虚

中年之后，脾胃渐损，肝肾亏虚，精气暗衰，筋脉失养；或禀赋不足，肾精虚损，脏气失调；或罹患沉疴，久病体弱，脏腑功能紊乱，气血阴阳不足，筋脉失养，虚风内动。

2. 情志过极

情志失调，郁怒忧思太过，脏腑气机失于调畅。郁怒伤肝，肝气郁结不畅，气滞而致筋脉失养；或肝郁化火生风，风阳暴涨，窜经入络，扰动筋脉；若思虑太过，则损伤心，致气血化源不足，筋脉失养；或因脾虚不运，津液失于输布，而聚湿生痰，痰浊流窜，扰动筋脉。

3. 饮食不节

恣食膏粱厚味或嗜酒成癖，损伤脾胃，聚湿生痰，痰浊阻滞经络而动风；或滋生内热，痰热互结，壅阻经脉而动风；或因饥饱无常，过食生冷，损伤脾胃，气血生化乏源，致使筋脉失养而发为颤证。

4. 劳逸失当

行役劳苦，动作不休，使肌肉筋膜损伤疲极；虚风内动；或贪逸少动，使气缓脾滞而气血日减；或房事劳欲太过，肝肾亏虚，阴血暗损，筋脉失于调畅而不得任持自主，发为颤证。

本病的基本病机为肝风内动，筋脉失养。肝为风木之脏，肝风内动，筋脉不能任持自主，随风而动，牵动肢体及头颈颤抖摇动。其中又有肝阳化风、血虚生风、阴虚风动、瘀血生风、痰热动风等不同病机。

肝肾同源，若水不涵木，肝肾交亏，肾虚髓减，脑髓不充，下虚则高摇。若脾胃受损，痰湿内生，土不载木，亦可致风木内动。

【临床状态医学诊断思路】

1. 西医诊断

首先确定是否为帕金森症，其次确定是继发还是原发，最后与帕金森叠加综合征鉴别。

临床特征：运动症状（运动过缓、肌强直、静止性震颤、姿势步态异常等）；非运动症状（认知／精神异常、睡眠障碍、自主神经功能障碍、感觉障碍等）。

辅助检查：

1）血、脑脊液等常规检查均无异常，脑脊液中的高香草酸含量可降低。

2）影像学 CT、MRI 检查无特异性改变，PET 或 SPET 检查有辅助诊断价值。

中国帕金森病诊断标准主要是依据中老年发病，缓慢进展性病程，必备运动迟缓及至少具备静止性震颤、肌强直或姿势平衡障碍中的一项，偏侧起病，对左旋多巴治疗敏感即可做出临床诊断。

2. 中医辨证

颤证首先根据其临床表现，即头部及肢体颤抖、摇动，不能自制，甚者颤动不止，四肢强急，常伴动作笨拙，活动减少，多汗流涎，语言缓慢不清，烦躁不寐，神识呆滞等症状，定位其病在筋脉，与肝、肾、脾等脏关系密切。本病多发生于中老年人，一般呈隐袭起病，逐渐加重，不能自行缓解。主要因患者年事已高，则气血阴精亏虚，不能濡养筋脉；或痰浊、瘀血壅阻经脉，气血运行不畅，筋脉失养；或热甚动风，扰动筋脉，而致肢体拘急颤动。

其次要辨清标本虚实。肝肾阴虚，气血不足为病之本，属虚；风、火、痰、瘀等病理因素多为病之标，属实。一般震颤较剧，肢体僵硬，烦躁不宁，胸闷体胖，遇郁怒而发者，多为实证；颤抖无力，缠绵难愈，腰膝酸软，体瘦眩晕，遇烦劳而加重者，多为虚证。但病久常标本虚实夹杂，临证需仔细辨别其主次偏重。本病初期，虚象不明显，常见风阳内动、痰热风动的标实证。随着疾病发展，病程延长，或年老体弱者，则逐渐出现气血亏虚、髓海不足为主的虚证。

如肢麻震颤，伴有胸脘痞闷，口苦口黏，甚则口吐痰涎，舌体胖大等则辨为痰热风动证；伴有面色㿠白，神疲乏力，纳呆等则辨为气血亏虚证；伴有易激动，心情紧张时颤动加重，肢体麻木，口苦而干等则辨为风阳内动证。

3. 心理状态

部分病人发病与情志有关，或肝郁化火生风，风阳暴涨，窜经入络，扰动筋脉；或思虑太过，损伤心气血化源不足，筋脉失养。并且颤证的发病或发病后情志不畅使病情加重，影响其预后。

帕金森病与精神心理因素密切相关，由于帕金森病会直接影响人的神经系统，导致人的肢体出现震颤或是肌肉出现僵直的现象，这不仅严重影响患者的正常生活，而且也给其心理造成了很大的压力。因此帕金森病患者常有封闭自己，不愿与外界交流，或是过分担心自己的病而造成的情绪低落。有研究表明，抑郁与认知功能的下降及症状的波动有关，从而降低患者生活质量。而负面情绪的出现可反作用于帕金森病，或可加重其症状，加快疾病进展，影响治疗效果。

因此，要对患者的生活质量、社会功能等全身状态进行评估。通过运用多种评分量表，评估患者的日常生活质量；简易精神状态量表（MMSE）评估智能情况；汉密尔顿抑郁量表（HAMD）评估抑郁情况；汉密尔顿焦虑量表（HAMA）评估焦虑状态。在主观上还可通过医生问诊评估患者目前身心状态。

【临床状态医学治疗方法】

1. 中医治疗

（1）内治法

本病的初期，本虚之象并不明显，常见风火相煽、痰热壅阻之标实证，治疗当以清热，化痰，息风为主；病程较长，年老体弱，其肝肾亏虚、气血不足等本虚之象逐渐突出，治疗当滋补肝肾，益气养血，调补阴阳为主，兼以息风通络。由于本病多发于中老年人，多在本虚的基础上导致标实，因此治疗更应重视补益肝肾，治病求本。

1）风阳内动

[症见]肢体颤动粗大，程度较重，不能自制，眩晕耳鸣，面赤烦躁，易激动，心情紧张时颤动加重，伴有肢体麻木，口苦而干，语言迟缓不清，流

涩，尿赤，大便干。舌质红，苔黄，脉弦数。

[治法] 镇肝息风，疏筋止颤。

[代表方] 天麻钩藤饮合镇肝息风汤加减。

[常用药] 天麻、钩藤、石决明、代赭石、生龙骨、生牡蛎、生地黄、白芍、玄参、龟甲、天门冬、怀牛膝、杜仲、桑寄生、黄芩、栀子、夜交藤、茯神。

肝火偏盛，焦虑心烦，加龙胆草、夏枯草；痰多者，加竹沥、天竺黄以清热化痰；肾阴不足，虚火上扰，眩晕耳鸣者，加知母、黄柏、牡丹皮；心烦失眠，加炒枣仁、柏子仁、丹参养血补心安神；颤动不止，加僵蚕、全蝎，增强息风活络止颤之力。

2）痰热风动

[症见] 头摇不止，肢麻震颤，重则手不能持物，头晕目眩，胸脘痞闷，口苦口黏，甚则口吐痰涎。舌体胖大，有齿痕，舌质红，舌苔黄腻，脉弦滑数。

[治法] 涤痰息风。

[代表方] 导痰汤合羚角钩藤汤加减。

[常用药] 半夏、胆南星、竹茹、川贝母、黄芩、羚羊角、桑叶、钩藤、菊花、生地黄、生白芍、甘草、橘红、茯苓、枳实。

若痰湿内聚，症见胸闷恶心，咯吐痰涎，苔厚腻，脉滑者，加煨皂角、白芥子以燥湿豁痰；震颤较重，加珍珠母、生石决明、全蝎；心烦易怒者，加天竺黄、牡丹皮、郁金；胸闷脘痞，加瓜蒌皮、厚朴、苍术；肌肤麻木不仁，加地龙、丝瓜络、竹沥；神识呆滞，加石菖蒲、远志。

3）气血亏虚

[症见] 头摇肢颤，面色㿠白，表情淡漠，神疲乏力，动则气短，心悸，健忘，眩晕，纳呆。舌体胖大，舌质淡红，舌苔薄白滑，脉沉濡无力或沉细弱。

[治法] 益气养血，濡养筋脉。

[代表方] 人参养荣汤加减。

[常用药] 熟地黄、当归、白芍、人参、白术、黄芪、茯苓、炙甘草、天麻、钩藤、珍珠母、五味子、远志。

气虚运化无力，湿聚成痰，应化痰通络止颤，加半夏、白芥子、胆南星；血虚心神失养，心悸，失眠，健忘，加炒枣仁、柏子仁；气虚血滞，肢体颤抖，疼痛麻木，加鸡血藤、丹参、桃仁、红花。

4）髓海不足

[症见] 头摇肢颤，持物不稳，腰膝酸软，失眠心烦，头晕痴傻。舌质红，舌苔薄白，或红绛无苔，脉象细数。

[治法] 填精补髓，育阴息风。

[代表方] 龟鹿二仙膏合大定风珠加减。

[常用药] 龟甲、鳖甲、生牡蛎、钩藤、鸡子黄、阿胶、枸杞子、鹿角、熟地黄、生地黄、白芍、麦冬、麻仁、人参、山药、茯苓、五味子、甘草。

若肝风甚，肢体颤抖、眩晕较著，加天麻、全蝎、石决明；阴虚火旺，兼见五心烦热，躁动失眠，便秘溲赤，加黄柏、知母、牡丹皮、玄参；肢体麻木，拘急强直，加木瓜、僵蚕、地龙，重用白芍、甘草以疏筋缓急。

5）阳气虚衰

[症见] 头摇肢颤，筋脉拘挛，畏寒肢冷，四肢麻木，心悸懒言，动则气短，自汗，小便清长或自遗，大便溏。舌质淡，苔薄白，脉沉迟无力。

[治法] 补肾助阳，温煦筋脉。

[代表方] 地黄饮子加减。

[常用药] 附子、肉桂、巴戟天、山茱萸、熟地黄、党参、白术、生姜、白芍、甘草。

大便稀溏者，加干姜、肉豆蔻温中健脾；心悸者，加远志、柏子仁养心安神。

（2）针灸治疗

1）基本穴位

四神聪、百会、风池、本神、曲池、太冲、合谷。

2）根据体质，辨证选穴

肝肾不足，选用肝俞、肾俞、阳陵泉；气血亏虚，选用气海、足三里；

血瘀闭阻，加用曲池、合谷、太冲；痰浊交阻，选用中脘、丰隆；精气亏乏，阴血不足，选用背俞穴或夹脊穴。

3）针对兼症，临床变通

震颤较甚者，加用大椎、少海、后溪；僵直较甚者，加用大包与期门；汗多者，选用肺俞、脾俞；皮质溢出，选用内庭、曲池；胃脘腹部胀满，选用梁门、中脘、气海；便秘，用天枢、气海；口干舌麻，用承浆、廉泉、复溜。

（3）推拿治疗

对于缓解早期出现的震颤、僵直效果较好。推拿的重点是加强病人的伸展肌肉范围，牵引缩短、僵直的肌肉。动作轻柔和缓，要对颈腰四肢各关节及肌肉全面进行推拿按摩，至少两天一次，尽量保持关节的活动幅度。

（4）康复训练

1）放松锻炼

放松和深呼吸锻炼有助于减轻帕金森病患者心理紧张，减轻在公共场所行动不便、动作缓慢及肢体震颤等症状。

2）关节运动范围训练

力求每个关节的活动都要到位，注意避免过度的牵拉及出现疼痛。

3）平衡训练

加强姿势反射、平衡、运动转移和旋转运动的训练。双足分开站立，向前后左右移动重心，跨步运动并保持平衡；躯干和骨盆左右旋转，并使上肢随之进行大的摆动；重复投扔和拣回物体；运动变换训练包括床上翻身、上下床、从坐到站、床到椅的转换等。

4）步态训练

关键在于抬高脚尖和跨大步距。患者两眼平视，身体站直，两上肢的协调摆动和下肢起步合拍，跨步要尽量慢而大，两脚分开，两上肢在行走时做前后摆动，同时还要进行转弯和跨越障碍物训练。转弯时要有较大的弧度，避免一只脚与另一只脚交叉。

（5）中医心理疗法

可采用中医五行音乐疗法，根据中医五行学说，五行中的木、火、土、金、水对应五音是角、徵、宫、商、羽；对应五脏是肝、心、脾、肺、肾。中医根据五音之特点，对于五志过极所致的脏腑诸证，有"顺其脏腑施乐法"。角音属木，入肝，具有柔和、舒畅的特点，其代表音乐有《蓝色多瑙河》等。徵音属火，入心，其性火热，激烈，具有兴奋、活泼、欢乐等特点，如《春节序曲》《喜洋洋》等。宫音属土，入脾，具有敦厚、沉静特点，如《春江花月夜》等。商音属金，入肺，具有高亢、优美、悲切等特点，如《苏武牧羊》等。羽音属水，入肾，其性如流水，具有奔放、哀怨等特点，如《汉宫秋月》《二泉映月》等。不同的人对同一音、同一曲调，在一定程度上会有不同感受，故治疗方法需因人而异。从中医学角度看，五行音乐是借助中医养生理论，帮助人体达到"阴平阳秘，精神乃治"的平衡状态，该方法可作为此前多种治疗方法的辅助方法进行。听音乐的时间不宜太长，一般在 30 ~ 60 分钟以内，音量不宜过大，应在 45 ~ 70 分贝，每日 1 次。可选择睡前聆听，辅助改善帕金森患者情绪状态，提高睡眠质量，提高疗效。

2. 西医治疗

帕金森病应强调综合性治疗，包括药物、理疗、医疗体育和日常生活调整和外科手术等，不应强调单一治疗方法。药物治疗原则：早期诊断，早期治疗，坚持用药。

应该依据病情个体化，选择抗帕金森病药物，治疗药物包括：抗胆碱能药，如苯海索，金刚烷胺，复方左旋多巴；DR 激动剂，如吡贝地尔；MAO-B 抑制剂，如司来吉兰；儿茶酚 - 氧位 - 甲基转移酶（COMT）抑制剂，如恩他卡朋。

3. 临床心理治疗

随着对帕金森病研究的深入，人们发现约半数的帕金森患者伴发抑郁症状。以前的观点认为，抑郁症状多发生于帕金森病晚期，但现代研究发现抑郁症状也可存在于帕金森病的早期，甚至早于帕金森病的运动症状出现。其主要表现包括：情绪低落、愉快感消失、兴趣减退、睡眠差、缺乏自信、悲观，甚至可出现精神运动迟缓、意志活动减退或产生强烈的消极观念，严重影响患者的社会生活质量。

帕金森病合并抑郁症是帕金森病患者常见的精神障碍并发症之一，流行病学研究结果显示其发病率较高，严重影响帕金森病患者的生活质量。

故临床中对帕金森患者的心理治疗也尤为重要。常用的治疗方法有口服抗抑郁焦虑药物、心理调适等。

【病案分析】

戴某，男性，80 岁，因"四肢震颤 4 年余，加重 1 周"入院。

患者 3 年前无明显诱因开始出现四肢静止性震颤，动作缓慢，言语含糊不清，面部表情减少，便秘，时有头晕、昏沉感发作，未予重视。2 年前上症加重，并开始出现情绪低落，愉快感下降，不愿言语，与他人交流减少，注意力不集中，对躯体上的不适过分紧张、担心，不敢独自出门，入睡困难，间断自服安定类药物，睡眠改善不佳，易对家属发脾气，影响患者及患者家属的生活及工作。

既往有高血压病病史 11 年，血压波动较大。

查体：舌红，苔少，脉弦数。构音欠清，慌张步态，四肢静止性震颤，四肢肌张力铅管样增高，四肢肌力 5 级，共济运动检查不能配合。病理征未引出。

辅助检查：血常规、尿常规、大便常规、血脂未见异常，肾功能、肝功能轻度异常。心电图示：左束支传导阻滞 I 度；左室高电压。胸片示：心影增大。颅脑 MRI 示：腔隙性脑梗死；脑白质缺血改变。心理测评：SCL-90总均分 3.8，抑郁因子分 4.1，焦虑因子分 3.66，躯体化因子分 3.7；宗氏抑郁量表（SDS）68 分，提示中度抑郁症状；宗氏焦虑量表（SAS）67 分，提示中度焦虑症状。

中医诊断：颤证（阴虚风动）。

西医诊断：帕金森病。

心理状态：抑郁焦虑状态。

兼容方法：本例的症状体征有四肢静止性震颤，动作缓慢，言语含糊不清，面部表情减少，便秘，时有头昏沉发作，情绪低落，愉快感下降，不愿言语，注意力不集中，易紧张、担心，入睡困难，四肢肌张力铅管样增高，慌张步态。

排除方法：将四肢静止性震颤，动作缓慢，言语含糊不清，面部表情减少，便秘，时有头晕、昏沉感发作，四肢肌张力铅管样增高，慌张步态等躯体症状从该例的抑郁障碍诊断标准中剔除。

病因方法：四肢静止性震颤，动作缓慢，言语含糊不清，面部表情减少，便秘，四肢肌张力铅管样增高，慌张步态为帕金森病所引起。本患者有高血压病病史，血压控制不佳，心电图、胸片均提示心脏问题，头晕、昏沉感是高血压病的表现。患者情绪低落，愉快感下降，不愿言语，注意力不集中，易紧张、担心，入睡困难，属于抑郁状态和焦虑状态所引起。

替代方法：入睡困难是焦虑所致紧张、担心的替代症状。

治疗：中药汤剂治以滋阴息风为法，以"大定风珠"为主方加减，具体方药如下：生白芍18g，阿胶10g，干地黄18g，五味子6g，生牡蛎12g，麦冬18g，炙甘草5g，鳖甲20g，生龟甲20g。

配合中医心理疗法，澄心静志疗法，中医音乐疗法等，西药予以息宁1片q8h、泰舒达25mg q8h口服抗帕金森治疗。5天后患者睡眠改善。2周后患者发脾气的次数较前减少，能与他们更多地交流，四肢静止性震颤较前改善。患者出院后1周于门诊随诊，诉大便干好转不明显，故原方基础上加火麻仁30g，另加熟地黄15g。2周后便秘好转，火麻仁减至15g，余不变。2月后情绪低落等抑郁症状较前减轻，心理测评：SCL-90总均分2.6，抑郁因子分3.1，焦虑因子分2.3，躯体化因子分2.9；宗氏抑郁量表（SDS）62分，提示轻度抑郁症状；宗氏焦虑量表（SAS）58分，提示轻度焦虑症状，头晕较前改善，减轻了患者家属照顾患者的负担。后长期门诊随诊。

讨论：本病在中医中当以"颤证"论治，此患者证属阴虚风动。四肢震颤，动作缓慢，言语不清，表情呆滞，皆因其年老体衰，久病体虚，肝肾亏虚，髓海失充，筋脉失荣，即肝阴虚而风自内生。肝主疏泄，体阴而用阳，肝阴不足而失疏泄致肝郁，故郁郁寡欢。舌红，苔少，脉弦数，亦为本病之征。本病病位在筋脉，病性为本虚为主，预后欠佳。

方用大定风珠加减，方中阿胶滋阴养液以息内风；地黄、麦冬、白芍养阴柔肝；龟甲、鳖甲、牡蛎育阴潜阳；五味子、甘草酸甘化阴。诸药合用，共奏滋阴养液，柔肝息风之功。配合中医心理疗法，从情志入手调整患者的状态，疏泄气机，使患者心情愉悦。再加上中医音乐治疗，聆听角音（如《蓝色多瑙河》），因其属木，入肝，具有柔和、舒畅的特点。多种治疗手段齐头并进可加快患者整体状态的恢复。

出院后1周，患者诉便秘无明显改善，故在原方基础上加麻仁养阴润燥。考虑到患者年过八旬，肝肾亏虚为本，予加熟地黄补益肝肾，滋阴以息风。

帕金森病的不同病程所处的中医证候状态不同。陈婉珉等认为，在该病疾病的早期，病性要素以风、痰（湿）、热（火）、血瘀、阴虚较突出，而寒、气滞、阳虚、气虚次之，血虚所占比例更少；疾病中期，风、血瘀、阴虚仍较突出，热（火）、痰（湿）及气滞所占比例较早期减少，寒极阳虚、血虚均较早期增多，气虚所占比例与早期相当；疾病晚期，风、痰（湿）、寒、血瘀、阴虚、阳虚、气虚、血虚所占比例均较多，而热（火）及气滞所占比例则为零。病位要素中，疾病早、中期以肝、肾比例较多，脾次之，心、脑髓则较少；疾病晚期，以肝、脾、肾所占比例突出，心则次之。因此应明确该病动态的临床证候状态，正确地辨证论治。

随着人口老龄化进程的日益加速，帕金森病已成为老年人常见的神经变性疾病，其表现的运动症状已为人们所熟知。近年来，病理学研究的进展使人们认识到还存在诸多非运动症状，其中伴发抑郁是最常见的症状之一。帕金森病并抑郁对患者的社会功能、人格及行为有较大影响，而且增加社会经济负担。神经心理学测验和神经影像学研究发现，帕金森病患者情绪障碍可能与中脑–边缘系统、中脑–皮质多巴胺能通路损害有关，但具体的病理学机制尚待进一步研究。近期的循证医学证据表明，普拉克索、文拉法辛缓释胶囊及帕罗西汀对帕金森病相关抑郁症状有良好疗效。另一些临床观察则显示，去甲替林可改善帕金森病相关抑郁症状，地昔帕明与西酞普兰可显著降低帕金森病相关抑郁症状评分。

十一、偏头痛

偏头痛（migraine）是一组反复发作的、常为搏动性的头痛疾患。多呈单侧疼痛，常伴恶心和呕吐。少数典型者发作前有视觉、感觉和运动障碍等先兆，可有家族史。偏头痛患者较普通人群更容易伴发抑郁障碍、焦虑障碍、冠心病（尤其是先兆偏头痛）、下背部疼痛等疾患。

【西医的病因及发病机制】

遗传、饮食、内分泌及精神因素等与偏头痛的发病有一定关系。有50% ~ 80%的患者有阳性家族史。在不同的发病类型中，基底动脉型偏头痛或部分偏瘫型偏头痛的患者遗传因素最明显，而典型偏头痛的阳性家族史又比普通型多见。但是对于偏头痛患者的遗传方式，至今仍未明确。多数人认为偏头痛是一种多种环境因素和遗传因素相互作用的多基因、多因素疾病。临床上食用富含酪胺或苯乙胺的食物（奶酪、巧克力、红酒、柑橘）、谷氨酸单钠和腌制食品（含亚硝酸盐）以及抑郁、紧张、焦虑和过劳可为偏头痛的诱因。此外，本病在女性较多，常始于青春期，发作多在经前期或经期，更年期后逐渐减轻或消失。约60%生育期的女患者在妊娠期偏头痛发作停止，分娩后可复发。

偏头痛的发病机制至今仍未明了，各国的学者就此提出了多种学说，较为公认的有血管学说、皮层扩散性抑制、神经血管学说等。

【中医的病因病机】

偏头痛在中医学中归属于头痛的范畴，中医又常称偏头风。本病主要是在感受风邪、情志内伤、饮食不节、忧思劳累、久病致瘀的基础上，造成肝、脾、肾等脏腑功能失调，风袭脑络、风阻内动、痰浊阻滞、瘀血阻络所致。

1. 感受风邪

在外感风、寒、暑、湿、燥、火六淫中，风为长，其他邪气都依附于风而令人发病。同时风为阳邪，其性轻扬，《素问·太阴阳明论》谓"伤于风者，上先受之"，"高巅之上，惟风可到"，而头为诸阳之会，位居高巅，三阳六腑清阳之气皆会于此，三阴五脏精华之血亦皆注于此。因此风邪易侵袭而致偏头痛。

2. 情志内伤

偏头痛的发生与情志因素也密切相关。中医学认为"脑为髓之海"，主要依赖肝肾精血濡养，若情志不畅，肝气郁滞，气郁化火，阳亢生风，风阳上扰巅顶，则易发本病。临床常可见到偏头痛患者因情志急愤而致病者，多与瘀血凝滞、阻滞脑窍有关。

3. 饮食不节

偏头痛的发生与饮食习惯有一定的关系。若素体肥胖或嗜酒肥甘，恣欲无度，饮食不节，则可伤及脾胃，致脾胃虚弱，聚湿生痰。中医学认为"百病皆因痰作祟"，痰随气而无处不到，脑为人体真气所聚之处，故痰极易凝滞于经络和脑，导致痰蒙脑窍或阻滞经络，引发偏头痛。

4. 忧思劳累

劳则耗气，思则伤脾，如果脾气运化无力，水湿停留，必酿变痰浊，痰浊内阻，清阳不升，浊阴不降，邪害清窍则可引发偏头痛。

5. 久病致瘀

瘀血的产生主要与气有关，血液运行全身的动力是气，气行则血行，气滞则血瘀。脑为精明之府，不论何种原因导致的血液运行不畅，瘀血阻于脑府，闭塞脑脉，都会出现气机失畅，络道不通而出现偏头痛等表现。

【临床状态医学诊断思路】

1. 西医诊断

偏头痛的诊断主要依据家族史、典型的临床特征以及通过辅助检查如头颅 CT、MRI、MRA 等排除了其他疾病，重视继发性头痛的各种警兆。

无先兆偏头痛诊断标准：

（1）符合下列（2）～（4）项，发作至少 5 次。

（2）未治疗或未成功治疗，每次头痛发作持续 4～72 小时。

（3）头痛至少具备以下特征中的 2 项：①单侧性；②搏动性；③中或重度疼痛；④常规体力活动（如步行或上楼）会加重头痛，或头痛导致患者回避常规体力活动。

（4）发作期间有至少 1 项以下表现：①恶心和 / 或呕吐；②畏光和畏声。

（5）不能更好地符合 ICHD-3 其他诊断。

先兆偏头痛诊断标准：

（1）发作次数 > 2 次，且符合下述第（2）项。

（2）一种或一种以上完全可逆的先兆症状：①视觉症状；②感觉症状；③言语和 / 或语言症状；④运动症状；⑤躯干症状；⑥视网膜症状。

（3）以下 4 种特征中至少具备两种：①至少有一种先兆症状逐渐扩散 ≥ 5 分钟，和 / 或 2 种或 2 种以上症状接连出现；②各种先兆症状单独出现持续 5 ~ 60 分钟；③至少一种先兆症状是单侧的；④先兆伴随头痛出现，或在其后 60 分钟之内出现头痛。

（4）不能更好地符合 ICHD-3 其他诊断，并排除短暂性脑缺血发作。

慢性偏头痛诊断标准：

（1）头痛（紧张型样和 / 或偏头痛样）每个月发作 ≥ 15 天，持续 3 个月以上，并符合（2）（3）诊断标准。

（2）至少 5 次头痛发作，符合无先兆偏头痛第（2）~（4）项诊断标准，和 / 或符合先兆偏头痛第（2）（3）项诊断标准。

（3）每月病程 ≥ 8 天，持续 3 个月以上，符合以下任何一项标准：①先兆偏头痛第（3）（4）项诊断标准。②先兆偏头痛第（2）（3）项诊断标准。③发作开始时患者认为是偏头痛，并使用曲普坦类药物或麦角衍化物得以缓解。

（4）不能更好地符合 ICHD-3 的其他诊断。

2. 中医辨证

（1）辨疼痛性质

掣痛、跳痛多为阳亢、火热所致；重痛多为痰湿；冷感而刺痛，为寒厥；刺痛固定，常为瘀血；痛而胀者，多为阳亢；隐痛绵绵或空痛者，多精血亏虚；痛而昏晕者，多气血不足。

（2）辨疼痛部位

一般肝肾阴虚者，多以全头作痛；阳亢者痛在枕部，多连颈肌；寒厥者痛在巅顶；肝火旺者痛在两颞。就经络而言，前部为阳明经，后部为太阳经，两侧为少阳经，巅顶为厥阴经。

（3）辨诱发因素

因劳倦而发，多为内伤，气血阴精不足；因气候变化而发，常为寒湿所致；因情志波动而加重，与肝火有关；因饮酒或暴食而加重，多为阳亢；外伤之后而痛，应属瘀血。

3. 心理状态

情志失调，忧郁恼怒，情志不遂，肝失条达，气郁阳亢，或肝郁化火，阳亢火生，上扰清窍，可发为头痛。若肝火郁久，耗伤阴血，肝肾亏虚，精血不承，亦可引发偏头痛。典型临床症状可因情绪波动，或疲劳过度引发，除头痛外，亦可见情绪不宁、心烦易怒、夜寐不安等症。

偏头痛的发生与精神心理状态密切相关，比如生活工作上的压力往往使人的情绪失衡，引发本病。临床发现，性情急躁、争强好胜且容易把愤怒与敌意压抑在内心的人群较性情平和的人群更容易激起偏头痛发作。偏头痛患者中，43.3% 是由情绪因素诱发的。同时偏头痛亦可加重不良情绪，形成因果循环，加重病情，严重影响患者生活质量、社会功能状态等。

所以对于本病需进行全身状态的评估，如心理状态、社会功能状态、疾病状态等。运用社会功能筛选量表、生活满意度评定量表、抑郁焦虑自评量等多维度进行评估，配合临床问诊采集患者生活状态、身心状态等信息，最后做出较全面合理的状态诊断。

【临床状态医学的治疗方法】

1. 中医治疗

（1）内治法

发作期治疗、预防性治疗均可辨证选择口服中药汤剂。

1）肝阳上亢

[症见]头痛而胀，或抽搐跳痛，上冲巅顶，面红耳赤，耳鸣如蝉，心烦易怒，口干口苦，或有胁痛，夜眠不宁，舌红，苔薄黄，脉沉弦有力。

[治法]平肝潜阳,息风止痛。

[代表方]天麻钩藤饮加减。

[常用药]天麻、栀子、黄芩、杜仲、益母草、桑寄生、夜交藤、朱茯神、川牛膝、钩藤、石决明(先煎)。

2)痰浊内阻

[症见]头部跳痛伴有昏重感,胸脘满闷,呕恶痰涎,舌淡,苔白腻,脉沉弦或沉滑。

[治法]燥湿化痰,降逆止痛。

[代表方]半夏白术天麻汤加减。

[常用药]半夏、白术、天麻、陈皮、茯苓、甘草(炙)、生姜、大枣、蔓荆子。

3)瘀血阻络

[症见]头部跳痛或如锥如刺,痛有定处,经久不愈,面色晦暗,舌紫或有瘀斑、瘀点,苔薄白,脉弦或涩。

[治法]活血化瘀,行气止痛。

[代表方]桃红四物汤加减。

[常用药]桃仁、红花、川芎、生地黄、当归、白芍、羌活、独活、鸡血藤、白芷、细辛、防风、泽泻、薏苡仁。

4)气血两虚

[症见]头痛而晕,遇劳则重,自汗,气短,畏风,神疲乏力,面色㿠白,舌淡红,苔薄白,脉沉细而弱。

[治法]补气养血,缓急止痛。

[代表方]八珍汤加减。

[常用药]当归(酒拌)、川芎、白芍、熟地黄(酒拌)、党参、白术(炒)、茯苓、炙甘草。

5)肝肾亏虚

[症见]头痛,颧红,潮热,盗汗,五心烦热,烦躁失眠,或遗精,性欲亢进,舌红而干,少苔或无苔,脉细弦或细弦数。

[治法] 滋养肝肾, 育阴潜阳。

[常用方] 杞菊地黄汤加减。

[代表药] 枸杞子、菊花、熟地黄、山茱萸 (制)、牡丹皮、山药、茯苓、泽泻、川芎。

（2）针灸治疗

根据头痛的轻重缓急, 或针, 或灸, 或点刺放血, 或局部取穴, 或远道取穴, 或两者兼用, 方法有耳针、腕踝针、电针等。

主穴：风池、太阳、百会、合谷。

配穴：瘀血头痛可配合阿是穴、血海、三阴交；痰浊头痛可配合头维、丰隆、阴陵泉；肝阳头痛可配太冲、太溪；气血两虚头痛可配心俞、脾俞、胃俞、足三里；阴虚阳亢头痛可配肾俞、肝俞、太冲、太溪。

（3）推拿治疗

用一指禅推法或屈指推法, 沿颈部两侧膀胱经上下往返操作约5分钟；用拇指按揉法按揉风池、风府、天柱等穴各1分钟左右；用一指禅偏峰推法, 从印堂开始向上沿前额发际至头维、太阳, 往返 3 ~ 4 遍, 重点在印堂及太阳；用五指拿法, 从头顶至风池, 拿到风池后改为三指拿法, 并沿颈项两侧向下拿至肩井, 往返 4 ~ 5 遍；在腰骶部用擦法, 重点在肾俞、命门、腰阳关等穴, 以透热为度。

（4）刮痧治疗

选穴：翳风、头维、太阳、合谷、列缺、阳陵泉、足三里、血海。刮拭顺序为点揉翳风、头维、太阳, 然后刮前臂合谷、列缺, 再刮下肢阳陵泉至足三里, 最后刮血海。

（5）中医气功治疗

选择环境安静, 空气新鲜之处, 清理杂念, 宽衣松带, 使身体舒适, 血流通畅。取自然立直法, 两脚平行分开, 其距离与肩同宽；两膝微曲, 目微闭, 口微合, 颈微前倾, 胸微含, 两肩下垂, 两肘微曲, 两手重叠, 手心向上, 全身放松。练功时, 先呼出一口气, 然后用鼻自然呼吸, 以柔和、细缓、均匀、深长为佳。气随意沉入丹田, 又以意引气经命门、夹脊、大椎、玉枕，最后气停留于百会穴。

（6）中医心理治疗

辨证论治的同时配合中医心理治疗，避免从始至终单纯依赖中药方剂。患者平时应注意生活调摄，保持情绪稳定，心情舒畅，避免忧思郁怒等不良精神刺激，保持心情愉快和情绪稳定。

2. 西医治疗

治疗目的是尽快终止头痛发作与缓解伴发症状，并减轻或避免不良反应，预防复发和尽快恢复正常生活功能。首先要针对危险因素进行预防，避免各种理化因素刺激。药物治疗分为预防性用药（如抗惊厥药丙戊酸盐、托吡酯等）和治疗性用药（如非甾体类抗炎药、曲普坦类）。其药物选择应考虑到头痛的发作频率和严重程度、患者的年龄及用药史（包括疗效、副反应和禁忌证）等。

还应注意避免偏头痛发作的诱发因素。要预防偏头痛的发作，首先消除或减少偏头痛的诱因。日常生活中应避免强光线的直接刺激，如避免直视汽车玻璃的反光，避免从较暗的室内向光线明亮的室外眺望；避免对视光线强烈的霓虹灯；避免情绪紧张；避免服用血管扩张剂等药物；避免饮用红酒和进食含奶酪的食物，如咖啡、巧克力、熏鱼等。

3. 临床心理治疗

临床常采用抗抑郁焦虑药物治疗与心身疗法相结合：其中心身疗法包括对症治疗、精神治疗、自律训练法、生物反馈法。下面简单介绍自律训练法和生物反馈法。

自律训练法分为基本性的标准练习和作为上级练习的各种特殊练习。标准练习分为安静练习、四肢重感练习、四肢温感练习、心脏调整练习、呼吸调整练习、腹部温感练习、额部凉感练习七个阶段。特殊练习是将由标准练习所获得的身心变化，如被暗示性的亢进等特征，应用于治疗或咨询过程中的技法。

生物反馈法的运用一般包括两方面的内容：一是让患者学习放松训练，以便能减轻过度紧张，使身体达到一定程度的放松状态；二是当患者学会放松后，再通过生物反馈仪，使其了解并掌握自己身体内生理功能改变的信息，进一步加强放松训练的学习，直到形成操作性条件反射，解除影响正常生理活动或病理过程的紧张状态，以恢复正常的生理功能。

【病案分析】

患者，女，31岁，因"头痛13年，加重伴失眠2年"入院。

患者13年前无明显诱因出现头痛，呈发作性，双侧搏动样疼痛，每于月经前发病，发作前常有视物模糊、闪光、偏盲等先兆表现，历时数分钟至半小时不等，伴头晕，昏沉感，无恶心呕吐，无耳鸣、听力下降，无肢体活动障碍，发作时自行口服止痛药（具体不详）可缓解，一直未予系统诊治。2年前患者诉发作次数较前增多，天气变化及情绪变化时加重，多次就诊我院门诊，测血压正常，曾于外院查心电图、头颅CT，脑电图未见明显异常（未见报告单，患者诉已丢失），予以双氯芬酸钠（戴芬）75mg口服止痛、改善循环等治疗后，上症未见明显改善。患者自觉头痛程度较前加重，持续时间较前增加。因治疗效果欠佳，患者担心病情恶化，害怕自己患颅内恶性肿瘤，故逐渐出现入睡困难、易醒，醒后难以入睡，入睡时间为2~3小时，情绪低落，不愿与他人交流，兴趣减退。原本喜欢看报纸、跳舞等，现终日在家中不愿活动。愉快感下降，疲乏，易紧张，担心头痛无法治疗，自觉濒死感明显，有内疚感，觉得自己给家庭带来了负担，无法与他人正常交流，无法独自出门。

既往无高血压病、冠心病、糖尿病等病史。

查体：舌暗淡，苔薄白，脉弦细。神经系统查体未见明显异常。血压正常。心肺查体未见明显异常。

辅助检查：血常规、血生化、甲状腺功能5项未见明显异常。心脏彩超、颈动脉彩超、椎动脉彩超、TCD、脑电图、心电图未见明显异常。颅脑MRI+MRA未见异常。心理测评：SCL-90总均分3.1，躯体化因子分2.85，抑郁因子分2.91，焦虑因子分3.16分；SDS：68分，SAS：71分，提示重度焦虑、中度抑郁症状。

中医诊断：头痛（肝血不足，络脉不通）。

西医诊断：偏头痛。

心理状态：抑郁焦虑状态。

兼容方法：本例的症状体征有双颞侧发作性头痛，呈搏动样疼痛，每于月经前发病，发作前常有视物模糊、闪光、偏盲等先兆表现，历时数分钟至半小时不等，伴头晕，昏沉感，入睡困难、易醒，醒后难以入睡，情绪低落，不愿与他人交流，兴趣减退，愉快感下降，疲乏，易紧张、担心，时有濒死感，内疚。

排除方法：将双颞侧发作性头痛，呈搏动样疼痛，每于月经前发病，发作前常有视物模糊、闪光、偏盲等先兆表现，历时数分钟至半小时不等，伴头昏沉感，疲乏等躯体症状从该例的抑郁焦虑障碍诊断标准中剔除。

病因方法：躯体症状和体征可以是躯体疾病、心理疾病或治疗手段所引起。本病可与脑血管病、颅内感染、脑外伤、颅内肿瘤等脑器质性疾病所致精神障碍相鉴别，该患者既往无头部外伤，头颅 CT 或颅脑 MRI+MRA 未见异常相关病灶，无神经功能缺损症状，无感染征象，可鉴别。本病例中，双颞侧发作性头痛，呈搏动样疼痛，每于月经前发病，发作前常有视物模糊、闪光、偏盲等先兆表现，持续数分钟至半小时不等，以上症状考虑为偏头痛引起。患者情绪低落，不愿与他人交流，兴趣减退，愉快感下降，内疚，易紧张、担心，时有濒死感，入睡困难、易醒，醒后难以入睡，属于抑郁状态和焦虑状态所致。

替代方法：失眠症状、濒死感是焦虑所致紧张、担心的替代症状；疲乏是郁郁寡欢、自怨自艾的心理替代症状。

治疗方案：中药以疏肝养血活血，通络止痛为法，以杜雨茂教授独创"散偏汤"为主方，加减如下：柴胡 15g，黄芩 10g，白芍 15g，蔓荆子 15g，藁本 10g，当归 10g，木香 10g，醋延胡索 20g，川芎 10g，白芷 10g，生石膏 20g，酸枣仁 20g，甘草 5g。配合中医心理治疗，如抑情顺理法，加上中医音乐疗法，中药足浴等。

2 周后患者入睡困难等失眠症状改善，酸枣仁减至 15g，诉易汗出，加黄芪 30g，浮小麦 30g。1 周后汗出减少，去浮小麦。1 月后复诊，诉头时有跳痛，伴昏沉感，胸脘满闷，舌淡，苔白腻，脉弦细，故方药调整为上方合用半夏白术天麻汤加减：半夏 10g，白术 10g，天麻 10g，陈皮 10g，茯苓 10g，甘草（炙）5g，蔓荆子 10g。

3 月后患者头痛改善，程度较前减轻，持续时间明显缩短，睡眠时间较前增加，抑郁焦虑情绪改善，与家人的沟通增多，可独自外出。

讨论：该患者所患之疾证属肝血不足，络脉不通。本患者久病耗伤肝血，肝体阴而用阳，肝失疏泄，气机不畅，气血运行受阻，日久不已，久病入络，络脉不通，故见头痛。舌暗淡，苔薄白，脉弦细，亦为本病之征。本病病位在肝，病性为本虚标实。

患者情绪低落，不愿与他人交流，兴趣减退，愉快感下降，内疚，易紧张、担心，时有濒死感，入睡困难、易醒，醒后难以入睡，均为肝血不足，疏泄功能不能正常发挥，以致肝郁气结，出现负面情绪，影响睡眠。

方用散偏汤加减，方中柴胡主升散，味微苦，疏肝以达止痛作用；黄芩性味苦寒以清热，配柴胡以达通调表里、和解少阳之效；川芎辛香行散，上行可达巅顶，下行温通血脉；白芍补血柔肝、平肝止痛；醋延胡索、木香行气止痛，为调诸气要药；生石膏凉而能散，有清热和络止痛之功；白芷、蔓荆子、藁本利头目，止痛；酸枣仁养血安神；甘草调和诸药。诸药合用，共奏养血疏肝、活血通络止痛之效。

2 周后患者入睡困难等失眠症状改善，酸枣仁减至 15g，诉易汗出，加黄芪 30g 补气、浮小麦 30g 敛汗。1 周后汗出减少，去浮小麦。1 月后复诊诉头时有跳痛，伴昏沉感，胸脘满闷，舌淡，苔白腻，脉弦细，为夹痰湿之证，方药调整为上方合半夏白术天麻汤加减。半夏燥湿化痰，天麻平肝；白术健脾燥湿，茯苓健脾渗湿；橘红理气化痰；甘草调和诸药。

中医心理治疗则采用抑情顺理法，使患者通达致病和愈病之理，使其坚持对自身负面心理做自我抑制，再配合中医音乐疗法舒畅情志，从而身心并治。中药足浴可使调动全身气血，通达五脏六腑，疏经通络而达治病之效。

倪进军、王铃清等对偏头痛的中医病机做如下阐述：偏头痛患者平素多有肝肾不足或肝气郁结，因气血不畅而容易产生痰瘀内停形成伏邪，且日久容易化热，若再遇到疲劳、情绪不畅等外界不良刺激时容易引发肝风内动，并引动痰瘀之伏邪，风、火、痰、瘀共同作用，导致偏头痛的急性发作。根据以上病机研究，建议偏头痛缓解期的治则应以柔肝息风、活血清热为主，急性期则主要治以祛风清热、化痰活血通络。这说明偏头痛有固定的病因，但是其病机的发展过程是动态的，不是一成不变的，所以在临床治疗上必须掌握疾病全程。

偏头痛患者逐渐出现睡眠障碍，情绪问题，影响其社会功能及日常活动，又要注意其有无抑郁焦虑状态。

此外，精神心理因素可加重偏头痛，必要时应用抗抑郁药可减少偏头痛发作的频率，缩短发作时间，缓解疼痛。

十二、癫痫

癫痫（epilepsy）是多种原因导致的脑部神经元高度同步化异常放电的临床综合征，临床表现具有发作性、短暂性、重复性和刻板性的特点。

【西医的病因及发病机制】

癫痫病因复杂多样，包括遗传因素、脑部疾病、全身或系统性疾病等。

1. 遗传因素

遗传因素是导致癫痫尤其是特发性癫痫的重要原因。分子遗传学研究发现，一部分遗传性癫痫的分子机制为离子通道或相关分子的结构或功能改变。

2. 脑部疾病

先天性脑发育异常，如脑穿通畸形、脑血管瘤病等；颅脑肿瘤，如原发性或转移性肿瘤；颅内感染，如各种脑炎、脑脓肿等；颅脑外伤，如产伤、脑挫裂伤等；脑血管病，如脑出血、脑梗死等；变性疾病，如阿尔茨海默病、皮克病等，均可导致癫痫的发生。

3. 全身或系统性疾病

常见的引起癫痫发生的全身或系统性疾病有：①缺氧：窒息、心肺复苏后等；②代谢性疾病：低血钙、苯丙酮尿症等；③内分泌疾病：甲状旁腺功能减退、胰岛素瘤等；④心血管疾病：阿-斯综合征、高血压脑病等；⑤中毒性疾病：有机磷中毒等；⑥其他：如血液系统疾病、风湿性疾病、子痫等。

癫痫的发病机制非常复杂，仍未完全清楚，主要学说有离子通道学说、异常网络学说等。

【中医的病因病机】

中医学认为，本病的发生，多与先天因素、精神因素、脑部外伤及六淫之邪、饮食失调等有关。母孕受惊或高热、服药不慎，或胎儿头部受损；情志刺激，肝郁不舒，肝、脾、肾等脏气机失调，骤然阳升风动，痰气上壅；上述因素均可导致机体气机逆乱，痰浊壅阻经络，扰乱清窍神明，使神失所司，脉络失和，产生痫证。

【临床状态医学诊断思路】

1. 西医诊断

癫痫是多种病因所致的疾病，其诊断需遵循三步原则，即首先明确发作性症状是否为癫痫发作；其次是哪种类型的癫痫或癫痫综合征；最后明确发作的病因是什么。

（1）病史

在癫痫的诊断中，病史的了解是至关重要的。应包括患者发作之前的状态和发作的诱因以及发作的全过程。

（2）原发性与继发性癫痫的判断

在确定癫痫的诊断后，应进一步判断癫痫是原发性还是继发性。原发性癫痫一般多年幼时发病，找不到发生癫痫的病因，发作类型以全面性癫痫大发作或小发作为多见。继发性癫痫多在青壮年发病，常可找到癫痫发病的原因或在某一疾病之后发生癫痫，以部分性发作为多见，神经系统检查可能有阳性定位体征，在对原发病治疗的基础上应用一线抗癫痫药物常有效。

（3）癫痫的病因诊断

癫痫的病因诊断应进行必要的辅助检查，找出致继发性癫痫的各种疾病或病灶。神经系统常规检查，脑部影像学检查可检出脑血管病性、脑外伤性、脑肿瘤或肿瘤术后癫痫。血液学检查如血糖、血 pH、血肌酐、尿素氮等可判断出糖尿病性、酸中毒性、肾病性癫痫等。脑电图检查是诊断癫痫的重要客观指标之一，但不能仅凭脑电图报告"异常"做出癫痫的诊断。不能仅凭一次脑电图正常而否定癫痫，也不能以一次脑电图不正常就肯定癫痫的诊断。

2. 中医辨证

（1）确定病性

来势急骤，神昏猝倒，不省人事，口噤牙紧，颈项强直，四肢抽搐者，病性属风；发作时口吐涎沫，气粗痰鸣，呆木无知，发作后或有情志错乱，幻听，错觉，或有梦游者，病性属痰；有猝倒啼叫，面赤身热，口流血沫，平素或发作后有大便秘结，口臭苔黄者，病性属热；发作时面色潮红、紫红，继则青紫，口唇紫绀，或有颅脑外伤、产伤等病史者，病性属瘀。

（2）辨病情轻重

判断本病之轻重要注意两个方面，一是病发持续时间之长短，一般持续时间长则病重，短则病轻；二是发作间隔时间之久暂，即间隔时间短暂则病重，间隔时间太久则病轻。其临床表现的轻重与痰浊之浅深和正气之盛衰密切相关。

此病的证候状态变化取决于患者的体质强弱、正气盛衰与痰邪深浅。本病证有反复发作的特点，病程一般较长，少则一二年，多数患者终生难愈。发病初期，痰瘀阻窍，肝郁化火生风，风痰闭阻，或痰火炽盛等以实证为主，因正气尚足，痰浊尚浅，易于康复；若迁延日久，缠绵难愈，损伤正气，首伤心脾，继损肝肾，加以痰瘀凝结胶固，表现虚实夹杂，治愈难度较大。若反复频繁发作，少数年幼患者智力发育受到影响，出现智力减退，甚至发展成痴呆。或因发作期痰涎壅盛、痰阻气道，易造成痰阻窒息等危急状态。

3. 心理状态

陈无择《三因极一病证方论》中指出："癫痫病，皆由惊动，使脏气不平，郁而生涎，闭塞诸经，厥而乃成。或在母胎中受惊，或少小感风寒暑湿，或饮食不节，逆于脏气。"指出多种因素导致脏气不平，阴阳失调，神乱而病。

情志因素在癫痫的发生、发展中具有重要影响作用，情志因素主要责之于惊恐。《素问·举痛论》指出"恐则气下""惊则气乱"。由于突受大惊大恐，造成气机逆乱，进而损伤脏腑，肝肾受损，则易致阴不敛阳而生热生风。脾胃受损，则易致精微不布，痰浊内聚，经久失调，一遇诱因，痰浊或随气逆，或随火炎，或随风动，蒙蔽心神清窍，因而发病。

西医学认为，癫痫往往会引起一系列精神心理问题，这些问题又会引起甚至加重癫痫发作。由于癫痫是大脑神经元突发性异常放电导致的，其病灶会对大脑神经功能产生影响，因而会引发不同性质、不同程度的心理障碍。而病症的反复、频繁发作会使患者常伴有兴奋或抑郁情绪。另外，在排除特定病灶引起的精神障碍后，个人的性格因素是癫痫患者伴发精神障碍的一个重要因素，多数伴有精神障碍的患者个性内向、腼腆或心胸狭窄等。社会环境因素对癫痫患者的影响是不可忽视的，其中家庭因素的影响是至关重要的，比如家长对癫痫患儿的态度、行为等方法处理不当，很容易引起孩子的不良情绪。如过分的冷漠或过分的关注，对其生活严加监控等，很容易使孩子出现抑郁等精神问题。再者，社会上对癫痫患者的恐惧、拒绝态度容易加重患者自卑、消极、孤僻的情绪。还有一点，目前各种抗癫痫药物对于认知、行为等方面均有一定的影响，长期服用一些药物可能会引起一些精神方面的问题，但远比癫痫本身对心理、身体的影响要小。

癫痫患者具有各种形式的精神病学和心理学问题，表现如下。

（1）情绪异常

疾病给患者造成诸多不便和受限，因而使其精神、心理受到很大伤害，患者对病因、病情转归、预后不明确，对发作的恐惧，既怕在公共场所发作，被人讥笑，又怕伤害身体，因而产生紧张、焦虑、情绪低落、冷淡等情绪，按影响的程度顺序为：社会能力受阻、认知能力差、对发作担忧、对药物不良反应顾虑、生活质量差。

（2）行为异常

行为异常主要表现为性格改变、固执、多动、冲动、攻击行为、社交退缩、强迫行为等。影响癫痫患者行为异常的主要因素有：①与癫痫发作有关。癫痫患者的行为异常发生率与发作类型有关，神经细胞频繁异常放电会造成功能损害。②抗癫痫药物的不良反应。常用的抗癫痫药物如苯巴比妥、苯妥英钠、卡马西平及安定均可引起行为异常。③家庭、社会对癫痫儿童的态度。家长的焦虑、抑郁情绪、对患儿的学习和将来的就业担忧，并对发作感到恐惧，这些都加重了患病儿童的心理障碍。

（3）认知损害

较多的癫痫患者有不同程度的学习困难，认知障碍主要取决于脑损害程度及长期服用抗癫痫药物，长期发作引起的脑损伤严重影响患者儿时的记忆力和注意力，从而导致学习困难，难以接受新知识。

【临床状态医学治疗方法】

1. 中医治疗

治宜分标本虚实。频繁发作，以治标为主，着重清泻肝火，豁痰息风，开窍定痫；平时则补虚以治其本，宜益气养血，健脾化痰，滋补肝肾，宁心安神。

（1）内治法

1）风痰闭阻

[症见]发病前常有眩晕，头昏，胸闷，乏力，痰多，心情不悦。发作呈多样性，或见突然跌倒，神志不清，抽搐吐涎，或伴尖叫与二便失禁，或短暂神志不清，双目发呆，茫然所失，谈话中断，持物落地，或精神恍惚而无抽搐，舌质红，苔白腻，脉多弦滑有力。

[治法] 涤痰息风，开窍定痫。

[代表方] 定痫丸加减。

[常用药] 天麻、全蝎、僵蚕、川贝母、胆南星、姜半夏、竹沥、石菖蒲、琥珀、茯神、远志、辰砂、茯苓、陈皮、丹参。

眩晕、目斜视者，加生龙骨、生牡蛎、磁石、珍珠母重镇安神。

2）痰火扰神

[症见] 发作时昏仆抽搐，吐涎，或有吼叫，平时急躁易怒，心烦失眠，咳痰不爽，口苦咽干，便秘溲黄，病发后，症情加重，彻夜难眠，目赤，舌红，苔黄腻，脉弦滑而数。

[治法] 清热泻火，化痰开窍。

[代表方] 龙胆泻肝汤合涤痰汤加减。

[常用药] 龙胆草、青黛、芦荟、大黄、黄芩、栀子、姜半夏、胆南星、木香、枳实、茯苓、橘红、人参、石菖蒲、麝香、当归。

有肝火动风之势者，加天麻、石决明、钩藤、地龙、全蝎，以平肝息风。

3）瘀阻脑络

[症见] 平素头晕头痛，痛有定处，常伴单侧肢体抽搐，或一侧面部抽动，颜面口唇青紫，舌质暗红或有瘀斑，舌苔薄白，脉涩或弦。多继发于颅脑外伤、产伤、颅内感染性疾患后，或先天脑发育不全。

[治法] 活血化瘀，息风通络。

[代表方] 通窍活血汤加减。

[常用药] 赤芍、川芎、桃仁、红花、麝香、老葱、地龙、僵蚕、全蝎。

痰涎偏盛者，加半夏、胆南星、竹茹。

4）心脾两虚

[症见] 反复发痫，神疲乏力，心悸气短，失眠多梦，面色苍白，体瘦纳呆，大便溏薄，舌质淡，苔白腻，脉沉细而弱。

[治法] 补益气血，健脾宁心。

[代表方] 六君子汤合归脾汤加减。

[常用药]人参、茯苓、白术、炙甘草、陈皮、姜半夏、当归、丹参、熟地黄、酸枣仁、远志、五味子。

痰浊盛而恶心呕吐痰涎者，加胆南星、姜竹茹、瓜蒌、石菖蒲、旋覆花化痰降浊；便溏者，加炒薏苡仁、炒扁豆、炮姜等健脾止泻；夜游者，加生龙骨、生牡蛎、生铁落等镇心安神。

5）心肾亏虚

[症见]痫病频发，神思恍惚，心悸，健忘失眠，头晕目眩，两目干涩，面色晦暗，耳轮焦枯不泽，腰膝酸软，大便干燥，舌质淡红，脉沉细而数。

[治法]补益心肾，潜阳安神。

[代表方]左归丸合天王补心丹加减。

[常用药]熟地黄、山药、山茱萸、菟丝子、枸杞子、鹿角胶、龟甲胶、川牛膝、生牡蛎、鳖甲。

神思恍惚，持续时间长者，加阿胶补益心血；心中烦热者，加焦山栀、莲子心清心除烦；大便干燥者，加玄参、天花粉、当归、火麻仁以养阴润肠通便。

（2）针灸治疗

1）针刺治疗

发作期

治法：醒脑开窍。以手厥阴、督脉及足少阴经穴为主。

主穴：内关、水沟、百会、后溪、涌泉。

操作：毫针泻法。水沟用雀啄手法，以眼球充泪为度。

间歇期

治法：豁痰开窍，息风定痫。以督脉、任脉和手、足厥阴经穴为主。

主穴：印堂、鸠尾、间使、太冲、丰隆。

配穴：痰火扰神者，加曲池、神门、内庭；风痰闭阻者，加合谷、阴陵泉、风池；心脾两虚者，加心俞、脾俞、足三里；肝肾阴虚者，加肝俞、肾俞、太溪、三阴交；瘀阻脑络者，加膈俞、内关。

操作：毫针泻法。

（3）气功、太极拳治疗

太极拳的运动特点为中正安舒、轻灵圆活、松柔慢匀、开合有序、刚柔相济，动如"行云流水，连绵不断"，这种运动既自然又高雅，可亲身体会到音乐的韵律，哲学的内涵，美的造型，诗的意境，具有陶冶性情，调和良好身心状态的功效。

（4）中医心理治疗

使用疏神开心法、定情安神法、以理遣情法、移情调志法、暗示疗法、支持性心理治疗等中医情志疗法，调整情绪及心理状态。如移情调志法，当忧愁、悲哀、抑郁之情缠绕心际，难以解除之时，当用移情调治法治疗。治疗手段是通过言语、行为、环境影响，将其注意力转移、负性情绪排遣，心志改移，使之从不良心态中解脱出来。其机理在于给患者一个"在于彼而忘于此"的良好环境，即移情调治的环境。实际上，移情调志法与中医文献中的移情变气法类同，同是一种"心机一转的妙术"。如听曲、谈笑、弈棋、书法、赋诗、种花、垂钓、登城观山、益友清谈，都是舒畅和转移情志的重要手段。

2. 西医药物治疗

癫痫药物治疗的目的，不仅要控制发作，提高患者的生活质量，还要尽可能地减少不良反应的发生。在控制发作和耐受不良反应之间选择最佳的平衡点。现有证据显示，大多数癫痫患者早期接受正规抗癫痫药物治疗，远期预后较好，还可以降低难治性癫痫的可能性。

由于抗癫痫药物需要长期服用，不能擅自调药、减量、停药，因此用药时机的选择就非常重要。首先，抗癫痫药物应该在癫痫的诊断明确之后开始使用。其次，两次无诱因的发作，均可考虑用药，但若两次发作间隔时间在1年或者更长，此类患者可以暂时推迟药物治疗。最后，对于有促发因素的反射性癫痫，或者有明确促发因素的发作，如停用某种药物、戒酒、代谢紊乱、睡眠剥夺等，去除诱因后，发作即可停止，可暂时不用抗癫痫药物治疗。

抗癫痫药物选择的总原则是应该从选择对特异性发作类型最有效的单药

开始治疗。如果最初的治疗未能控制癫痫发作，则应另选其他的抗癫痫药物进行治疗。若两次单药治疗无效，再选第三种单药治疗获益的可能性很小，预示属于难治性癫痫的可能性较大，可考虑合理的多药治疗。如果联合治疗仍不能获得更好的疗效，建议转换为患者最能耐受的治疗（继续联合治疗或转为单药治疗），即选择疗效和不良反应之间的最佳平衡点，不必一味的追求发作的完全控制，而导致患者不能耐受。其次要从小剂量开始，规律服药，应尽可能减少服药早期的不适感，消除患者的恐惧感。

选药的同时还需要考虑以下因素：抗癫痫药物禁忌证、可能的副作用、达到治疗剂量的时间、服药次数及恰当的剂型、特殊治疗人群（如育龄妇女、儿童、老人等）的需要、药物之间的相互作用以及药物来源和费用等。

抗癫痫的西药有卡马西平、丙戊酸钠、拉莫三嗪、托吡酯、苯巴比妥、苯妥英钠、左乙拉西坦、奥卡西平等。

3.临床心理治疗

（1）消除癫痫患者负性情绪

由于癫痫患者长期服药，病情反复发作且不稳定性等特点的影响，较多患者的心里感觉抑郁和自卑甚至焦躁不安等，甚至有部分患者具有敌对情绪，不能很好配合治疗，有的产生了轻生的情绪。要针对不同情况，对不同患者采取差别化措施，鼓励患者之间经常交流沟通，经常参加一些社交活动，从而增强患者的自信心。还要积极向患者介绍癫痫知识，使其了解平时服药必要性，消除其对依赖服药担心，要打消患者对癫痫发作的恐惧感，增强战胜疾病的自信心以及积极性。

（2）提高癫痫患者遵医嘱的依从性

癫痫病的治疗属于一个较为长期的过程，因此服用药物遵医嘱非常重要。要积极向患者和患者家属介绍药物治疗的必要性和重要性，特别强调患者坚持服药和减少癫痫发作的关系，使患者和家属充分认识遵医服药意义，增强服药依从性。

（3）做好患者积极自我调节的引导

要让患者在了解癫痫知识基础之上，让癫痫患者对个人的心态进行全面认识，使其明确良好心态对于癫痫的治疗和转归的重要意义，帮助其树立起正确的个人良好心态，培养健康心理，使患者能够积极主动地配合治疗。

（4）提高患者家属相关知识

由于癫痫的发作时间不确定，所以，患者的家属掌握个人抢救能力和对药物产生副作用的认识具有重要意义，特别是对患者得到及时救治具有重要作用。因此，医护人员要对亲属做好宣教工作，提高对癫痫病的认识程度，并掌握抢救要领，还要了解药物副作用，时刻对患者情绪以及行为留心，积极督导患者服药，并正确地接受治疗。

【病案分析】

患者女性，38岁，因"发作性意识丧失、四肢抽搐11年，再发4次"于2008年2月入院。

患者自1997年劳累熬夜后出现夜间睡眠时突然意识丧失、四肢抽搐、口吐白沫、口中怪叫、颈项强直，持续约5分钟后意识逐渐转清，抽搐停止，伴头晕，乏力，未及时就诊。此后患者于1999年、2006年均有发作，发作后无头痛、头晕、乏力等症状，均未予重视，2008年1月曾有4次发作，均于夜间2～5时睡眠中发作，每次均是先有舌尖发麻，然后发作，持续1～5分钟不等，发作后不能回忆发作时情景，伴易紧张、心烦，担心上症再发，时有恐惧、心慌，入睡困难，遂来就诊，为进一步系统诊治收入院。入院症见：精神疲倦，无意识丧失、四肢抽搐等发作，易紧张、担心，心烦，心慌，纳呆，夜寐欠安，消瘦，面色苍白，小便调，大便溏薄。

既往史：无高血压病、冠心病、糖尿病等病史。

查体：舌质淡，苔白腻，脉细弱。BP：123/71mmHg，心、肺、腹查体未见异常。神经系统查体：神志清楚，眼底检查正常，各脑神经检查未见异常；四肢肌力、肌张力、共济检查正常；腱反射对称性活跃，双侧病理征未引出，生理反射存在；感觉检查无异常；脑膜刺激征（－）。

辅助检查：脑电图可见散在棘慢波，三大常规、甲状腺功能、颅脑

CT、心电图等辅助检查无明显异常。SCL-90 总均分 2.1，躯体化因子 3.2，抑郁因子分 2.1，焦虑因子分 2.6，SDS：57 分，SAS：54 分，提示轻度抑郁、焦虑。

中医诊断：痫病，郁病（心脾两虚，痰浊阻窍）。

西医诊断：癫痫（全身强直阵挛发作）。

心理状态：焦虑状态。

治疗方案：中药以补益心脾、化痰祛湿为法，以归脾汤合香砂六君子汤为主方加减，具体方药：党参 15g，茯苓 10g，黄芪 30g，白术 15g，炙甘草 5g，陈皮 10g，姜半夏 10g，当归 10g，天麻 10g，僵蚕 15g，全蝎 5g，砂仁 5g（后下），木香 10g，酸枣仁 20g，远志 10g，五味子 10g。

配合情志相胜法等中医情志疗法、中医音乐疗法、中药足浴等治疗。西药以抗癫痫治疗为主，予口服德巴金 500mg qn。嘱咐患者应避免劳累过度及精神刺激，不宜从事驾驶、高空和水上作业。应禁忌羊肉、狗肉、酒浆等温燥之品。

1 周后患者纳眠改善，但梦多，未再有"癫痫"发作，心情渐放松，逐渐参加社会活动，遂在原方基础上加牡蛎 20g，龙骨 20g 镇心安神。1 周后多梦完全改善，故上方去牡蛎、龙骨。3 月后随访，无"癫痫"发作，丙戊酸钠血药浓度 60ug/mL，精神状态良好，获得就业机会。

讨论：本患者在中医学中当以"痫病"论治，其证属"心脾两虚，痰浊阻窍"。该患者患病十余年，病久伤脾，脾失健运，积痰内伏，一遇劳倦或情志不遂，气机逆乱，触动伏痰，上扰脑神而发为痫病。痰浊上逆，蒙蔽心神脑窍，故见意识丧失、四肢抽搐等症；脾虚不运，而生痰湿，故见大便稀溏；心血不足，心失所养，则心悸；心神不宁，故失眠、烦躁；肌肤失荣，故面色苍白；气虚，故见神疲乏力。舌质淡，苔白腻，脉细弱均为心脾两虚、痰浊阻窍之征。

治以香砂六君子汤合归脾汤为主加减，方中以党参、黄芪、白术、甘草甘温之品补气健脾以生血，使气旺而血生；当归甘温补血养心；茯苓、酸枣仁、远志宁心安神；陈皮、半夏燥湿化痰；木香辛香而散，砂仁理气醒脾，与大量益气健脾药配伍，复中焦运化之功，又能防大量益气补血药滋腻碍胃，使补而不滞，滋而不腻，天麻、僵蚕、全蝎息风化痰定痫，全方共奏健脾养心、化痰定痫之功。

1周后患者纳眠改善，但梦多，无意识丧失、四肢抽搐等发作，心情渐放松，遂在原方基础上加牡蛎、龙骨镇心安神。配以中药足浴，加强足部气血循环，带动气血运行，促进心脾两脏功能恢复。中医心理治疗则通过采用情志相胜法对患者的宣教，让其放下心理包袱，保持心情愉悦，平和阴阳气血。配合中医音乐疗法，可助中药健脾养心安神。

此患者2008年1月有4次癫痫发作，属于密集发作，嘱患者服用德巴金抗癫痫。该患者伴发焦虑症状，已予抗焦虑药物治疗，配合了心理治疗等，可以加快稳定情绪，增加癫痫治疗依从性，再加上重视生活调理，这些都有助于本病的治疗与康复。

吴西志、吴运渠、付航等从病因病机、专病专方及外治疗法等方面综述了癫痫，总结中医治疗癫痫的方法，应重视体针、电针、磁针、贴敷法及埋线法等外治疗法。中医药治疗癫痫安全性高，经济效益明显，为患者减轻经济和心理负担。将口服中药与外治疗法联合应用于临床，可提高治疗效果。

邓颖等用止痫汤治疗难治性癫痫30例，方药组成：天麻10g，钩藤30g，天竺黄10g，胆南星10g，僵蚕10g，全蝎6g，石菖蒲10g，当归10g，川芎10g，郁金10g，炙黄芪15g，麸炒白术20g，茯苓20g，炙远志6g。根据病情酌情随证加减。头晕加白蒺藜15g；腹胀加枳壳20g；夜寐不安加生牡蛎30g。服药3个月观察疗效。结果提示有效率83.33%。所以中医治疗癫痫具有重要意义，可调整患者状态，提高生活质量。

赵红宁整理收集中医治疗癫痫部分首方，探讨分析治疗癫痫病药物的用药规律及其临床效果。选取部分癫痫病患者作为研究对象，将其分为两组，分别给予西药和中西药结合治疗。结果显示按药物功效排列，前三位依次为平肝息风类、化痰类、开窍类；观察组较对照组疗效显著。结论表明平肝息风类、化痰类、开窍类中药治疗癫痫具有显著效果。

十三、重症肌无力

重症肌无力（myasthenia gravis，MG）是一种神经－肌肉接头传递功能障碍的获得性自身免疫性疾病，主要由神经－肌肉接头突触后膜上乙酰胆碱受体（AChR）受损引起，临床特征为部分或全身骨骼肌肌无力和易于疲劳，活动后症状加重，经休息和胆碱酯酶抑制剂治疗后症状减轻。

【西医的病因及发病机制】

MG 患者中，胸腺几乎都有异常。10% ~ 15% MG 患者合并胸腺瘤，约 70% 患者有胸腺肥大，淋巴滤泡增生。正常的胸腺是 T 细胞成熟的场所，T 细胞可介导免疫耐受以免发生自身免疫反应，而 AchR-Ab 由 B 细胞在增生的胸腺中产生。在胸腺中已检到 AchR 亚单位的 mRNA，在正常和增生的胸腺中都能发现"肌样细胞"，具有横纹并载有 AchR，因此推测在一些特定的遗传素质的个体中，由于病毒或其他非特异性因子感染胸腺后，导致"肌样细胞"表面的 AchR 构型发生变化，刺激机体的免疫系统产生 AChR-Ab。AChR 的 IgG 抗体是由周围淋巴器官、骨髓、胸腺的浆细胞产生，由抗原特异性 T 辅助细胞（CD4+）激活，后者通过与 AchR 抗原肽序列（抗原决定簇）结合而被激活。如把 MG 患者的胸腺移植给先天性免疫缺陷小鼠亦会产生 AChR-Ab。胸腺激素在正常情况下促进 T 辅助细胞的分化，但长期过量合成可引起自身免疫反应，可能发生 MG；另外，终板 AChR 抗原免疫原性的改变也是可能的诱发因素。MG 患者常合并其他自身免疫性疾病如甲状腺功能亢进、系统性红斑狼疮、类风湿性关节炎、恶性贫血和天疱疮等，也提示 MG 是一种自身免疫病。MG 患者 HLA 基因型（BB、DR3、DQB）的频率较高，提示其发病可能与遗传因素有关。

【中医的病因病机】

重症肌无力在中医属"痿证"范畴。痿证形成的原因颇为复杂。外感湿热毒邪，内伤情志、饮食劳倦、先天不足、房事不节、跌打损伤以及接触神经毒性药物等，均可使五脏受损、精津不足、气血亏耗，肌肉筋脉失养，而发为痿证。

【临床状态医学诊断思路】

1. 西医诊断

本病主要根据临床症状结合辅助检查明确诊断。

（1）主要症状

本病的主要症状可见眼皮下垂、视力模糊、复视、斜视、眼球转动不灵活；讲话大舌头，鼻音重，声音沙哑，构音不清；咀嚼无力，无法搅拌食物，食物吞咽困难；喝水饮呛，或从鼻孔流出；无力咳痰，甚者呼吸困难，发生窒息；抬头无力，举臂无力，走路无力，难以跑跳，无法完成重复性的动作；举臂困难，走路困难，下蹲、爬楼、上车、蹬高困难等。

（2）辅助检查

结合疲劳试验，新斯的明试验，神经肌肉电生理检查 AChR 抗体滴度测定，胸腺 CT、MRI 或 X 线断层扫描等检查有助于明确诊断。

2. 中医辨证

痿证的病因不外乎外感、内伤。外感多因热邪、湿邪，内伤多因久病、劳倦、饮食失调等。其主要病理机制有肺热津伤、湿热浸淫、脾胃虚弱、肝肾髓枯等，导致肢体筋脉失养而起。病位与肺、脾、肝、肾四脏关系较密切。临床辨证应分清虚实。凡起病急，发展快，多属肺热伤津，或湿热浸淫，多为实证；病程较长，起病与发展较慢，以脾胃、肝肾亏虚为多，两者均属虚证，亦有虚中夹实者。实证治疗宜清热、润燥、利湿，虚证宜益气、健脾、滋肝肾，并应重视"治痿独取阳明"的原则。同时应分清脏腑，发生于热病过程中，或热病之后，伴咽干咳嗽者，病变在肺；若面色萎黄不华，食少便溏者，病变在脾胃；起病缓慢，腰脊酸软，遗精耳鸣，月经不调，病变在肝肾。

3. 心理状态

中医学认为，情志不遂，思欲过度，忧思郁怒，则肝失疏泄，筋脉所聚无能，乃成痿证。或过思多虑，损伤心脾，气血不足，筋脉失养；或大惊卒恐，伤于心肾，气机逆乱，气血不达筋脉，宗筋弛纵，则萎而不用。

重症肌无力患者存在中枢神经受损症状，其表现为认知功能损害及情绪的改变。由于重症肌无力患者运用新斯的明类药物治疗，而长期使用新斯的明类药物的副作用之一，即影响中枢神经系统，进而导致患者认知疲劳；而长期使用激素类药物，通过使患者体内皮质醇水平的昼夜节律紊乱导致精神抑郁发生率更高。同时相关研究也表明，重症肌无力患者出现情感障碍的产生机制与负性情绪反应、神经免疫系统等有关。性别、年龄、文化程度、居住环境、MG 类型、病程均可影响 MG 患者发生情感障碍，而各因素又可导致患者发生一种或多种症状肌无力。因肌肉疲劳感、不适感，MG 患者长期处于不良心理状态环境中，心理应激反应使患者出现神经、内分泌、免疫系统功能紊乱等一系列心理、生理反应，继而导致情感障碍，引起焦虑、抑郁等负性情绪，使患者出现睡眠障碍，而情感障碍又可加重MG 病情。

【临床状态医学治疗方法】

1. 中医治疗

中医治疗需遵循以下治疗原则：①独取阳明。即治痿病应重视调理脾胃。因脾胃为后天之本，肺之津液来源于脾胃，肝肾的精血来源于脾胃的生化，只有脾胃健运，津液精血之源生化，才能充养肢体筋脉，有助于痿病的康复。②泻南补北。南方属火，北方属水，即指治痿病应重视滋阴清热，因肝肾精血不足，不能濡养筋脉，且阴虚则火旺，火旺则阴更亏，故滋阴可充养精血以润养筋骨，且滋阴有助降火；外感热毒，当清热解毒，火清热去则不再灼阴耗精，有存阴保津之效。若属虚火，当滋阴以降火。若属湿热，当清热化湿而不伤阴。③治兼夹证。在调理脾胃、滋阴清热的基础上，对痿病的兼夹证要予以兼顾治疗，视其所夹湿热、痰湿、瘀血、积滞等，分别治以清湿热、化痰浊、祛瘀血、消积滞或清郁热等，辨证论治，才能收效。④慎用风药。因治风之剂，皆发散风邪，开通腠理之药，若误用之，阴血愈燥，酿成坏病。至于因七情六欲太过而成痿者，必以调理气机为法，盖气化改善，百脉皆通，其病可愈。

（1）内治法

1）肺热津伤

[症状] 病起发热之时，或热退后突然肢体软弱无力，皮肤枯燥，心烦口渴，咽干咳呛少痰，小便短少，大便秘结，舌红苔黄，脉细数。

[治法] 清热润肺，濡养筋脉。

[代表方] 清燥救肺汤。

[常用药] 人参、麦冬、生甘草、生石膏、霜桑叶、苦杏仁、火麻仁、蜜炙枇杷叶、阿胶、炒胡麻仁。

若壮热，口渴，汗多，则重用生石膏，还可加金银花、连翘以清热解毒，养阴生津；若咳呛少痰，加炙瓜蒌、桑白皮、川贝、知母润肺止咳化痰；咽干不利者，加花粉、玉竹、百合养阴生津；若身热退净，食欲减退，口燥咽干较甚者，证属肺胃阴伤，宜用益胃汤加薏苡仁、山药、生谷芽之类，益胃生津。

本证肺热而津已伤，勿滥用苦寒、香燥、辛温之品重亡津液，可佐养胃清火之药，如沙参、玉竹、山药之类，胃火清则肺金肃，也是"治痿独取阳明"之法。

2）湿热浸淫

[症状] 四肢痿软，肢体困重，或微肿麻木，尤多见于下肢，或足胫热蒸，或发热，胸脘痞闷，小便赤涩；舌红苔黄腻，脉细数而濡。

[治法] 清热燥湿，通利筋脉。

[代表方] 加味二妙散。

[常用药] 黄柏、苍术、萆薢、当归、牛膝、龟甲。

若湿盛，伴胸脘痞闷，肢重且肿者，可加厚朴、薏苡仁、茯苓、泽泻理气化湿；若长夏雨季，酌加藿香、佩兰芳香化浊；若形体消瘦，自觉足胫热气上腾，心烦，舌红或苔中剥，脉细数，为热甚伤阴，上方去苍术加生地黄、麦冬以养阴清热；如肢体麻木，关节运动不利，舌质紫，脉细涩，为夹瘀之证，加赤芍、丹参、红花活血通络。

本证重在清热燥湿，不可急于填补，以免助湿恋邪，或热已伤阴，则应清养，仍需注意养阴而不得碍湿。

3）脾胃亏虚

[症状] 肢体痿软无力日重，食少纳呆，腹胀便溏，面浮不华，神疲乏力，舌淡，舌体胖大，苔薄白，脉沉细或沉弱。

[治法] 健脾益气。

[代表方] 参苓白术散。

[常用药] 人参、白术、山药、扁豆、莲子肉、茯苓、薏苡仁、陈皮、砂仁。

若肥人多痰，可用六君子汤补脾化痰；中气不足，可用补中益气汤；心悸气短者，加黄芪、当归益气生血；如肌肉麻木不仁，苔白腻者，加橘络、白芥子化痰通络；消瘦，舌质紫暗者，可用圣愈汤益气养血，再加桃仁、红花、牛膝活血化瘀。

4）肝肾亏损

[症状] 起病缓慢，四肢痿弱无力，腰脊酸软，不能久立，或伴眩晕、耳鸣、遗精早泄，或月经不调，甚至步履全废，腿胫大肉渐脱，舌红少苔，脉沉细数。

[治法] 补益肝肾，滋阴清热。

[代表方] 虎潜丸。

[常用药] 虎骨（可用狗骨代）、牛膝、锁阳、当归、白芍、黄柏、知母、熟地黄、龟甲、陈皮、干姜。

（2）针刺治疗

主穴：上肢——肩髃、曲池、合谷、阳溪。

下肢——髀关、梁丘、足三里、解溪。

配穴：肺热者加肺俞、尺泽；温热型加阴陵泉、脾俞；肝肾两亏者加肝俞、肾俞、悬钟、阳陵泉；发热者加大椎。

操作手法：属肺热及湿热者，单针不灸，用泻法；肝肾阴亏者，针用补法。

（3）艾灸治疗

用点燃的艾条距皮肤 2～3cm，沿督脉、足阳明胃经的经脉缓慢移动熏烤 2 遍，然后灸双侧阳白穴。

（4）推拿治疗

以推、拿、弹、揉、点等手法为主。取患者坐位，医者用推法自风池推至大椎、肩井数次，以皮肤微发热为度，弹拨颈部、上肢肌群，并点按肩井、曲池、手三里等穴位。取俯卧位，以患病部位相关的区域为主，推、按背部夹脊穴、督脉、膀胱经，配合点按环跳、肾俞、命门，拿委中。取仰卧位，医者用手掌自腹股沟用力下推至足背数遍，然后用多指自上而下反复捏拿受累肌群，配合点按伏兔、足三里、阳陵泉、悬钟、解溪等穴，最后以放松手法结束治疗。每天 1 次，每次 30 分钟，15 天为 1 疗程，每疗程之间休息 6 天，3 个疗程为一周期。

（5）气功、太极拳治疗

包括导引、吐纳、守神、存想、静坐、坐禅等一类心身锻炼方法，常见功法有太极拳、五禽戏、八段锦等，通过这些功法的练习，可使人类心身两个方面得到一种协调的、平衡的、全面的和整体的训练，改善脏腑气血阴阳，调和身心，改善身体状态。但值得注意的是，对于该病人的导引治疗必须循序渐进，不能勉强，以免加重病情。

（6）中医心理治疗

重症肌无力患者要注意精神调养。《素问·痿论》说："思想无穷，所愿不得，意淫于外，入房太甚，宗筋弛纵，发为筋痿。"因此，注意精神调养，清心寡欲，避免过劳，生活规律，饮食宜清淡富有营养，忌油腻辛辣，对促进肌无力康复具重要意义。

当重症肌无力患者忧愁、悲哀、抑郁之情缠绕心际，难以解除之时，可应用移情调志中医法治疗。治疗手段是通过言语、行为、环境影响，将其注意力转移、负性情绪排遣，心志改移，使之从不良心态中解脱出来。其机理在于给患者一个"在于彼而忘于此"的良好环境，即移情调志的环境。

2. 西医治疗

（1）胸腺治疗，包括胸腺切除、胸腺放射治疗。

（2）药物治疗

1）胆碱酯酶抑制剂：如溴吡斯的明、溴化新斯的明等。

2）肾上腺皮质激素：如甲泼尼龙、地塞米松等。

3）免疫抑制剂：如环磷酰胺、硫唑嘌呤、环孢素 A 等。

4）静脉注射免疫球蛋白。

（3）血浆置换。

（4）危象的处理：一旦发生呼吸肌瘫痪，应立即进行气管插管或切开，应用人工呼吸器辅助呼吸，并依不同类型的危象采用不同的处理办法。

3. 临床心理治疗

临床中，采用认知行为治疗及健康教育指导具有较好疗效。MG 患者的治疗，需要经治医师和心理医师与患者分别进行一对一的面谈，积极交流沟通，评估患者病情，进行疾病分型，了解患者对疾病的认识程度等，交流中注意引导患者树立战胜疾病的信心。经治医师和心理医师进行有效的心理疏导，采用通俗易懂的方式向患者介绍疾病病情及治疗方案，引荐成功病例，增强患者战胜疾病的信心，积极配合治疗。同时加强对 MG 症状的观察，告知其服用免疫抑制剂可能出现的副作用。通过系统教育改变患者的不良生活方式，指导合理饮食，中药食补，劳逸结合，增强体质。

【病案分析】

患者，男，30 岁，于 2003 年 6 月无明显诱因出现眼睑下垂，睁眼有疲劳感，视物时抬头皱额，目珠转动失灵。在当地诊断为眼肌型重症肌无力，曾服用补中益气中药及强的松、肌苷、维生素 B 等，症状略有缓解但不稳定。近来无明显诱因出现情绪低落、思考或精神集中能力丧失，犹豫，记忆力差，心慌胸闷，经人介绍于 2005 年 9 月到我科治疗，就诊时症见：眼睑下垂，睁眼有疲劳感，视物时抬头皱额，目珠转动失灵，患者双眼平视前方时，上睑缘遮盖瞳孔约 1/3，并有入睡困难、早醒、醒后疲劳、乏力，下午加重，情绪低落，思考或精神集中能力丧失，犹豫，记忆力差，心慌胸闷，多汗、食欲减退，伴畏寒肢冷，神疲懒言，二便正常，舌淡、苔薄白，脉细弱。

查体：心、肺听诊正常，腹部查体无异常，睑下垂，上睑缘遮盖瞳孔约 1/3，四肢肌力正常。

辅助检查：血生化、甲状腺功能、心电图、胸部 X 片、肝胆脾胰彩超等辅助检查未见异常，新斯的明试验阳性。SCL-90 量表总均分 2.1，躯体化因子 2.65，抑郁因子分 2.47，焦虑因子分 2.78。SDS 量表：65 分，SAS 量表：57 分，提示中度抑郁、轻度焦虑。

中医诊断：痿证、郁病（肝郁脾虚，肾阳不足）。

西医诊断：重症肌无力（眼肌型）。

心理状态：抑郁焦虑状态。

兼容方法：本病例的症状有眼睑下垂，睁眼有疲劳感，视物时抬头皱额，目珠转动失灵，入睡困难、早醒、醒后疲劳、乏力，情绪低落，思考或精神集中能力丧失，犹豫，记忆力差，心慌胸闷，多汗、食欲减退，伴畏寒肢冷，神疲懒言。

排除方法：心慌、食欲减退、多汗、畏寒肢冷、神疲懒言等躯体症状从该例的焦虑抑郁障碍诊断标准中剔除。

病因方法：引起躯体症状和体征是躯体疾病或心理疾病引起。本例眼睑下垂，睁眼有疲劳感，视物时抬头皱额，目珠转动失灵，乏力，下午加重，经检查，新斯的明试验阳性，符合重症肌无力症状。其心慌胸闷的病因常见于冠心病、呼吸道疾病等，本例没有高血压等心血管疾病危险因素，没有心脏、呼吸道其他症状，心脏检查、胸片未发现器质性问题，故排除冠心病和呼吸道疾病，考虑为抑郁焦虑状态的躯体表现。多汗多考虑内分泌问题，经行甲状腺等功能检查未见异常，故排除之。患者食欲减退常见于消化系统、肝胆系统或全身消耗性疾病，但患者血生化等辅助检查无异常，暂不考虑器质性病变，提示抑郁状态导致。患者情绪低落，思考或精神集中能力丧失，犹豫，记忆力差，伴有心慌、入睡困难、早醒，结合心理量表结果，属于抑郁状态和焦虑状态症状。

替代方法：植物神经症状心慌是纠结的替代症状；胸闷、畏寒肢冷是紧张、担心的替代症状；食欲减退、神疲懒言是抑郁状态所致情绪低落的替代症状。

治疗：中药汤剂以疏肝健脾、温肾壮阳为法，用药如下：党参20g，白术20g，山药20g，扁豆10g，莲子肉10g，黄芪50g，桂枝10g，制附子10g（先煎），巴戟天30g，枳壳10g，陈皮10g，石菖蒲10g，香附10g，郁金10g。配合中医语言治疗，情志相胜法，中医音乐等中医情志疗法。西药续以重症肌无力基础治疗，溴化新斯的明30mg，嘱患者逐渐将激素减量。嘱患者避免服用安定类、异丙嗪等可能加重肌无力药物。

1月后复诊患者眼睑活动基本正常，睡眠障碍明显改善，心慌胸闷消除，食欲改善，自诉情绪仍然较低落，同时出现夜尿增多，腰酸，舌淡、苔薄白，脉细弱。中药守前方去附子、桂枝，加杜仲10g，枸杞子10g，续断10g，西医继续前治疗，坚持服药3月后，患者症状基本改善、情绪状态基本正常。

讨论：本病属于中医学"痿证"范畴，证属肝郁脾虚，肾阳不足。《素问·太阴阳明论》指出："四肢皆禀气于胃，而不得至经，必因于脾乃得禀也。今脾病不能为胃行其津液，四肢不得禀水谷之气，气日以衰，脉道不利，筋骨肌肉皆无以生，故不用焉。"眼胞在五轮学说中定为肉轮，属脾胃，司眼睑之开合。脾不运化，气血生化无源，眼睑失于濡养，则开合失职，脾不运化，则纳呆。脾气亏虚，清气不升，思考或精神集中能力丧失，犹豫，记忆力差。肝脾不和则肝气郁结，见心慌、入睡困难、早醒。久病入肾，肾阳温煦之力不足，故见畏寒肢冷，神疲懒言。舌淡、苔薄白，脉细弱亦为本病之征。本病病位在肝、脾、肾，病性为本虚标实证。

本方党参、黄芪补中益气，郁金行气解郁为君药，白术、山药补气健脾，香附理气解郁，助健脾理气之功，扁豆健脾祛湿，莲子肉健脾宁心，桂枝、制附子、巴戟天温补肾阳，枳壳、陈皮行气健脾，石菖蒲化痰开窍，甘草调和诸药为使药。

1月后复诊时患者畏寒肢冷、神疲好转，但仍有腰酸、夜尿多，其证候状态改变，为肾精、肾气亏损之象，故上方去附子、桂枝，防温燥太过，加用杜仲、枸杞子、淫羊藿、续断，四者补肾法中阴中取阳，阳中取阴，肾阴肾阳并补。同时杜仲与续断同入肝、肾二经，皆有补肝肾，强筋骨之功。

多数重症肌无力患者病程长，迁延不愈，需长期服药治疗，加之对该病的病因和治疗效果等信息掌握得越来越多，病友病情加重或死亡等劣性刺激，越来越多的治疗费用和药物副作用等导致患者逐渐出现抑郁、焦虑、强迫症和精神病性心理改变。重症肌无力发病的一个高峰是 20 ~ 40 岁年龄段，一旦患病，无法正常工作和学习，社会和家庭角色由主导变成依附甚至负担，使患者产生巨大的心理压力，对未来失去希望。因此，这部分患者表现出更明显的偏执、恐惧、人际关系敏感和敌对等心理障碍。重症肌无力患者在常规临床治疗和护理措施的基础上，接受系统的心理护理，并对各项焦虑、抑郁影响因素进行有效控制，有助于患者临床治疗效果的巩固，以及焦虑、抑郁症状的改善，因而临床应用价值较高。

重症肌无力患者不同疾病阶段症状表现不同，每个患者的中医证候状态亦不尽相同。如裴氏认为治疗眼肌型重症肌无力的经验认为，病程分初、中、后三期论治。初期邪盛，宜祛风通络，用桂枝芍药知母汤；中期中气虚者宜补气升阳，用补中益气汤，益气聪明汤，张锡纯之升陷汤等；后期脾肾阳虚者则宜温补肝肾，用桂附地黄汤。故临床上不单单要给病人一个简单的诊断，还要针对其不同的病程，不同的分型给予正确的状态评估，要全程、整体地辨证论治，才可使患者最大获益。

十四、肿瘤

肿瘤（tumor）是机体中正常细胞在不同的始动与促进因素长期作用下所产生的增生与异常分化所形成的新生物。新生物一旦形成后，不因病因消除而停止增生。它不受机体生理调节正常生长，而是破坏正常组织与器官。根据肿瘤对人体的影响，可分为良性与恶性，恶性者可转移到其他部位，治疗困难，常危及生命。

【西医的病因及发病机制】

1. 外界因素

（1）化学因素

如烷化剂、多环芳香烃类化合物、氨基偶氮类、亚硝胺类、真菌毒素和植物毒素等，可诱发肺癌、皮肤癌、膀胱癌、肝癌、食管癌和胃癌等。

（2）物理因素

电离辐射，如 X 线可引起皮肤癌、白血病等，紫外线可引起皮肤癌，石棉纤维与肺癌有关，滑石粉与胃癌有关，烧伤深瘢痕和皮肤慢性溃疡均可能发生癌变等。

（3）生物因素

主要为病毒，其中 1/3 为 DNA 病毒，2/3 为 RNA 病毒。DNA 病毒如 EB 病毒与鼻咽癌、伯基特淋巴瘤有关，人类乳头状病毒感染与宫颈癌有关，乙型肝炎病毒与肝癌有关。RNA 病毒如 T 细胞白血病 / 淋巴瘤病毒与 T 细胞白血病 / 淋巴瘤有关。此外，幽门螺杆菌感染与胃癌发生也有关系。

2. 内在因素

（1）遗传因素

真正直接遗传的肿瘤只是少数不常见的肿瘤，遗传因素在大多数肿瘤发生中的作用是增加了机体发生肿瘤的倾向性和对致癌因子的易感性，如结肠息肉病、乳腺癌、胃癌等。

（2）免疫因素

先天性或后天性免疫缺陷易发生恶性肿瘤，如丙种蛋白缺乏症患者易患白血病和淋巴造血系统肿瘤，肾移植后长期应用免疫抑制剂的患者，肿瘤发生率较高。但大多数恶性肿瘤发生于免疫机能"正常"的人群，主要原因在于肿瘤能逃脱免疫系统的监视并破坏机体免疫系统，机制尚不完全清楚。

（3）内分泌因素

如雌激素和催乳素与乳腺癌有关，生长激素可以刺激癌的发展。

【中医的病因病机】

肿瘤是发生于五脏六腑、四肢百骸的一类疾病。多由于正气内虚，感受邪毒，情志怫郁，饮食损伤，患有旧疾等因素，使脏腑功能失调，气血津液运行失常，产生气滞、血瘀、痰凝、湿浊、热毒等病理变化，蕴结于脏腑组织，相互搏结，日久积渐而成的一类疾病。

【临床状态医学诊断思路】

1. 西医诊断

肿瘤的临床表现因其所在的器官、部位以及发展程度不同而不同，但恶性肿瘤早期多无明显症状，即便有症状也常无特征性，等患者出现特征性症状时，肿瘤常已经属于晚期。临床可有肿块、疼痛、溃疡、出血、梗阻等局部表现，以及体重减轻、食欲不振、恶病质、贫血、乏力等全身症状。根据肿瘤发生的不同部位和性质，对患者的临床表现和体征进行综合分析，结合实验室检查和影像学、细胞病理学检查通常能做出明确诊断。

2. 中医辨证

肿瘤以脏腑组织发生异常肿块为其基本特征（白血病为骨髓及其他造血组织中白细胞系列的数目与质量的异常增生）。肿块的发生多责之于气滞、痰凝、湿滞、瘀血、毒聚等相互纠结，日久积滞而成为有形之肿块。肿瘤患者素体多虚，加之肿瘤病变耗伤人体之气血津液，故中、晚期患者多出现气血亏虚、阴阳两虚等病机转变。中医辨证主要有：①气滞型：多以胀满、疼痛为主要症状，其疼痛为胀痛而非刺痛，部位可以游走不定，时作时止；②痰凝型：表现为咳嗽咯痰，痰蒙神窍则见神昏谵语，痰滞肌肉筋骨而为痰核，痰阻经络则见肢体关节疼痛，痰凝于脏腑或与湿聚、血瘀等相互纠结而成痞块，肿块质地不硬，可伴有疼痛；③湿滞型：表现为水湿滞于上焦则咳嗽咯痰，滞于中焦则食欲不振、纳呆、腹胀、泄泻，滞于下焦则小便不利；

④瘀血型：血瘀以疼痛为最常见的症状，其痛以痛有定处，多为刺痛，久痛不愈，反复发作为特征；⑤毒聚型：特点为毒为火之极，故以火热之征突出为特点；⑥气虚型：以一系列元气耗损、脏腑机能减退为主证，随发病脏腑的不同，症状侧重点有所差异；⑦血虚型：表现为一系列血虚失养、脏腑机能减退的症状，其与气虚的主要区别在于，本证面色不华、唇甲不荣等营血亏虚的表现突出，且常有失血过多的原因存在；⑧阴虚型：表现为一系列阴液亏少、失于濡润的症状，阴虚往往生内热，而多伴见虚热之象；⑨阳虚型：表现为一系列阳气虚衰、失于温煦的症状，阳虚则生内寒，而常见虚寒之征。

癌症的病理属性总属本虚标实。多是因虚而得病，因虚而致实，是一种全身属虚，局部属实的疾病。初期邪盛而正虚不显，故以气滞、血瘀、痰结、湿聚、热毒等实证为主。中晚期由于癌瘤耗伤人体气血津液，故多出现气血亏虚、阴阳两虚等病机转变，由于邪愈盛而正愈虚，本虚标实，病变错综复杂，病势日益深重。不同的癌症其病机上又各有特点。脑瘤的本虚以肝肾亏虚、气血两亏多见，标实以痰浊、瘀血、风毒多见；肺癌之本虚以阴虚、气阴两虚多见，标实以气阻、瘀血、痰浊多见；大肠癌的本虚则以脾肾双亏、肝肾阴虚为多见，标实以湿热、瘀毒多见；肾癌及膀胱癌的本虚以脾肾两虚、肝肾阴虚多见，标实以湿热蕴结、瘀血内阻多见。不同的癌症其病变部位不同，脑瘤病位在脑，肺癌病位在肺，大肠癌病位在肠，肾癌及膀胱癌病位在肾与膀胱。但由于肝主疏泄，条达气机，脾为气血生化之源，肾主髓，藏元阴元阳，故上述癌症的发生发展，与肝、脾、肾的关系也较为密切。

3. 心理状态

情志因素、社会因素在肿瘤发病中具有重要作用，越来越受到医学界的重视。七情怫郁，情志不遂，气机郁结，久则导致气滞血瘀，或气不布津，久则津凝为痰，血瘀、痰浊互结，渐而成块。正如《类证治裁·郁证》所说："七情内起之郁，始而伤气，继必及血。"

肿瘤在"黑胆汁"（抑郁倾向）性格妇女中的发生率高于"多血质"

（活泼倾向）性格的妇女，内向型性格的人患病率较高。负性情绪的存在给癌症的发生提供了条件。情绪忧郁和压抑、仇恨、悲观、绝望心情等常与肿瘤的发生和发展相平行。另有研究表明，肿瘤患者所遭受到的生活事件往往导致患者的重要情感丧失，肿瘤的发生与失去亲人等刺激性事件有明显的联系。

肿瘤患者将面对在治疗过程中出现的各种躯体并发症，临近死亡的应激以及随时可能复发的心理压力，让他们恢复到患病前的生理和心理状态比较困难。因此，在治疗肿瘤患者的过程中，主要在于调整患者的整个身体状态，同时兼顾心理状态。

【临床状态医学治疗方法】

因肿瘤种类繁多，本篇以颅内肿瘤为例，简明阐述临床状态医学的治疗方法。

1. 中医治疗

（1）内治法

颅内肿瘤简称脑瘤，可划分为原发性和继发性肿瘤两大类。原发性颅内肿瘤发生于脑组织、脑膜、脑神经、垂体、血管及残余胚胎组织等。而继发性颅内肿瘤指身体其他部位恶性肿瘤转移或侵入颅内的肿瘤。

根据脑瘤的临床表现，中医古籍有关脑瘤的论述散见于"头痛""眩晕""呕吐"等病证中。

脑瘤属于正虚邪实，邪盛正衰的一类疾病，所以治疗的基本原则是扶正祛邪，攻补兼施。要结合病史、病程、四诊及实验室检查等临床资料，综合分析，辨证施治，做到"治实当顾虚，补虚勿忘实"。初期邪盛正虚不明显，当先攻之；中期宜攻补兼施；晚期正气大伤，不耐攻伐，当以补为主，扶正培本以抗邪气。扶正之法主要是根据正虚侧重的不同，并结合主要病变脏腑而分别采用补气、补血、补阴、补阳的治法；祛邪主要针对病变，采用理气、除湿、化痰散结、活血化瘀、清热解毒等法，并应适当配伍有抗肿瘤作用的中药。早期发现、早期诊断、早期治疗对预后有积极意义，做好预防对减少发病有重要意义。既病之后加强饮食调养，调畅情志，注意休息，有利于癌症的康复。

1）痰瘀阻窍

[症见]头晕头痛，项强，目眩，视物不清，呕吐，失眠健忘，肢体麻木，面唇暗红或紫暗，舌质紫暗或瘀点或有瘀斑，脉涩。

[治法]息风化痰，祛瘀通窍。

[代表方]通窍活血汤加减。

[常用药]石菖蒲、桃仁、红花、川芎、赤芍、三七、白芥子、胆南星。

呕吐者，加竹茹、姜半夏和胃止呕；失眠者，加酸枣仁、夜交藤养心安神。

2）风毒上扰

[症见]头痛头晕，耳鸣目眩，视物不清，呕吐，面红目赤，失眠健忘，肢体麻木，咽干，大便干燥，重则抽搐，震颤，或偏瘫，或角弓反张，或神昏谵语，项强，舌质红或红绛，苔黄，脉弦。

[治法]平肝潜阳，清热解毒。

[代表方]天麻钩藤饮合黄连解毒汤加减。

[常用药]天麻、钩藤、石决明、山栀、黄芩、黄连、黄柏、牛膝、杜仲、桑寄生、夜交藤、茯神。

阳亢风动之势较著者，加代赭石、生龙骨、生牡蛎，重镇潜阳，镇息肝风；大便干燥者，加番泻叶、火麻仁，通腑泄热。

3）阴虚风动

[症见]头痛头晕，神疲乏力，虚烦不宁，肢体麻木，语言謇涩，颈项强直，手足蠕动或震颤，口眼歪斜，偏瘫，口干，小便短赤，大便干，舌质红，苔薄，脉弦细或细数。

[治法]滋阴潜阳息风。

[代表方]大定风珠加减。

[常用药]阿胶、熟地黄、白芍、龟甲、鳖甲、牡蛎、钩藤、僵蚕。

虚热之象著者，加青蒿、白薇清退虚热；大便秘结者，加火麻仁、郁李仁润肠通便。

（2）针灸治疗

1）针刺治疗

选穴：以手足阳明经、少阳经穴位为主。

上肢——肩髃、手三里、曲池、手三里、外关、合谷等。

下肢——阴市、足三里、阳陵泉、条口、解溪等。

配穴：失语者加针廉泉、通里等，面瘫者加针地仓、阳白、翳风等。

（3）中医传统功法

中医传统功法，如传统气功、五禽戏、太极拳、练功十八法、八段锦，有助于改善肿瘤患者的一般状况，提高生活质量，促进免疫系统功能的提高。传统气功注重调整呼吸、身体活动和意识，是以强身健体、防病治病为目的的锻炼方法。它不仅可以改善人体的生理功能，也能改善人体的心理功能。五禽戏是以模仿五种动物的姿态来练习的一种功法，主要用于肿瘤康复时期四肢锻炼。太极拳给人以一种轻松愉快的感觉，以自身暖和微汗为度，此功法适用于体力较差的肿瘤患者。

（4）中医心理治疗

中医心理疗法别具特色，一直以来都是临床治疗疾病的重要手段。常用的中医心理疗法包括：劝说开导、移情易性、暗示解惑、顺情从欲。具体方法如下：①启发诱导患者，解除患者的疑虑，提高患者的信心，主动配合治疗。②据患者病情、性格的不同而酌情运用，旨在调神。③通过患者亲友、单位及社会的配合，共同为肿瘤患者奉献更多爱心与人伦温暖，以利于患者的身心康复。

2. 西医治疗

（1）手术治疗

手术治疗是颅内肿瘤最基本、最为有效的治疗方法。凡手术能达到的部位，均应在不造成重大神经功能障碍的前提下，力争做到完全切除或大部切除。颅内肿瘤手术治疗，包括肿瘤切除、内减压、外减压和捷径手术。由于显微神经外科技术的发展，目前颅内良性肿瘤，大部都可彻底切除并很好地保护神经功能。即便对恶性肿瘤，手术切除肿瘤再加其他治疗，也能获得一定效果。部分切除肿瘤、缩小肿瘤体积或内外减压，脑脊液分流等姑息性手术，可暂时缓解颅内高压，争取其他治疗时机，延长患者生存时间。

（2）放射治疗

各种胶质瘤、垂体腺瘤、生殖细胞瘤、脊索瘤、颅咽管瘤及部分转移癌对放射线具有不同程度的敏感性，在手术治疗后可给予放射治疗。

（3）化学药物治疗

颅内肿瘤的化学药物治疗有全身给药与局部给药，全身给药包括口服或静脉注射，局部给药包括鞘内注射、动脉内插管超选择肿瘤供血动脉灌注和瘤腔内给药。理想的化疗药物应能顺利通过血脑屏障，对中枢神经无毒性，能在血液和脑脊液中维持较长时间的高浓度。常用的化疗药物有顺铂、长春新碱、甲氨蝶呤等。

此外，还有光动力学治疗（PDT）、热能治疗等。

3.临床心理治疗

首先，采取心理支持治疗。采用倾听、尊重、理解、积极关注等心理技术，耐心倾听患者内心世界，使患者有一种被尊重、关注的感觉，尽可能收集基本背景资料，理清楚患者可能存在的心理障碍，构建和谐医患的气氛，为进一步的心理治疗活动做好准备。

其次，采取认知干预治疗。让来访者认识到自己的不恰当想法，帮助患者认识自己的非理性观念。向患者讲解肿瘤的相关知识，摆正心态，可以提高心理承受能力，减少精神压力、心理困扰。

关注是否存在过分紧张担心病情，是否存在情绪低落，兴趣减退，闷闷不乐，记忆力减退，自信心不足，精力下降等症状，对进食、运动、就医是否存在恐惧心理，是否存在失眠、疲倦等症状，评估是否存在各种心理困扰。对于无明显心理障碍患者，主要通过认知疗法，解释病情、告知预后，解除患者的疑虑。对于存在恐惧、焦虑情绪的患者，首先通过放松的方法让受试者卸下心理包袱，使全身心放松，然后进行系统脱敏治疗，消除恐惧情绪。接下来进行针对患者所担心的内容、原因，有针对性地予以诱导、暗示，使其发现潜意识中不合理的看法，对早年发生的创伤性事件采取脱敏训练或者调整认知方法，使其能从童年不成熟的逻辑中走出来。

【病案分析】

患者女性，42 岁，因"头晕间作 2 年，情绪低落、兴趣减退半年"于 2011 年来诊。

患者 2009 年因眩晕，伴恶心呕吐于某省肿瘤医院，诊断"脑膜瘤"（侵犯左侧、左侧头长肌，局限性突入左侧桥小脑角区，脑桥及左侧小脑半球受压；向上侵犯颅底），行手术治疗后症状改善。但术后 1 月患者仍觉头晕，昏沉感，害怕跌倒，不敢单独外出，左侧头部麻木感，过分紧张担心肿瘤再发，闷闷不乐，情绪低落，不外出参加社会活动，不能完成家务，体重下降，记忆力下降，纳差，失眠，于外院复查颅脑 MRI 及相关指标，提示未见新发肿瘤，治疗后症状无明显改善，遂就诊我科。

查体：舌淡暗，苔白腻，脉滑。焦虑面容，神经系统查体未见明显异常。

辅助检查：SCL-90 量表总均分 1.5，抑郁因子分 2.97，焦虑因子分 3.05，躯体化因子分 3.17；SDS 量表：63，SAS 量表：62，提示中度抑郁焦虑。

中医诊断：眩晕（痰瘀阻滞）。

西医诊断：脑膜瘤术后。

心理状态：抑郁焦虑状态。

病情分析：四诊合参，本病属于中医学"眩晕"范畴，证属痰瘀阻滞。患者颅脑手术，正气耗伤，损伤脾胃，气血生化乏源，心失所养，故见情绪不宁，失眠。脾不运化，水湿内停，酿化痰湿，阻滞气血，痰瘀阻滞，清阳不升，故见眩晕。

治疗：中药汤剂以化痰祛瘀为主，以"温胆汤"加活血之品，用药如下：半夏 10g，陈皮 15g，茯苓 15g，竹茹 10g，枳实 10g，党参 15g，白术 10g，天麻 10g，川芎 15g，桃仁 10g，赤芍 10g，酸枣仁 20g。配合针刺治疗，取穴：肩髃、手三里、曲池、手三里、外关、合谷、阴市、足三里、阳陵泉、条口、解溪等。实施中医语言疗法、中医音乐疗法等中医心理疗法，以利于患者的身心康复。食疗方以茯苓山药粥、参茯粥为主，调养脾胃，益气生血。

1月后患者头晕、头麻改善，肢体困倦乏力，睡眠不安稳，加黄芪、远志以补气安神，维持治疗。

治疗结局：1年后随访，患者精神良好，情绪正常，头晕等症状消失，生活质量显著提高。

讨论：本患者脑膜瘤术后，现觉头晕，昏沉感，害怕跌倒，不敢单独外出，左侧头部麻木感，过分紧张担心肿瘤再发，闷闷不乐，情绪低落，不外出参加社会活动，不能完成家务，体重下降，记忆力下降，纳差，失眠，主要为患者术后脏腑气血阴阳失调，正气亏虚，痰瘀互结所致。

方剂以温胆汤理气化痰，配桃仁、川芎、赤芍活血祛瘀，以参、术之品益气健脾，天麻平眩，酸枣仁养心安神，共奏健脾化痰，活血通络之效，配合针灸、心理治疗以及食疗养生，采取综合治疗手段以改善患者整体状态。

1月后患者肢体困倦乏力，睡眠不安稳，在原方基础上加黄芪、远志以补气安神。

中医学认为，"五脏藏五精，五精养五神"，"喜则气和志达，荣卫通利"，五志过极，人体气机紊乱，脏腑阴阳气血失调，将导致癌症的发生。癌症的形成与心理情志因素及心理素质密切相关，对癌症患者情志的调节及心理治疗，中医药发挥很大的优势。《素问·上古天真论》中提到，"恬淡虚无，真气从之，精神内守，病安从来"，"形具则神生"，"形神合一"。中医的汤药，针灸，中医的心理治疗技术如定惊安神、以理遣情、暗示等，身体条件许可者可行太极拳、八段锦等锻炼，都可调整患者的脏腑气血阴阳及心理状态。

肿瘤是21世纪严重危害人民生命健康的常见病、多发病。在我国，其发病率和死亡率均有逐年升高的趋势，已成为社会主要劳动人口中的第一位死因。近年来随着生物－心理－社会医学模式的普及，人们逐渐认识到心理因素在癌症的发生和发展中的作用。痛苦、抑郁、焦虑及其他情绪问题等是肿瘤患者的常见心理状态。治疗中应重视改变患者心理状态，给予社会支持、情绪支持、认知行为干预、适应性行为训练、心理教育干预，从而达到改善患者心理状态，提高生活质量的目的。

十五、湿疹

湿疹（eczema）是由多种内、外因素引起的真皮浅层及表皮炎症。本病病因复杂，一般认为与变态反应有关。临床上急性期皮损以丘疱疹为主，有渗出倾向，慢性期以苔藓样变为主，易反复发作。

【西医的病因及发病机制】

湿疹病因复杂，常为内外因相互作用结果。

1. 内部因素

慢性感染病灶（如慢性胆囊炎、扁桃体炎、肠寄生虫病等）、内分泌及代谢改变（如月经紊乱、妊娠等）、血液循环障碍（如小腿静脉曲张等）、神经精神因素（如精神紧张、过度疲劳等）、遗传因素（如过敏体质）等均可导致本病的发生。其中遗传因素与个体的易感性及耐受性有关。

2. 外部因素

本病的发生可由食物（如鱼、虾、牛羊肉等）、吸入物（如花粉、屋尘螨、微生物等）、生活环境（如日光、炎热、干燥等）、动物毛皮、各种化学物质（如化妆品、肥皂、合成纤维等）所诱发或加重。

本病的发病机制与各种外因、内因相互作用有关，某些患者可能由迟发型变态反应介导。

【中医的病因病机】

在中医学中湿疹的病名为"湿疮"。本病的病因主要为风、湿、热，但内、外有别。外风、湿、热属于六淫邪气，是为标，属外因，为致病的条件；内风、湿、热由脏腑功能失调所生，是为本，属内因，为发病的基础。

本病的发生以内因为主。过食辛辣腥发动风之物，使脾胃受损，脾失健运，湿热内蕴。七情内伤也是一个重要因素，长期的情志失调导致肝失疏泄，气郁不畅，郁久化火损伤阴血，不能濡养肌肤，致使肌肤甲错。或者久病耗伤阴血，血虚风燥，血虚不能外达而濡养皮肤，导致肌肤甲错。关于外因方面，虽亦包括六淫，但其中以外湿为主，如坐卧湿地、住地潮湿、雨淋水渍等。

【临床状态医学诊断思路】

1. 西医诊断

主要根据病史、皮疹形态及病程，可分为急性、亚急性和慢性湿疹。

（1）急性湿疹

好发于面、耳、手、足、前臂、小腿外露部位，严重者可弥漫全身，常对称分布。皮损呈多形性，常表现为红斑基础上的针头至粟粒大小丘疹、丘疱疹，严重时可出现小水疱，常融合成片，境界不清楚，皮损周边丘疱疹逐渐稀疏，常因搔抓形成点状糜烂面，有明显浆液性渗出。自觉瘙痒剧烈，搔抓、热水洗烫可加重皮损。如继发感染则形成脓疱、脓液、脓痂、淋巴结肿大，甚至出现发热等全身症状；如合并单纯疱疹病毒感染，可形成严重的疱疹性湿疹。

（2）亚急性湿疹

因急性湿疹炎症减轻或不恰当处理后时间较久发展而来。表现为红肿及渗出减轻，但仍可有丘疹及少量丘疱疹，皮损呈暗红色，可有少许鳞屑及轻度浸润；仍自觉有剧烈瘙痒。再次暴露于致敏原、新的刺激或处理不当可导致急性发作；如经久不愈，则可发展为慢性湿疹。

（3）慢性湿疹

由急性湿疹及亚急性湿疹迁延而来，也可由于刺激轻微、持续而一开始就表现为慢性化。好发于手、足、小腿、肘窝、股部、乳房、外阴、肛门等处，多对称发病。表现为患部皮肤浸润性暗红斑上有丘疹、抓痕及鳞屑，局部皮肤肥厚、表面粗糙，有不同程度的苔藓样变，色素沉着或色素减退。自觉亦有明显瘙痒，常呈阵发性。病情时轻时重，延续数月或更久。

2. 中医辨证

湿疹（湿疮）的中医证型主要有湿热浸淫证、血虚风燥证、脾虚湿蕴证。对于各证候的相互兼夹证候及其他少见证候，如血瘀、阴虚、气虚等未能概括在内，则宜根据临床实际酌情参补。湿热浸淫证，为湿热互结，热不得越，湿不得泄所致，多见于急性湿疹、慢性湿疹以急性发作为主者。症见皮肤潮红、丘疹、丘疱疹、水疱、糜烂、渗液，自觉灼热、瘙痒，心烦，口渴；舌红，苔黄，脉滑数。血虚风燥为血虚风胜化燥，皮毛、肌肤失养所致，多见于慢性湿疹患者。症见皮肤肥厚粗糙、鳞屑、色素沉着、自觉阵发性瘙痒，苔藓样变；舌淡，脉细弦。脾虚湿蕴证为脾气虚弱，湿浊蕴结肌肤所致，多见于脾胃功能紊乱，消化不良的慢性湿疹，尤其是儿童慢性湿疹患者。症见皮损色淡或褐、红斑、丘疹、丘疱疹、少量渗液或皮肤肥厚、粗糙，自觉瘙痒，食少，腹胀便溏；舌淡胖，苔腻，脉濡或滑。

本病的中医证候状态并非一成不变的，在特定的情况下可发生改变。如本属脾虚湿蕴状态，因病久脾功能进一步失调，不能运化水谷，气血不足，无以濡养肌肤，致肌肤失养，肌肤甲错，转化为血虚风燥状态。

3. 心理状态

情志刺激包括喜、怒、忧、思、悲、恐、惊七情，若超过人体本身的生理活动调节范围，引起脏腑气血功能紊乱，导致疾病的发生，称为内伤七情。对于临床观察所得，七情主要伤及心脾，导致心火旺盛，"诸痛痒疮，皆属于心"，故起多形皮疹伴瘙痒；脾失健运，不能运化水湿，湿蕴化热，故湿热困阻肌肤，皮损有明显的渗出倾向，湿邪留滞，故病程长，缠绵难愈。

对于湿疹的病情评估，不仅仅要关注患者的瘙痒、皮疹等症状，更要关注患者的精神情绪状态。西医学认为，精神心理因素刺激或饮食刺激性食物，可使慢性湿疹急性发作，这时其临床表现如同急性湿疹。缠绵难愈的病情给患者造成负性的情绪刺激，患者容易出现紧张、焦虑、回避社交等心理问题。患者往往具有个性内倾及典型神经质的特征，表现为性格内向、沉默寡言、情绪压抑、多愁善感、烦躁易怒、对外界刺激强烈、不易平静等特点。

所以临床上必须通过详细的问诊，完善病史采集，结合心理状态、中医证候状态、生命状态的评估，把握疾病变化趋势，做出全面的状态诊断。

【临床状态医学治疗方法】

1. 中医治疗

（1）内治法

中医治疗该病的核心重在调理脾胃，病理因素多为"湿热"，基本的治疗思路分为祛湿解毒、健脾利湿、调和脾胃、养血润肤。但是调和脾胃一直是贯穿始终的核心思想。临床上对脾生湿和湿困脾应该健脾和利湿同治，所谓"治湿不调脾，非其治也"。因此，在治疗本病时，首当其冲要注重脾胃的调护。兼以凉血活血软坚，祛风止痒。

1）湿热浸淫

[症见]发病急，皮损潮红灼热，瘙痒无休，渗液流汁，伴身热，心烦口渴，大便干，尿短赤，舌质红，苔薄白或黄，脉滑或数。

[治法]清热利湿。

[代表方]清热除湿汤加减。

[常用药]生石膏、龙胆草、黄芩、栀子、马齿苋、车前草、冬瓜皮、生地黄。

2）脾虚湿蕴

[症见]发病较缓，皮损潮红，瘙痒，抓后糜烂渗出，可见鳞屑，伴有纳少，神疲，腹胀便溏，舌质淡胖苔白或腻，脉弦缓。

[治法]健脾除湿。

[代表方]健脾除湿汤加减。

[常用药]白术、茯苓、枳壳、生薏苡仁、川萆薢、车前子、泽泻、白鲜皮、黄柏、苦参。

对湿盛有热象者，应用生白术、生枳壳、生薏苡仁。

3）血虚风燥

[症见]病久，皮损色暗或色素沉着，痒剧，或皮损粗糙肥厚。伴口干不欲饮，纳差腹胀，舌淡，苔白，脉细弦。

[治法]养血润燥。

[代表方]养血润肤汤加减。

[常用药]当归、川芎、首乌藤、鸡血藤、丹参、赤芍、白芍、生地黄、熟地黄、茯苓、白术、白鲜皮、苦参、猪苓等。

4）阴虚湿热

[症见]多见于亚急性湿疮。发病缓慢，病程较长。皮肤浸润，干燥脱屑，瘙痒剧烈，略见出水。伴午后颧红，心烦盗汗，口干口苦，小便短赤。舌质红，少苔或无苔，脉细弦滑。

[治法]滋阴养血，除湿止痒。

[代表方]滋阴除湿汤加减。

[常用药]生地黄、玄参、当归、丹参、茯苓、泽泻、白鲜皮、蛇床子等

（2）中药湿敷

多用于急性湿疮，可选用马齿苋、黄柏等溶液湿敷。

（3）中药外洗

多用于亚急性湿疮及急性湿疮无明显渗出者，可选用三黄洗剂等。其中中药熏蒸、浸浴多用于亚急性湿疮及慢性湿疮。根据患者病情选用相应中药组方。可选用智能型中药熏蒸汽自控治疗仪、熏蒸床（坐式）、医用智能汽疗仪等设备。

（4）中药软膏外敷

多用于慢性湿疮，可选用冰黄肤乐软膏、羌月软膏、消炎癣湿药膏、除湿止痒膏、青鹏软膏等外涂。

（5）针灸治疗

根据病情及临床实际，选用普通针刺、火针、灸疗、穴位贴敷、穴位埋线等疗法。可选用针刺手法针疗仪、多功能艾灸仪等设备。

（6）中医心理治疗

低阻抗意念导入疗法——TIP技术，是建立在低阻抗学说和意念导入学说的基础上，把中国的气功导引与西方的暗示、催眠疗法进行某种结合，通过言语和行为的诱导，使被治疗者进入某种从清醒到睡眠这个过程的中间状态，将治疗者根据某种治疗需要构成的由言语和行为信息组成的某种"思想、理念、观念"（包括古今中外各种心理治疗方法和技术）导入给被治疗者，通过暗示的作用，使被治疗者在接受这种"思想、理念、观念"的信息之后，形成自我大脑中的某种符合治疗需要的"境像"，再影响、覆盖、替代被治疗者过去的"思想、理念、观念"，最终影响到被治疗者的记忆和内隐认知，并达到某种心理治疗与心理康复作用的治疗方法。湿疹患者可应用此种心理疗法协助治疗。

2. 西医治疗

应注意避免各种可疑致病因素，发病期间应避免食用辛辣食物及饮酒，避免过度洗烫。

（1）系统药物治疗

目的在于抗炎、止痒。可用抗组胺药镇静剂，一般不使用糖皮质激素；急性期可用钙剂、维生素C、硫代硫酸钠等静注或普鲁卡因静脉封闭；有继发感染者加用抗生素。

（2）外用药物治疗

应充分遵循外用药物的使用原则。急性期无渗液或渗出不多者可用氧化锌油，渗出多者可用3%硼酸溶液湿敷，渗出减少后用糖皮质激素霜剂，可和油剂交替使用；亚急性期可选用糖皮质激素乳剂、糊剂，为防止和控制继发性感染，可加用抗生素类；慢性期可选用软膏、硬膏、涂膜剂；顽固性局限性皮损可用糖皮质激素做皮损内注射。

3. 临床心理治疗

（1）行为干预治疗

介绍慢性湿疹特点、诱发原因、病程转归、治疗要点等，纠正不良习惯如戒烟、戒酒；合理膳食、平衡营养；定时定量地进行体育运动，发放治疗须知。

（2）放松训练

在心理医生的指导下，让病人安静舒适地半躺或仰卧在病床上，在特制音乐磁带的指导下进行深呼吸训练及全身分段肌肉放松训练，同时做脑电生物反馈。

（3）支持性心理治疗

耐心听取病人的倾诉，启发、鼓励、疏导病人，树立战胜疾病的信心，减轻其负性情绪对疾病的影响。

【病案分析】

患者男性，31岁，因"四肢红斑、丘疹伴瘙痒2周"于2013年至我院就诊。

患者2周前四肢开始出现散在点状红斑及小丘疹，自行外用膏药（具体不详）未见好转，3日后红斑及丘疹增多，逐渐密集，以四肢为主，丘疹变为水疱，自觉瘙痒，由于搔抓，丘疹、水疱顶端抓破后呈明显的点状渗出及小糜烂面，皮损潮红灼热，伴身热，心烦口渴，大便干，尿短赤，遂至私人中医诊所予口服中药治疗，未见明显缓解。经人介绍遂至我院门诊就诊，追问病史得知1年前因工作压力大，容易紧张、担心、心烦，易发脾气，情绪低落，兴趣减退，入睡困难，眠浅易醒，早醒。

既往史：否认高血压病、糖尿病等病史。否认肝炎及结核等传染病史，无外伤及手术史，无输血史，无药物过敏史。

体格检查：体温36.1℃，脉搏72次/分，血压116/81mmHg，呼吸17次/分。舌质略红，苔薄黄，脉滑。全身皮肤无黄染及出血点，四肢以远端、手足等部位为主见密集粟粒大丘疹、水疱，有的融合成片，表面破溃、糜烂。全身浅表淋巴结未触及。双上睑无浮肿，结膜不充血，瞳孔等大同圆，对光反射存在。咽无红肿，扁桃体正常。心、肺未见明显异常。腹部检查正常。

辅助检查：血常规提示白细胞、中性粒细胞偏高，尿常规、大便常规、甲状腺功能未见明显异常。血沉轻度升高。血生化、体液免疫、风湿等未见异常。90 项症状自评量表、宗氏抑郁自评量表、宗氏焦虑自评量表可引出中度焦虑、中度抑郁及中度躯体化。

中医诊断：湿疮（湿热浸淫）。

西医诊断：湿疹。

心理状态：抑郁焦虑状态。

治疗：中药汤剂治以清热利湿为法，以"清热除湿汤"为主方加减，具体方药如下：生石膏 20g，龙胆草 10g，黄芩 10g，栀子 10g，马齿苋 10g，车前草 20g，冬瓜皮 15g，生地黄 10g，荆芥 10g，防风 10g，乌梢蛇 10g，陈皮 10g，川楝子 10g。

配合中医心理疗法、中医音乐疗法等，西药予以口服氯雷他定 10mg qd、维生素 C 100mg tid 抗过敏，外用复方炉甘石洗剂 tid。

2 周后患者睡眠改善，发脾气的次数较前减少，能与他们更多地交流，四肢红斑、丘疹、瘙痒较前改善，但诉饮食乏味、便溏，属脾气亏虚，湿邪留恋，去上方苦寒之石膏、栀子，合参苓白术散以补气健脾祛湿。

2 月后情绪低落等抑郁症状基本好转，红斑、丘疹、水疱已明显消退，无瘙痒，续中药调服，维持半年停药，随访半年未见复发。维持治疗，继续我科门诊随诊。

讨论：本病例中红斑丘疹处潮红灼热，伴身热，心烦口渴，大便干，尿短赤，均为湿热浸淫，热重于湿所致，邪属湿热故发病急；湿热浸淫肌肤则瘙痒无休，渗液流汁；舌质略红、苔薄黄、脉滑皆为湿热之象。

按照初诊时中医证候状态，治以清热利湿，方用清热除湿汤加减。方中生石膏清热泻火；龙胆草清利湿热；黄芩清热燥湿；栀子、马齿苋、车前草清热利尿解毒；冬瓜皮性微寒，利尿；生地黄甘寒，助前药清热，荆芥、防风走表而祛风，乌梢蛇祛风止痒，诸药共奏清热利湿，祛风止痒之效。

2 周后患者发脾气的次数较前减少，与人交流增多，四肢红斑、丘疹、瘙痒较前改善，但诉饮食乏味、便溏，考虑有脾气亏虚，而湿邪未除，故上方去苦寒之品，合参苓白术散，方中以人参、白术、茯苓、甘草（即四君子汤）平补脾胃之气，白术、茯苓益气健脾，砂仁、白扁豆、薏苡仁醒脾祛湿，诸药合用，共奏健脾除湿之功。

本例配以中医心理治疗，改善认知观念，使患者明白该病的发生原因，理解病变痊愈需要一个变化的过程，减少其紧张担心的情绪，恢复情志平衡，气血顺畅，促进脏腑功能恢复。配合中医音乐疗法，可愉悦患者心情，调和阴阳。

此患者因长期的工作繁忙，处于长期高压状态，故出现了易紧张、担心、心烦等焦虑症状，且同时伴有闷闷不乐等抑郁症状，已构成了此次湿疹发病的重要致病因素，而且抑郁焦虑状态亦严重影响患者生活质量，造成社会功能缺损。所以治疗上因身心并治，同时配合中医心理治疗、中医五行音乐治疗，有助于缓解其焦虑、抑郁症状。

十六、带状疱疹

带状疱疹（herpes zoster）由潜伏在体内的水痘－带状疱疹病毒（VZV）再激活所致，表现以沿单侧周围神经分布的簇急性小水疱为特征，常伴显著的神经痛。

【西医的病因及发病机制】

VZV 为人疱疹病毒 III 型（HHV–3），病毒呈砖型，有立体对称的衣壳，内含双链的 DNA 分子，只有一种血清型。VZV 对体外的抵抗力较弱，在干燥的痂内很快失去活性。

人是 VZV 的唯一宿主。病毒经呼吸道黏膜进入血液，形成病毒血症，发生水痘或呈隐性感染，同时病毒潜伏于脊髓后根神经节或颅脑神经感觉神经节内。某些诱因（如创伤、疲劳、恶性肿瘤、病后虚弱）导致患者机体抵抗力下降，潜伏的病毒被激活，沿感觉神经轴索下行，到达神经所支配的皮肤内复制，产生水疱，同时受累神经发生炎症、坏死，产生神经痛。本病痊愈后可获得永久的免疫，故一般不会再发。

【中医的病因病机】

带状疱疹是由病毒所致的一种急性疱疹性皮肤病，中医学称之为"缠腰火丹""蛇串疮""蜘蛛疮"等。中医学认为，本病多因情志不遂，肝经火盛，肝郁化火；饮食失调，以致脾失健运，湿浊内停，郁而化热，湿热搏结，外感毒邪郁于皮肤或湿热内蕴于腠理、闭阻肌肤而发；病久正虚无力祛邪外出，邪毒稽留不去，余毒未清，导致肌肤营卫壅滞，气血凝结阻于经络，不通则痛。气血不通，症见灼热疼痛；毒热蕴于血分则发红斑；湿热凝聚不得疏泄则起水疱。

【临床状态医学诊断思路】

1.西医诊断

本病根据典型临床表现即可做出诊断。发疹前可有轻度乏力、低热、纳差等全身症状，患处皮肤自觉灼热感或者神经痛，触之有明显的痛觉，持续1～3天，亦可无前驱症状即发疹。好发部位依次为肋间神经、颈神经、三叉神经和腰骶神经支配区域。患处常首先出现潮红斑，很快出现粟粒至黄豆大小的丘疹，簇状分布而不融合，继之迅速变为水疱，疱壁紧张发亮，疱液澄清，外周绕以红晕，各簇水疱群间皮肤正常；皮损沿某一周围神经呈带状排列，多发生在身体的一侧，一般不超过正中线。疱底刮取物涂片找到多核巨细胞和核内包涵体有助于诊断。神经痛为本病特征之一，可在发病前或伴随皮损出现，老年患者常较为剧烈。病程一般2～3周，水疱干涸、结痂脱落后留有暂时性淡红斑或色素沉着。

2.中医辨证

（1）辨证候

中医皮肤病命名，多以症状、皮损形态来命名，中医学称之为"缠腰火丹""蛇串疮""蜘蛛疮"等，因其主要表现为红斑上出现簇集性水疱，呈带状排列，常见于胸胁、腰部及耳后，患处可有剧烈疼痛，难以忍受。中医辨证分型主要分为：①风火在表型：本型症状轻浅在表，可以是前驱期或病情的早期。皮疹初起，发热重，恶寒轻，头身重痛，口渴心烦，局部灼热刺痛，瘙痒，红色斑丘疹如针尖大小，或已形成小水疱。舌尖红，苔薄白或微黄，脉浮细数。②肝火湿热型：本型最常见。其疱疹周围有红晕，疱疹内水液清亮，疱疹密集成片，呈带状分布，患者自觉疱疹部位灼热疼痛；可伴有发热，口苦，咽干，烦急易怒，大便干，小便色黄。舌质红，苔薄黄或黄腻，脉弦滑数。③脾虚湿蕴型：本型症状多见于脾胃虚弱，或脾虚体胖之人。患带状疱疹后病情缠绵难去，皮肤上时有新起水疱，疱水较多，易于破溃，疱疹周边颜色淡红，疼痛不甚明显；伴口不渴，自汗畏风，食少腹胀，大便时溏，小便清长。舌质淡红，舌体胖大，舌边有齿痕，舌苔白厚或腻浊，脉沉缓或细滑。④气滞血瘀型：本型症状多见于带状疱疹的后期。皮疹紫红，红斑消退，疱疹干涸结痂，可有血痂，疱疹处呈针刺样剧烈疼痛，难以忍受，夜寐不实，甚者不得入睡；伴见烦躁易怒，情志不舒，两胁窜痛。舌质紫暗，苔白或黄，脉细弦或涩。⑤气虚血瘀型：本型症状多见于老年人。其疱疹色红干瘪或皮疹消退，但疼痛不止，兼体倦乏力，少气懒言，头晕目眩，动则汗出。舌质淡或舌质暗，舌苔薄黄，脉沉细弱。

（2）辨病因

带状疱疹的发病原因主要和风、湿、热等邪气有关，病变则涉心、肝、脾诸脏。同时，情志因素也是必不可少的因素。情志内伤，肝郁气滞，久而化火，肝经火毒，外溢肌肤而发；或饮食不节，脾失健运，湿邪内生，蕴而化热，湿热内蕴，外溢肌肤而生；或感染毒邪，湿热火毒蕴结于肌肤而成。年老体虚者，常因血虚肝旺，湿热毒盛，气血凝滞，以致疼痛剧烈，病程迁延。明代陈实功的《外科正宗》中提出："火丹者，心火妄动，三焦风热乘之。故发于肌肤之表，有干湿不同，红白之异。干者色红，形如云片，上起风粟，作痒发热，此属心、肝二经之火……湿者色多黄白，大小不等，流水作烂，又且多疼，此属脾、肺二经湿热……腰肋生之，肝火妄动，名曰缠腰火丹……"

3. 心理状态

中医学认为，"百病皆生于气""气为百病之长"，气机与病密切攸关，因五脏六腑，非气不生，神静则宁，情动则乱。蛇串疮亦可因情志内伤，肝郁化火，以致肝胆火盛；或忧思伤脾，则脾失健运，湿浊内停，郁久化热，以致湿热内蕴；兼外受毒邪，则湿热火毒熏蒸皮肤而发疹。因此蛇串疮与肝的关系密切，肝为刚脏，体阴而用阳，易动而难静，且喜条达，恶抑郁。肝气条达则气血平和，正气存内，则邪不可干；反过来如果气机郁滞，肝失疏泄，肝郁化火，如遇素体湿重之人，则"湿热相搏"，则脏腑阴阳气血失调，正气不足，易外受毒邪而发为本病。

带状疱疹的发病、发展与患者消极心理状态有关，尤其是长时间抑郁状态。一方面，长时间处于紧张、愤怒、焦虑、承受精神压力、心境恶劣、心理矛盾等不良情绪之中，就会导致体内免疫器官的重量减轻，淋巴细胞成熟障碍，白细胞数量减少，从而明显降低人体的免疫功能，更容易诱发本病。另一方面，若带状疱疹患者不及时治疗，疼痛可持续数月甚至数年，患者长期受疼痛的折磨，不仅给患者带来身体上的疼痛，精神状态也会受到影响，导致焦虑及抑郁状态，影响其生命质量和社会功能。患者需长期服用药物，其所带来的不良反应及巨额费用给患者和社会造成了巨大的损害。长时间的抑郁是导致机体免疫力下降的一个重要因素，尤其中青年患者。作为医务人员，要在系统药物治疗的基础上，正确分析带状疱疹患者的心理健康状况，并给予有效的心理行为干预。

【临床状态医学治疗方法】

1. 中医治疗

（1）内治法

1）肝胆热盛

[症见] 局部皮损鲜红，疱壁紧张，灼热刺痛。自觉口苦咽干、口渴，烦闷易怒，食欲不佳。小便赤，大便干或不爽。舌质红，舌苔薄黄或黄厚，脉弦或滑微数。

[治法] 清泻肝火，解毒消疮。

[代表方] 龙胆泻肝汤加减。

[常用药] 龙胆草、栀子、黄芩、泽泻、车前子、柴胡、甘草、当归、生

地黄、土茯苓、板蓝根等。

若发于面部，加菊花以平肝解毒，引药上行；大便干结者，加生大黄以通腑泻下；疼痛剧烈者，加川楝子、延胡索以疏肝理气止痛。

2）脾经湿热

[症见]皮肤颜色较淡，疱壁松弛，疼痛略轻，口不渴或渴而不欲饮，不思饮食，食后腹胀，大便时溏，女性患者常见白带多。舌质淡体胖，舌苔白厚或白腻，脉沉缓或滑。

[治法]健脾除湿，清热解毒。

[代表方]除湿胃苓汤加减。

[常用药]苍术、厚朴、陈皮、猪苓、泽泻、赤茯苓、白术、滑石、防风、栀子、甘草、薏苡仁等。

3）气滞血瘀

[症见]皮疹消退后局部疼痛不止，拒按。舌质暗红，苔白，脉弦细。

[治法]行气化瘀，通络止痛。

[代表方]血府逐瘀汤加减。

[常用药]桃仁、红花、当归、生地黄、牛膝、川芎、桔梗、赤芍、枳壳、甘草、柴胡等。

若夜寐不安者，加酸枣仁以宁心安神；年老体虚者，加黄芪、党参以益气抗邪。

（2）外治法

1）初起用玉露膏外敷；或外搽双柏散、三黄洗剂、清凉乳剂（麻油加饱和石灰水上清液充分搅拌成乳状）外涂；或鲜马齿苋、玉簪叶捣烂外敷。

2）水疱破后，用四黄膏或青黛膏外涂；有坏死者，用九一丹换药。

3）若水疱不破，可用三棱针或消毒针头挑破，使疱液流出，以减轻疼痛。

（3）针刺疗法

1）毫针治疗

主穴：局部围针相应夹脊穴。

配穴：肝经郁火者，加行间、大敦、阳陵泉；脾经湿热者，加血海、隐白、内庭。

操作：诸穴均针用泻法。疱疹局部围针法，是在疱疹带的头、尾各刺一针，两旁则根据疱疹带的大小选取 1 ~ 3 点，向疱疹带中央沿皮平刺；大敦、隐白用三棱针点刺出血。

2）皮肤针法

取疱疹局部、相应夹脊穴，用中、重度叩刺法，以局部微出血为度，叩刺后可拔罐。

3）三棱针法

选疱疹局部、相应夹脊穴，将疱疹一一点破，出尽血水，相应夹脊穴点刺出血，刺血后可拔罐，隔日 1 次。

（4）刮痧治疗

取刮痧油少许蘸于病灶部位，用刮痧板在病灶部位反复刮拭至出现微红的痧点，或形成斑块，甚至有紫黑色的疱块。

（5）中医心理治疗

中医音乐情志疗法是常用的一种中医心理治疗手段，音乐疗法用音乐颐养身心，中医将"五声调式"与"五行学说"有机地联系在一起，形成了"五音导引"。音乐可以影响到人体的生理和心理层面。生理层面主要功能是调节人体的心跳、呼吸速率、神经传导、血压和内分泌等。轻柔的音乐会使人体血液循环减慢，高音阶或快节奏则会使人体的肌肉紧张。在心理层面，音乐会引起主管人类情绪和感觉的大脑的自主反应，因而促使情绪发生改变。许多研究显示，平静或快乐的音乐可以减轻人类的焦虑。面对压力，聆听自然和谐的音乐，可能在较短时间内将压力全然释放，让身心达到充分的平衡。

2. 西医治疗

（1）系统药物治疗

1）抗病毒：如阿昔洛韦、泛昔洛韦、更昔洛韦。

2）镇静止痛：急性期疼痛可以选择三环类抗抑郁药（如阿米替林），亚急性或慢性疼痛可以选择单用加巴喷丁或者普瑞巴林，也可以酌情选用非甾体抗炎药（如双氯芬酸）。

3）糖皮质激素：应用有异议，多认为及早合理应用可抑制炎症过程，缩短急性期疱疹相关性病程，但对带状疱疹后遗神经痛（PHN）无肯定的预防作用。

（2）外用药物治疗

1）外用药：以干燥、消炎为主。如炉甘石洗剂、阿昔洛韦乳膏、莫匹罗星软膏等。

2）局部用药：如合并眼部损害，可请眼科医生协同处理，可外用3%阿昔洛韦眼膏、碘苷滴眼液，局部禁用糖皮质激素外用制剂。

（3）物理治疗：如紫外线、频谱仪治疗仪、红外线灯等局部照射，可促进水疱干涸和结痂，缓解疼痛。

3. 临床心理治疗

对存在心理困扰患者，要在系统药物治疗的基础上，正确分析带状疱疹患者的心理健康状况，并给予有效的心理行为干预。可采用认知行为疗法改善患者情绪状态。许多带状疱疹病人失治、误治，遗留神经痛，尤其是长期遭受疼痛困扰者，易产生烦躁、紧张、情绪低落、失眠等消极情绪。认知行为治疗包括心理教育，认知重建，呼吸控制，放松训练等。认知行为治疗是帮病人找回安全感，减少害怕，从而使交感神经张力降低，减少唤醒的机会，达到缓解紧张情绪的目的，故认知行为治疗的疗效应与药物的疗效相当。许多研究证明心理治疗的效果要比药物治疗的效果更安全，更持久。

【病案分析】

女性，68岁，以"右耳后带状疱疹伴头痛2月"为主诉收入院。

患者2月前无明显诱因突然出现右耳后疼痛，当时未予重视及诊治，之后疼痛逐渐加重，发现右耳后出现高于皮肤表面的疱疹，痛势逐渐加重，痛甚坐立不安，烦躁、易怒、紧张、担心，口中黏腻，渴不多饮，遂至外院皮肤科诊治，考虑"带状疱疹"，予口服抗病毒药物及外用治疗疱疹药物，然患者疼痛未见减轻，甚则痛而不能寐，遂来就诊。查体：舌暗红，苔薄黄，脉弦。

辅助检查：血生化、血常规、甲状腺功能检查、心电图、胸片未见明显异常。SCL-90总均分1.7，躯体化因子分2.95，抑郁因子分2.35，焦虑因子分2.86。SDS:53分,SAS:68分。提示引出中度焦虑、轻度抑郁及中度躯体化。

中医诊断：头痛（肝胆湿热夹瘀）。

西医诊断：带状疱疹后遗神经痛。

心理状态：焦虑状态。

治疗：中药予"清热除湿，活血化瘀"为法，拟"龙胆泻肝汤合桃红四物汤加减"为主方，具体方药如下：龙胆草10g，栀子10g，黄芩6g，泽泻10g，车前子10g，柴胡6g，甘草6g，当归10g，生地黄10g，板蓝根10g，桃仁10g，红花6g。

取双夹脊穴、双侧足三里、内关、合谷等穴位，进行针刺治疗，配合红外线照射治疗以理气通络止痛。嘱忌食辛辣温热、肥甘油腻食物。配合五行音乐疗法和太极拳锻炼，调养身心，增强体质。

1月后右耳后带状疱疹及头痛明显减轻，纳食一般，大便干结，考虑为患者湿热未尽而有肝肾阴亏，前方加生地黄15g，麦冬10g，玄参10g，石斛10g。

治疗结局：半年后随诊，患者表示身体状态良好，心情愉快，对治疗效果非常满意。

讨论：带状疱疹后遗神经痛系中医络病，多属久病痼疾，具有病势缠绵、胶痼难愈、病程长的特点。"日久必有虚、日久必有瘀、久病入络"。由于湿热邪毒外侵，日久正气内虚，导致气滞血瘀、湿热蕴结、络道阻滞而发病。

本患者有带状疱疹病史，经抗病毒治疗后遗留带状疱疹后神经痛，现仍疼痛，心烦，纳差，口中黏腻，渴不多饮，综合考虑为湿热邪毒侵袭肝胆，患者初期以肝胆湿热为主，兼见瘀血阻络，故施以龙胆泻肝汤及桃红四物汤。方中生地黄、当归清热凉血；龙胆草苦寒，专入肝胆，泻肝胆实火，黄芩、板蓝根清热燥湿，栀子苦寒降泄，泻三焦火，泽泻、车前子清热利尿，使邪有出路；柴胡行气升阳，诸药皆降，用一味柴胡，为欲降先升也，桃仁、红花活血化瘀，甘草清热泻火，又能调和诸药。合用而有清热除湿，活血化瘀之效。方中上清心火，并利水道而导热下行，以泻代清，清热养阴利水之品互配，可使利水不伤阴、泻火不伐胃。

后患者久病逐渐转虚，湿热未尽而有肝肾阴虚，或虚实相夹之候，故上方加生地黄、麦冬、玄参、石斛滋阴清热。

中医治疗方面，对于肝胆火盛状态，顾玉潜使用加味龙胆泻肝汤治疗带状疱疹 66 例，与西医治疗组对照，治疗组疗效优于对照组。对于脾经湿热状态，张凤芹用除湿胃苓汤加减治疗本病治愈率较高，取得良好效果。对于气滞血瘀状态，应旭文分别运用血府逐瘀汤（治疗组）和口服维生素类、镇痛药物（对照组）治疗带状疱疹 60 例，治疗组痊愈率为 80.00%，对照组痊愈率为 33.33%，两组间比较，痊愈率差异有显著性，说明中药效果比西药效果更佳。张彦敏等运用血府逐瘀汤和口服镇痛药物、肌注维生素组对照，结果亦说明中药治疗疗效显著。

带状疱疹往往伴随神经痛，且疱疹治愈后遗留神经痛，甚者终身疼痛，故治疗时应及时足量加用抗神经痛药物，若迁延不愈转为慢性疼痛，多考虑与情绪因素有相关性，患者常有心烦、急躁、敏感、焦虑等情绪症状，治疗时可应用抗抑郁焦虑药物，配合中药辨证、中医心理疗法，可取得更好疗效。大量文献报道，患者的性别、年龄，带状疱疹急性期的皮损程度，疼痛的程度及持续时间，前期症状，患者的精神状态等与带状疱疹后神经痛的发生及疼痛程度有着密切的关系。年龄超过 50 岁，并且机体免疫功能较差的老年人感染疱疹后易遗留疱疹后神经痛。那些单身生活且平日多焦虑、抑郁行为方式的人群也是带状疱疹后神经痛的多发群体。

十七、银屑病

银屑病（psoriasis）是一种常见的慢性复发性炎症性皮肤病，典型皮损为鳞屑性红斑，多发生于青壮年，春冬季节易复发或加重，而夏秋季节多缓解。

【西医的病因及发病机制】

银屑病的确切病因尚未清楚。目前认为，银屑病是遗传因素与环境因素等多种因素相互作用的多基因遗传病，免疫介导是其主要发生机制。

1. 遗传因素

人口调查、家系、双胞胎及 HLA 研究均支持银屑病的遗传倾向。

2. 环境因素

双生子研究显示，同卵双生子共患银屑病约占70%，发病一致率未达100%，提示仅有遗传因素不足以引起发病，环境因素在诱发银屑病中起重要作用。感染也一直被认为是促发或加重银屑病的主要因素。

3. 免疫因素

寻常型银屑病皮损处淋巴细胞、单核细胞浸润明显，尤其是 T 淋巴细胞真皮浸润为银屑病的重要病理特征，表明免疫系统参与该病的发生和发展。

【中医的病因病机】

中医称银屑病为"白疕"，多因七情内伤，气郁不舒，郁久化火，心火亢盛，毒热伏于营，或过食腥品，或冲任不调，肝肾不足，阴虚火旺，热入血分，而发于肌肤，热入于里，痹阻经络，热壅血络，则发红斑，内热燥盛，肌肤失养，则皮肤发疹，挠之屑起，色白而痒；若风邪燥热久羁，阴血内耗，夺津灼热，则阴血枯燥而难荣于外。本病有实证和虚证之分，可因实变虚，亦可由虚变实，或虚实夹杂，临床上以实证或虚实夹杂证为多见。

中医学认为"络脉盛色变"。银屑病初发或复发的早期，皮损颜色鲜红，是络脉充盈之象，辨证为血热；血热炽盛，生风化燥，局部皮肤失养则出现层层白屑；血热炽盛，迫血妄行，则有点状出血现象。病程迁延，皮损顽固不退，变为暗红色，肥厚粗糙，其上鳞屑附着紧密，为血热煎熬津液，血液黏滞成瘀所致。病程日久，皮损变为淡红色，干燥脱屑，为血热久蕴，耗伤阴血，阴亏血燥，皮肤失养所致。

【临床状态医学诊断思路】

1. 西医诊断

根据银屑病的临床特征，可分为寻常型、关节病型、脓疱型及红皮病型，其中寻常型占 99% 以上，其他类型多由寻常型银屑病转化而来。

2. 中医辨证

银屑病在临床上有进行期、静止期之不同分期和寻常型、红皮型、脓疱型、关节型等不同分型。传统中医学将其按照证候特点分为血热内蕴证、血虚风燥证、气血瘀滞证等证候。

一般认为，银屑病新病多为血热、血燥，久病多为血虚、血瘀。皮疹分布在四肢伸面的属阳，屈面则属阴；头面、上肢及躯干上部的多属风，下肢的多属湿；皮疹基底潮红，多属热邪燔于营血等。同时还应结合脉、舌的变化加以全面分析：苔黄燥为热在气分，黄腻为热在肝胆，舌质淡为虚寒，苔白腻为寒湿；脉弦滑为热证、痰证，脉沉细或濡细则为虚寒，前者病位在里，后者在表。

3. 心理状态

情志因素与银屑病的发病关系较为密切，如《素问·举痛论》所言"怒则气上……惊则气乱……思则气结"。气机郁滞，郁久化火，形成血热内蕴，而血热是发生银屑病的主要病机。《素问·阴阳应象大论》指出，怒伤肝、忧伤肺、思伤脾。如肝失条达，肝气郁结，郁久化火，致血分伏热；肝郁抑脾，木克土衰，脾失健运，饮食减少，化生乏源，致气血亏虚，生风生燥，肌肤失养；肝气郁滞，气机不畅，经脉阻塞，血行受阻，肌肤失养，均可引发本病。

银屑病是典型的身心疾病，随着人们工作节奏的加快及生活压力的加大，银屑病发病明显呈上升趋势。银屑病的发生发展与患者的个性、情感、紧张、烦恼、忧虑等心理因素和社会环境有密切联系。消极的社会心理因素是银屑病发病和加重的重要因素，有相当比例的银屑病是由精神紧张而触发或加重。

银屑病不仅给患者带来躯体痛苦、影响患者的仪表，而且影响患者的心理健康。人们往往错把银屑病和传染、污秽和麻风病相联系，使病人有一种预期他人会对自己做出消极反应的偏见，容易产生抑郁、自卑、焦虑等消极心理情绪，导致减少患者与外界交往行为，影响社会交际，降低工作效率。

【临床状态医学治疗方法】

1. 中医治疗

（1）内治法

1）血热内蕴

[症见] 皮损鲜红，皮损不断出现，红斑增多，刮去鳞屑可见发亮薄膜，点状出血，有同形反应；伴心烦，口渴，大便干，尿黄。舌红，苔黄或腻，脉弦滑或数。

[治法] 清热解毒，凉血活血。

[代表方] 犀角地黄汤或凉血地黄汤加减。

[常用药] 水牛角、牡丹皮、生地黄、赤芍等。

咽喉肿痛者加板蓝根、射干、玄参。因感冒而诱发者加金银花、连翘。

2）血虚风燥

[症见] 皮损色淡，部分消退，鳞屑较多，伴口干，便干。舌淡红，苔薄白，脉细缓。

[治法] 养血和血，祛风润燥。

[代表方] 四物汤合消风散加减。

[常用药] 当归、川芎、白芍、生地黄、防风、蝉蜕、知母、苦参、胡麻、荆芥、苍术、牛蒡子、石膏、甘草等。

脾虚者，加白术、茯苓。风盛瘙痒明显者，加白鲜皮、白蒺藜、乌梢蛇。

3）气滞血瘀

[症见] 皮损肥厚浸润，颜色暗红，经久不退。舌紫暗或有瘀斑、瘀点，

脉涩或细缓。

[治法]活血化瘀。

[代表方]桃红四物汤酌加三棱、莪术、泽兰、半枝莲等。

[常用药]当归、赤芍、生地黄、川芎、桃仁、红花。

病程日久，反复不愈者，加土茯苓、白花蛇舌草、蜈蚣；皮损肥厚色暗者，加三棱、莪术。

4）湿毒蕴阻

[症见]皮损多发生在腋窝、腹股沟等皱褶部位，红斑糜烂、痂屑黏厚，瘙痒剧烈，或掌趾红斑、脓疱、脱皮，或关节酸痛、肿胀，下肢沉重。舌质红，苔黄腻，脉滑。

[治法]清利湿热，解毒通络。

[代表方]萆薢渗湿汤加减。

[常用药]萆薢、薏苡仁、黄柏、茯苓、牡丹皮、泽泻、滑石、通草。

脓疱泛发者，加蒲公英、紫花地丁、半枝莲；关节肿痛明显者，加羌活、独活、秦艽、忍冬藤；瘙痒剧烈者，加白鲜皮、地肤子。

5）火毒炽盛

[症见]全身皮肤潮红、肿胀、灼热痒痛，大量脱皮，或有密集小脓疱。伴壮热，口渴，头痛，畏寒，大便干燥，小便黄赤。舌红绛，苔黄腻，脉弦滑数。

[治法]清热泻火，凉血解毒。

[代表方]清瘟败毒饮加减。

[常用药]生石膏、生地黄、水牛角、黄连、栀子、桔梗、黄芩、知母、赤芍、玄参、连翘、淡竹叶。

寒战高热者，加生玳瑁；大量脱皮者，口干唇燥者，加玄参、天花粉、石斛；大便秘结，加生大黄。

（2）外治法

1）皮损较薄者，外涂斑蝥醋、百部酊、川槿皮酊等，每天数次。

2）皮损较厚者，外涂润肤膏、黑油膏、藜芦膏等，每天数次。

（3）针灸治疗

1）毫针疗法

常取穴曲池、血海；备用穴为合谷、三阴交。中强刺激，每天1次，留针15～30分。

2）梅花针疗法

苔藓样变明显者，可用梅花针叩击皮损，以少量渗血为度，每天1次。

（4）中医心理治疗

1）中医语言治疗

中医语言治疗包括哲学、心理学等内容，用通俗、易懂的中医语言对存在情绪障碍的患者解释，可很好地与患者达到共情，能增加患者对治疗的认同感，以及对疾病的认识，消除心理焦虑抑郁问题。

2）移情易志法

银屑病患者通常会把注意力集中在疾病上，害怕不易治疗，怕因为疾病的原因影响到工作、学习、生活，整天围绕着疾病胡思乱想，甚至紧张、恐惧，从而导致病情加重。对于这种情况，可以采用转移注意力的方法，转内痛为外痛，以不治为乃治。通过分散病人对疾病的注意力，使思想焦点从疾病转移到他处，或者改变其周围环境，使患者不与不良刺激因素接触，或者改变病人内心焦虑的指向性，使其在某种情感中解放出来，转移到另外的人或者物上。《素问·移情变气论》说："古之治病，惟其移情变气。"银屑病的发生多与抑郁、焦虑情志有关，而发病后便使抑郁、焦虑情志加重，形成恶性循环。在利用转移注意这种方法中，针对不同的病人，可采用琴棋书画、运动、旅游、垂钓等，依病人所好而施之，转移病人的注意力，使抑郁、焦虑情志得以排遣，从而达到移情的目的。

2. 西医治疗

（1）外用药物治疗

糖皮质激素霜剂或软膏；维A酸霜剂；维生素D_3衍生物，如卡泊三醇（不宜用于面部与皮肤皱褶部）；角质促成剂，如水杨酸软膏、焦油制剂、蒽林软膏等。

（2）系统药物治疗

维 A 酸类药物适合各型银屑病，如阿维 A 酯；免疫抑制剂适用于红皮病型、脓包型、关节型银屑病，如甲氨蝶呤等；糖皮质激素一般不主张用于寻常型银屑病。

（3）生物制剂（靶向免疫调节剂）

如阿法西普、依那西普等。

（4）物理治疗

如光化学疗法、UVB 光疗、308nm 准分子激光、浴疗等。

3. 临床心理治疗

1）引导患者正确认识本病，建立良好医患关系

向患者详细讲解银屑病的知识，如流行病学现状、发病因素、发病机理、疾病对机体的影响、治疗的目的与现状、目前治疗中存在的问题和注意事项等，让患者能正确认识疾病的发生。树立克服疾病的信心，改变错误观点，放弃要求根治的思想，不乱求医。使患者和家属明确该病无传染性，无须与亲人隔离。但治疗银屑病，尚没有特效药，要有打持久战的准备。在饮食上，患者应多吃新鲜蔬菜、水果、鱼类等，少吃牛、羊、猪肉和含有辛辣刺激性食物。同时要注意环境卫生和个人卫生，经常洗澡，生活要有规律。只要做到心理平衡、精神舒畅，再配合药物治疗，银屑病是会逐步治愈的。医生要同情患者，与患者建立友善的关系，注重沟通，鼓励患者畅所欲言，充分表达自己的内心感受，并积极提出问题，从而建立友好的医患关系。

2）放松训练

在心理医生的指导下，让病人安静舒适地半躺或仰卧在病床上，在特定音乐的指导下进行深呼吸训练及全身分段肌肉放松训练，同时做脑电生物反馈。

3）支持性心理治疗

耐心听取病人的倾诉，启发、鼓励、疏导病人，树立战胜疾病的信心，减轻其负性情绪对疾病的影响。尽量让患者相互交流、沟通，从而消除孤独

感。鼓励患者积极参加文体及社会活动，缩短与他人之间的距离，提高对疾病及其他困难的心理耐受性。

【病案分析】

患者，女，38岁，因"全身反复发作红斑鳞屑5年，复发加重半月"就诊。

患者5年前出现全身钱币状红斑，伴瘙痒，就诊于多地皮肤科，诊断为"银屑病"，多以抗感染，调节免疫等治疗，服药时好转，停药反复。1年后继而出现心情烦躁，易紧张担心病情再发，纳呆，夜寐欠安，一直以来患者不规则服用激素，病情反复，严重影响工作及生活。半月前因家庭纠纷，上症复发，就医后难改善，遂来就诊。症见全身钱币状红斑，上有银白色鳞屑覆盖，皮损色泽较红，薄膜现象阳性，点状出血现象阳性，同形反应较为严重，伴瘙痒，心烦，情绪低落，入睡困难，纳呆，偶有胃痛，反酸，小便黄，大便干结，近期体重无下降，舌质红，苔薄黄，脉数。

体格检查：全身红斑，心肺听诊无异常，神经系统检查无异常。

辅助检查：血生化检查示白细胞稍高；血沉32mm/h，C反应蛋白77.8，余风湿、免疫检查基本正常。甲状腺功能、心电图、胸部X片等辅助检查未见异常，胃镜提示浅表性胃炎，未见明显溃疡。SCL-90总均分2.1，躯体化因子3.05，抑郁因子分3.6，焦虑因子分2.8。SDS：71分，SAS：67分，提示中度抑郁、焦虑及躯体化。

中医诊断：白疕（肝郁血热）。

西医诊断：银屑病。

心理状态：抑郁焦虑状态。

兼容方法：本例的症状体征有：皮疹，情绪低落，心烦、急躁，易紧张，失眠，纳呆。

排除方法：将胃痛、反酸等躯体症状从该例的抑郁焦虑诊断标准中剔除。

病因方法：躯体症状和体征是躯体疾病、心理疾病或者治疗引起。皮疹考虑为皮肤疾病，经检查及观察皮疹的情况考虑银屑病，患者心烦、急躁、易怒、紧张，排除器质性疾病后，考虑为焦虑的症状，患者纳呆、大便干结、胃痛、反酸，考虑为消化道的问题，经检查胃镜正常，则考虑为焦虑的躯体化症状。其中入睡困难、紧张、担心属于抑郁焦虑状态。

替代方法：胃痛、反酸是焦虑状态所致紧张、不安的替代症状。

治疗：中药汤剂以疏肝和胃，清热凉血为主，用药如下：水牛角20g，黄芩15g，黄柏10g，生地黄10g，紫草10g，赤芍10g，枳壳10g，陈皮10g，郁金10g，酸枣仁30g，柏子仁15g，火麻仁30g，黄连10g，海螵蛸30g。

针刺治疗：取双曲池、血海、合谷、三阴交、内关等穴位。配合中医语言治疗，移情易志、中医音乐等中医情志疗法。西药以抗过敏、抗免疫治疗为主，予每日口服泼尼松5mg、氯雷他定10mg。

两周后患者心烦、担心减轻，仍偶有胃痛、反酸，频率较前减少，身热夜甚，口渴不甚，心烦不寐，斑疹隐现，舌质红绛，脉细数。予清营汤合白虎汤加减治疗。具体方药如下：水牛角30g，生地黄15g，玄参9g，竹叶心10g，麦冬9g，丹参6g，黄连5g，金银花9g，连翘15g，知母20g。坚持服药1月后复诊，症状基本消除，皮疹无复发，以逍遥散疏肝解郁，健脾化湿。

治疗结局：随访患者半年，银屑病未再发。

讨论：对于该例银屑病患者，证属肝郁血热，患者久病气血耗伤，血虚风燥，血虚生热，加之情志不畅，肝气郁结，郁而化火，热入血室，蕴伏肌肤，则见红斑、瘙痒；肝失条达，气机郁滞，肝火扰心，则见心烦、易怒、紧张；肝气犯胃，胃失和降，则见胃痛、反酸。肝疏泄失常，清气不升，故见入睡困难。小便黄，大便干结，舌质红，苔薄黄，脉数亦为本病之征。

水牛角、生地黄入血分，清热凉血为君药；紫草、黄芩、黄柏为臣药，助清热凉血之功；赤芍柔肝凉血，枳壳、陈皮、郁金行气解郁，调理气机，酸枣仁、柏子仁清心安神，火麻仁润肠通便，黄连、海螵蛸、抑酸和胃为佐药；甘草调和诸药为使药，共奏疏肝和胃，清热凉血之功。

患者两周后复诊时其状态为营气分热，本方证乃患者由血分热外传至营气分热。邪热蕴结营分，耗伤营阴所致。邪热传营，伏于阴分，入夜阳气内归营阴，与热相合，故身热夜甚；营气通于心，热扰心营，故神烦少寐；邪热深入营分，则蒸腾营阴，使血中津液上潮于口，故本应口渴而反不渴；斑疹隐隐，乃热伤血络，血不循经，溢出脉外之征；舌绛而干，脉数，亦为热伤营阴之象。遵《素问·至真要大论》"热淫于内，治以咸寒，佐以甘苦"之旨，治宜咸寒清营解毒为主，辅以透热养阴。故方用苦咸寒之水牛角清解营分之热毒，为君药。热伤营阴，又以生地黄凉血滋阴、麦冬清热养阴生津、玄参滋阴降火解毒，三药共用，既可甘寒养阴保津，又可助君药清营凉血解毒，共为臣药。君臣相配，咸寒与甘寒并用，清营热而滋营阴，祛邪扶正兼顾。金银花、连翘、竹叶、知母清气分热；黄连苦寒，清心解毒；丹参清热凉血并能活血散瘀，可防热与血结。上述五味均为佐药。

中医语言治疗方面，告知患者病情，肝气郁结，郁而化火，火入血分，血分热盛，毒入营血，蕴伏血络则红斑泛布，疹色鲜红；血热伤阴，脉络瘀滞，气血运行不畅则起丘疹斑块；湿热燥盛，热伤营血，阴液被耗，肤失濡养则皮肤干燥，叠起鳞屑，病久反复发作；阴血被耗，气血失和，化燥生风或脉络阴滞，气血凝结不通则斑块顽厚，日久不消，缠绵难愈。告知患者自己的症状如何发生发展，处于什么状态，这样使其对中医辨证治疗更有信心。同时清楚"恬淡虚无，真气从之"的道理，使患者调整自己心态的各种方法有一定的理论性，从而使患者更加信服。

该病的不同阶段有不同的中医证候状态，初起多为风湿热之邪阻滞肌肤，或颈项多汗，硬领摩擦等所致；病久耗伤阴液，营血不足，血虚生风生燥，肌肤失养而成；血虚肝旺，情志不遂，郁闷不舒，或紧张劳累，心火上炎，以致气血运行失职，凝滞肌肤，每易成诱发的重要因素，且致病情反复发作。治疗上必须分清虚实，根据其皮疹的形态、病程的长久等情况进行辨证，评估出病人的中医状态。广州中医药大学关于银屑病中医基本证候与疾病分期及病情的相关性探讨的研究表明，随着疾病由进行期到稳定期再演变为消退期，证候也随之对应为风热证到血瘀证再到血燥证。《灵枢·五色》篇曰"黄赤为热"，理论上斑疹色红为有热，斑疹呈鲜红或深红色辨为风热证；若日久血热壅滞不退，久病成瘀，脉络阻滞，斑疹则呈暗红或紫红色，辨为血瘀证；若病程日久，加之素体亏虚，脉络充斥不足，斑疹呈淡红或淡白色，则辨为血虚证。这种变化过程也正解释了病人的中医证候状态分布与疾病分期演变的密切关联。所以临床上中医治疗必须要辨清病人中医证候状态。

西医学认为，银屑病是一种免疫性疾病，病因及诱因良多，在日常生活中必须要多加注意纠正自己不良的生活习惯。首先该病与心理因素有明显关系。心理因素如紧张、情绪异常等使皮肤感觉神经释放 P 物质，刺激角质形成细胞增殖，还通过免疫系统异常加重或诱发银屑病。发病后出现或加重心理障碍如羞愧、紧张、焦虑、忧郁等，不愿参加社交活动，影响日常生活，如引起失眠，加重瘙痒的症状。由于心理压力大，银屑病患者发病后吸烟、嗜酒增多。吸烟、嗜酒是银屑病的危险因素。吸烟可刺激中性粒细胞活化后过氧化酶的释放，使其分布、利用加速，趋化性、黏附性增强，改变吞噬细胞的氧化代谢，导致皮损的发生和炎症的加重。酒精可以直接扩张血管，增加其通透性，利于中性粒细胞游出，向表皮浸润，而且酒精使花生四烯酸含量增加，抑制腺苷酸环化酶，使 cAMP 减少，导致表皮增殖。以上因素影响了疾病的康复，增加了疾病的复发。所以在临床上应用抗抑郁药治疗银屑病很有必要，同时在疾病的急性期还是要给予抗过敏、抗炎等常规治疗。

十八、尿道综合征

尿道综合征（urethral syndrome）是指有下尿路刺激症状（尿频、尿急、尿痛等），无明显膀胱尿道器质性病变及菌尿的一组症状群，而非一种疾病。

【西医的病因及发病机制】

1923 年 Stevens 首先描述本病，但迄今其病因尚未能完全阐明，目前的研究表明主要与以下原因有关：

1. 泌尿系统感染

患者尿道口组织的病理改变均为慢性炎症反应，多数患者尿培养可能阳性，46% 为大肠埃希菌，18% 为衣原体，厌氧菌培养可增加阳性发现，32%

患者病因不确切。

2. 尿道外口解剖异常

如尿道处女膜融合，处女膜伞、小阴唇融合等。有报道称尿道外口至阴道口距离与尿道综合征关系密切，间距越近患病率越高，间距在 3mm 以下者患病率达 72.15%。

3. 尿道梗阻

如膀胱颈梗阻，尿道远端周围组织纤维化或括约肌痉挛导致远端尿道缩窄。

4. 神经功能异常

尿道综合征损伤、感染、X 线照射等引起尿道内纤维组织增生，使神经发生异常反射。

5. 心理因素

如紧张焦虑、多疑及内向等心理状态是尿道综合征的易感因素。

6. 其他

如免疫因素，雌激素水平下降，镁离子缺乏，医源性因素等。

【中医的病因病机】

尿道综合征相当于中医之"淋证"范畴，多属于气淋，情志不遂，肝气郁结，膀胱气滞，或气郁化火，气火郁于膀胱，导致淋证的发生。《医宗必读·淋证》言："妇女多郁，常可发为气淋和石淋。"清代《冯氏锦囊秘录·杂证大小合参》指出：《内经》言淋，无非湿与热而已；然有因忿怒，气动生火者。"

【临床状态医学诊断思路】

1. 西医诊断

诊断要点如下：以尿急、尿频、尿痛和排尿困难为主要症状，部分病人伴尿道烧灼感及排尿困难症状；3 次中段尿细菌培养计数阴性；临床无其他微生物尿路感染证据，尿常规正常。尿道综合征是在排除其他可以引起尿路刺激症状的疾病后才能诊断。

2. 中医辨证

本病多有气淋、热淋、劳淋的证候状态。气淋症见小腹胀满明显，小便艰涩疼痛，尿后余沥不尽；热淋症见起病急，小便热赤，尿时热痛，小便频急症状明显，每日小便可达数十次，每次尿量少；气淋日久不愈，伤及脾肾，小便淋沥不已，时作时止，发为劳淋。

3. 心理状态

尿道综合征多因在情志不舒、忧虑等因素影响下，导致该病发作或症状加重，患者也往往最易产生生气、着急等焦虑情绪。肝郁气滞，气郁化火，气火郁于下焦；或邪犯少阳，枢机不运，气化失常，决渎失职，水火升降不能顺接贯通，水湿浊毒瘀郁于下焦。朱丹溪云："气血冲和，万病不生，一有怫郁，诸病生焉。"《证治汇补》说："心肾气郁，遂使阴阳乖格，清浊相干，蓄于下焦膀胱，而水道涩焉。"西医学认为，本病病人中大部分是由焦虑性神经官能症引起，她们都有明显的心理因素。妇人多郁，此类病人多见于中年妇女，说明该年龄段妇女的状态最易受到社会、心理等多方面因素影响。

尿道综合征患者多出现抑郁、焦虑等心身状态，多表现为如下几点：①患者易出现病理性赘述，表现为反复对他人述说自身病情，给予制止后无效；②患者对尿道综合征疾病相关知识并不了解，出现焦虑心理等负面情绪，担心无法治愈，可同时发生失眠现象；③患者未及时了解将要进行的各项治疗措施，因此易产生恐惧心理，抗拒治疗，贻误病情；④患者自觉尿道综合征为难治性疾病，且易反复发作，因此产生消极情绪，缺乏战胜病魔的自信心，日久产生抑郁的情绪。

【临床状态医学治疗方法】

1. 中医治疗

（1）内治法

1）气淋

[症见]实证表现为小便涩痛，淋沥不已，小腹胀满疼痛，苔薄白，脉多

沉弦。虚证表现为尿时涩滞，小腹坠胀，尿有余沥，面白不华，舌质淡，脉虚细无力。

[治法]实证宜利气疏导，虚证宜补中益气。

[代表方]实证用沉香散，虚证用补中益气汤。

[常用药]沉香、橘皮、当归、白芍、甘草、石韦、冬葵子、滑石、王不留行。

胸闷胁胀者，可加青皮、乌药、小茴香以疏肝理气；日久气滞血瘀者，可加红花、赤芍、川牛膝以活血化瘀。若小便涩痛，服补益药后，反增小腹胀满，为兼湿热，可加车前草、白茅根、滑石以清热利湿；若兼血虚肾亏者，可用八珍汤倍茯苓加杜仲、枸杞子、怀牛膝，以益气养血，脾肾双补。

2）热淋

[症见]小便频急短涩，尿道灼热刺痛，尿色黄赤，少腹拘急胀痛，或有寒热，口苦，呕恶，或腰痛拒按，或有大便秘结，苔黄腻，脉滑数。

[治法]清热解毒，利湿通淋。

[代表方]八正散。

[常用药]萹蓄、瞿麦、滑石、大黄、山栀子、车前子、灯心草、甘草。

若大便秘结，腹胀者，可重用生大黄，并加枳实以通腑泄热；若腹满便溏，则去大黄；若伴见寒热，口苦，呕恶者，可合用小柴胡汤以和解少阳；若湿热伤阴者，去大黄，加生地黄、牛膝、白茅根以养阴清热；若小腹胀满，加乌药、川楝子行气止痛；若热毒弥漫三焦，入营入血，又当急则治标，用黄连解毒汤合五味消毒饮，以清热泻火解毒；若头身疼痛，恶寒发热，鼻塞流涕，有表证者，加柴胡、金银花、连翘等宣透热邪。

3）劳淋

[症见]小便不甚赤涩，但淋沥不已，时作时止，遇劳即发，腰酸膝软，神疲乏力，舌质淡，脉细弱。

[治法]健脾益肾。

[代表方]无比山药丸。

[常用药]山药、茯苓、泽泻、熟地黄、山茱萸、巴戟天、菟丝子、杜

仲、牛膝、五味子、肉苁蓉、赤石脂。

若脾虚气陷，症见小腹坠胀，小便点滴而出者，可与补中益气汤同用，以益气升陷；若肾阴亏虚，症见面色潮红，五心烦热，舌红少苔，脉细数者，可与知柏地黄丸同用，以滋阴降火。

（2）针灸治疗

1）毫针治疗

主穴：膀胱俞、中极、阴陵泉、行间、太溪。

配穴：少腹痛满加曲泉；遇劳即发者去行间加灸百会、气海。

2）艾灸治疗

取穴：膀胱俞、阴陵泉、三焦俞、行间、太溪、太冲。

操作：按艾炷灸法常规施术，每日施 1 ～ 2 次，每次灸 3 ～ 5 壮，或每穴每次 5 ～ 10 分钟。

（3）气功、太极拳治疗

太极拳的运动特点为中正安舒、轻灵圆活、松柔慢匀、开合有序、刚柔相济，动如"行云流水，连绵不断"，这种运动既自然又高雅，可亲身体会到音乐的韵律，哲学的内涵，美的造型，诗的意境。在享受中，使疾病消失，使身心健康，使肝气条达，淋证自除。

（4）中医心理治疗

淋证的治疗与情志因素密切相关，故淋证治疗时需心药兼施，重视调摄患者的情志。临诊时应耐心倾听患者的各种烦恼，充分了解病人的病情，站在他们的角度耐心劝慰，鼓励其解除思想压力，树立战胜病魔的自信心。并告知患者家属对本病的认识，要重视对患者的关心和情感支持，多与患者交流，转移患者注意力，鼓励患者树立对疾病的信心，有特殊情况及时告知医生，这样更有利于对疾病的治疗。并运用中医心理疗法，着重于疏导患者的情绪，利用穴位的按摩、音乐、暗示等疗法缓解患者抑郁的状态。中医学认为，情志的变动可损伤内脏，影响气机，如"怒伤肝、喜伤心、思伤脾、悲伤肺、恐伤肾"等。淋证久病不愈，肝气郁滞者表现尤为强烈。治疗中，按怒则气上而伤肝、思则气结、喜则气缓的机理，给患者安排以舒适安静环境，避免一切不良刺激，态度热情和蔼，耐心细致开导病人，做好安慰和解释工作，消除一切不良精神因素。如运用喜疗，以情制情而缓解病情；又如古代医学介绍的看花解闷，听曲消愁有胜过服药的方法调节情志，鼓励患者适当参加娱乐活动，使心情舒畅，肝气条达。《黄帝内经》中有记载："告之以其败，语之以其善，导之以其便，开之以其所苦。"让患者对疾病有正确的认识，树立战胜疾病的信心。

2. 西医治疗

（1）一般治疗

急性期注意休息，多饮水，勤排尿。发热者给予易消化、高热量、富含维生素饮食。膀胱刺激征和血尿明显者，可口服铝碳氢钠片以碱化尿液、缓解症状、抑制细菌生长、避免形成血凝块。尿路感染反复发作者应积极寻找病因，祛除诱发因素。

（2）抗感染治疗

有尿路感染的治疗用药原则如下：①选用致病菌敏感的抗生素，无病原学结果前，一般首选对革兰阴性杆菌有效的抗生素，尤其是首发的尿路感染。治疗3天症状无改善，应按药敏试验结果调整用药。②抗生素在尿液和肾内的浓度要高。③选用肾毒性小、副作用少的抗生素。④在单一药物治疗失败，严重感染、混合感染或出现耐药菌株时，应联合用药。⑤对不同类型的尿路感染给予不同治疗时间。常用的抗生素包括磺胺类、β-内酰胺类（青霉素类、头孢类）、氨基糖苷类（如庆大霉素、阿米卡星、妥布霉素等）以及喹诺酮类（如诺氟沙星、氧氟沙星等）。

（3）外科治疗

①尿道扩张：适用于不同程度包括无症状的尿道梗阻，在尿道黏膜麻醉下施行，每周1次，尿道扩张器号码应逐渐增大至F36～F42，多数患者症状得到改善。②尿道松解术（Richardson术）：尿道狭窄经扩张术无效者，可在局麻下行此术，待伤口愈合后可配合使用每两周1次的尿道扩张。手术去除尿道阴道隔间远端1/2弹力组织索或多处环形切开弹力组织索，可降低尿道阻力。③尿道口、处女膜变异矫治。

3. 临床心理治疗

本病的临床心理治疗主要指行为疗法。医生需与患者进行耐心的交谈，使患者对疾病能有正确的认识，并积极配合治疗。膀胱功能训练是行为治疗和生物反馈治疗的重要内容，通过膀胱训练能增强神经系统对排尿的控制能力，降低膀胱的敏感性，重建正常的排尿功能，从而缓解或消除尿频及尿急症状。具体方法是白天鼓励多饮水，进行其他劳作或休闲活动，分散对尿意的注意力。主动控制排尿时间，逐渐延长排尿间隔时间，适量配合有关药物治疗。

【病案分析】

梁某，女，47岁。2002年8月17日就诊。患者尿频3年余，尿不尽感，反复如厕，时轻时重，反复做尿常规及中段尿培养均未见异常，支原体、衣原体检查阴性，外院泌尿专科诊断为尿道综合征。长期予抗生素治疗无效，现常服安定及谷维素，症状重时加服呋喃妥因可略减轻。但一直难以痊愈，病情反复。3月前因家庭变故，激动、愤懑后上症再发并加重，并见少腹、胸胁胀满疼痛，口苦，咽干，纳差，并持续性情绪低落、愉快感减退，易心烦、紧张、激动，偶有轻生念头，多梦、早醒、醒后难再入睡，并经常出现肩颈疼痛，休息好可缓解，多次就诊泌尿外科及骨科，经治疗（不详）症状无明显改善。

查体：舌质稍暗，苔薄白，脉弦，心、肺听诊无异常，神经系统检查无异常。

辅助检查：尿常规，血生化，甲状腺功能，脑电图，心电图，胸部X片，双肾、膀胱、输尿管彩超等辅助检查未见异常。SCL-90总均分1.7，躯体化因子2.0，抑郁因子分2.4，焦虑因子分2.1。SDS：55分，SAS：53分，提示轻度焦虑、抑郁及躯体化。

中医诊断：淋证（气淋）。

西医诊断：尿道综合征。

心理状态：抑郁、焦虑状态。

兼容方法：本病例的症状有尿频，少腹、胸胁胀满疼痛，口苦，咽干，纳差，情绪低落、愉快感减退，心烦，多梦、早醒、醒后难再入睡，肩颈疼痛。

排除方法：将本例尿频、心烦、肩颈疼痛等躯体症状从该例的焦虑抑郁障碍诊断标准中剔除。

病因方法：本例中，尿频多为泌尿感染或者其他疾病引起，患者尿常规、尿培养等辅助检查未提示泌尿系统器质性病变，暂不考虑尿道的问题引起，是焦虑障碍的躯体表现。少腹、胸胁胀痛多考虑消化系统、心血管系统的问题，但患者症状不典型，既往辅助检查不支持器质性病变，考虑是抑郁障碍的躯体表现。纳差常见于消化系统、肝胆系统或全身系统性疾病，但症状不典型，血生化等客观辅助检查不支持，暂不考虑器质性疾病，为抑郁焦虑状态所致。颈肩疼痛可见于颈椎病，但颈椎、腰椎疾病的疼痛往往有相应的体征，疼痛的性质为刺激样疼痛，如针刺、放电样疼痛，而本例则是肌肉酸痛拉紧感，休息可缓解，暂不考虑为颈部器质性病变。患者情绪低落、愉快感减退，心烦，多梦、早醒、醒后难再入睡，属于抑郁状态和焦虑状态。

替代方法：食欲减退是抑郁状态所致情绪低落的替代症状。尿频、失眠和运动系统症状肌肉紧拉感、疼痛，是焦虑状态所致紧张、不安的替代症状。胃肠症状腹胀是纠结、担心的替代。

治疗：中药汤剂以理气疏肝为法，拟"沉香散"为主方，具体用药如下：沉香3g，香附10g，当归10g，赤芍10g，青皮6g，乌药10g，小茴香3g，川楝子10g，郁金10g，益母草20g，甘草5g。取膀胱俞、中极、阴陵泉、行间、太溪、内关等穴位进行针刺治疗。配合中医语言治疗，情志相胜法、中医音乐等中医疗法。

2周后复诊，患者胸胁、腹部胀痛已除，精神状态改善，小便症状减轻，但郁怒、紧张或劳累后仍时有尿频，胃口欠佳，前方加茯苓15g，党参15g，山药15g，麦芽10g。

治疗结局：患者症状逐渐改善，情绪状态好转，方药以疏肝解郁、健脾益肾为原则，随证加减，1年后随访，未见复发。

讨论：患者多年来相关泌尿系辅助检查未见器质性病变，症状与情志因素相关，故考虑为"气淋"。主因患者情志不遂，肝气郁结，气郁化火，气火郁于膀胱，膀胱气化不利而成本病。气机郁滞，血行不畅，经络不通，故少腹、胸胁、颈肩胀痛；肝木旺而乘脾土，故纳差。初诊时以"沉香散"为主，沉香散方中沉香、香附、乌药、川楝子、郁金、小茴香、青皮疏肝理气解郁，当归、白芍养血柔肝，益母草、赤芍活血化瘀行水，共奏疏肝理气解郁之效。

二诊时患者尿频、尿不尽明显减轻，但劳累或情绪激动时易诱发，纳差，考虑病损脾胃，加茯苓、党参、山药、麦芽以健脾祛湿、消食开胃。

中医语言治疗方面，告知患者情志不遂，肝气郁结，膀胱气滞，或气郁化火，气火郁于膀胱，导致淋证，让患者了解本方中行气解郁、健脾祛湿的药大概有哪些，使患者心里坚信这些中药能对自己有所改善，产生一定的心理治疗作用。

对于尿道综合征，在治疗时必须注意情绪的调整。人体的水液代谢，虽赖肺的宣发、脾的运输、肾的蒸腾气化来完成，但与肝脏的疏泄条达不无密切关系。肝者，将军之官，属木，体阴而用阳，主疏泄，能协调脏腑气机，调理三焦水道；内寄相火，其性最急。《灵枢·经脉》亦有云："肝足厥阴之经……循股阴，入毛中，环阴器，抵小腹。"《素问·玄机原病式》云："岂知热甚于肾部，干于足厥阴之经，廷孔郁结极甚……而神无所用……而旋溺遗失，不能收禁也。"强调了肝与前阴之关系及肝之盛衰强弱、升达怫郁在淋证中起着重要作用。

尿道综合征作为一组非特异性症候群，病因往往不明显或难以找出病因，在排除与其症状相关的器质性疾病后，对其状态的调整显得尤为重要，在治疗上以控制症状为标，调整其状态为本。同时淋证在不同的阶段有着不同的状态，要根据其证候状态特点，采取针对性治疗。治疗上不但要从中医的角度去评估患者所处的状态，同时还要从西医的角度评估病人的状态，根据患者病情选择症状自评量表（SCL-90）、宗氏焦虑自评量表、宗氏抑郁自评量表让患者自我评估情绪心理状态，或医务人员通过汉密尔顿抑郁量表、汉密尔顿焦虑量表或生活质量指数量表评估患者症状特点、心理情绪状态、社会功能、生活质量。整体考虑患者的症状，多维诊断，多维治疗，从而弥补传统生物医学模式的不足。

十九、经前期综合征

经前期综合征（premenstrul syndrome）是指在黄体期反复出现的周期性以躯体、精神症状为特征的综合征。月经来潮后，症状自然消失。

【西医的病因及发病机制】

病因尚无定论，可能与精神社会因素、卵巢激素失调和神经递质异常有关。

1. 精神社会因素

经前期综合征患者对安慰剂治疗的反应率高达30% ~ 50%，部分患者精神症状突出，且情绪紧张时常使原有症状加重，提示社会环境与患者精神心理因素间的相互作用，参与经前期综合征的发生。

2. 卵巢激素失调

目前认为经前期综合征可能与黄体后期雌激素、孕激素减退有关。临床补充雌激素、孕激素合剂，减少性激素周期性、生理性变动，能有效缓解症状。

3. 神经递质异常

经前期综合征患者在黄体后期循环中类阿片肽浓度异常降低，表现类源性阿片肽撤退症状，影响精神、神经及行为方面的变化。其他还包括5-羟色胺等的活性变化。

【中医的病因病机】

中医学认为，肝、脾、肾功能失调，气血失和是导致经前期综合征的重要因素。情志失调，肝失疏泄，肝气郁结；或思虑过度、劳伤心脾；或素体肝肾不足，脾肾阳虚；或经前冲任、气血耗伤，血虚肝旺，肾阳不足，火不生土，而成本病。

【临床状态医学诊断思路】

1. 西医诊断

经前期综合征多见于 25～45 岁妇女，症状出现于月经前 1～2 周，月经来潮后迅速减轻直至消失，周期性、反复性为其临床特点。主要症状归纳为以下几点：①躯体症状：头痛、背痛、乳房胀痛、腹胀痛满等；②精神症状：易怒、抑郁、焦虑、情绪不稳定等；③行为改变：注意力不集中、工作效率低等。

根据经前期出现周期性典型症状，诊断多不困难。但需与轻度精神病及心、肝、肾等疾病引起的浮肿相鉴别。必要时可同时记录基础体温，以了解症状出现与卵巢功能的关系。

2. 中医辨证

经前期综合征的特点是周而复始地在月经前后及经期发病，因此，月经前后、经期的生理变化是本病发生的内在条件。妇女在经前及经期，冲任、气血、子宫变化较平时明显，气血充而血流急，气血相对比较壅滞；行经期和经后子宫由藏而泻，由盈而虚的变化，使全身已经偏虚的阴血更加不足而致肝失所养。是否发病取决于患者的体质因素及阴阳气血的偏虚偏旺。若素体肝郁、脾虚、肾虚或气血素虚，这些内在因素使月经前后、经期的机体平衡失常，出现某脏腑、气血功能暂时失调的月经前后诸证。如经行乳房胀痛，有虚实之殊，辨证时应注意辨其发病时间、性质、程度，并结合伴随症状及舌脉进行分析。一般实证多痛于经前，乳房按之胀满，触之即痛，经后胀痛明显消退；虚证多痛于行经之后，按之乳房柔软无块。经行头痛以疼痛时间、疼痛性质辨虚实，大抵实者多痛于经前或经期，且多呈胀痛或刺痛；虚者多在经后或行经将净时作疼，多为头晕隐痛。经行面浮肿，按之没指，为脾肾阳虚之征，经行肢体肿胀，按之随手而起，则为肝郁气滞。

3. 心理状态

精神心理因素对本病的发生、发展具有重要影响，并不是所有的育龄妇女都表现有经前期综合征的症状，究其原因，还与妇女的消极情绪，孤僻、易激动的个性特征及心理压力等因素有关。当患者情绪紧张时，会使症状加重。妇女在月经前与经期经常会烦躁、抑郁或易激动，这些情绪变化会影响内分泌功能。而紧张则直接使醛固酮分泌增加，产生水、钠储留，出现水肿，于是就产生经前期综合征。妇女对月经出血的异常反应造成的恐惧、担心、害怕等情绪，会增加她们对经前主诉和适应不良性逃避习性的易感性，并进一步演化成每月定期的焦虑、抑郁、躯体不适和行为无能症状。不良情绪会加重和诱发妇女经前期综合征，而妇女经前期综合征又会通过更加不良的情绪反应表现出来。

严重的经前期综合征患者都有明显的精神症状。经前期综合征易感因素可能与患者本身的神经过敏体质或存在其他生物学异常，如 VitB$_6$ 缺陷等有关。易感患者性激素与脑神经递质相互作用引起的脑 5- 羟色胺、阿片肽和单胺类等神经递质活性改变是引起经前期综合征情感症状和行为反应失常的原因。经前期综合征患者常常伴有精神症状，包括情绪、认识及行为的改变。患者的情绪变化会有两种截然不同类型：①焦虑型：可有精神紧张，情绪波动，易激惹，不安的情绪及行为出现。②抑郁型：此类患者常会变得爱哭泣，精神紊乱，社交退缩，失眠等情绪及行为变化。在经前期综合征治疗的过程中，需重视精神症状，调整心理状态。

乔明琦等研究发现，两组症状基本符合经前期综合征肝气逆证、肝气郁证辨证要求，说明愤怒和郁怒分别是导致经前期综合征肝气逆证、肝气郁证的重要因素，愤怒和郁怒等心理情绪影响身体状态。

【临床状态医学治疗方法】

1. 中医治疗

（1）内治法

1）肝郁气滞

[症见]经前乳房胀痛，似有硬结或有块，小腹胀痛连及两胁，烦躁易怒，或精神抑郁，善叹息，甚或狂躁不安，失眠，或头痛剧烈，或肢体肿

胀，苔薄白，脉弦或弦滑。

[治法] 疏肝理气。

[代表方] 柴胡疏肝散加减。

[常用药] 柴胡、白芍、枳壳、川芎、香附、甘草、陈皮、郁金。

乳房胀痛为主加路路通、王不留行；乳房胀痛有结节者加橘核、夏枯草、穿山甲；若肝郁化火致头晕头痛者，减香附、陈皮，加菊花、黄芩、钩藤、代赭石；若肢体肿胀者，可加泽兰、泽泻、槟榔；若狂躁不安者，加磁石、琥珀、石菖蒲。

2）瘀血阻滞

[症见] 经前、经期头痛剧烈，或腰膝关节疼痛，得热痛减，遇寒痛甚，或经行发热，腹痛或肢体肿胀不适，按之随手而起，常伴月经量少或行而不畅，经色紫暗有块，舌紫暗或尖边有瘀点，脉弦涩。

[治法] 理气活血，化瘀通络。

[代表方] 血府逐瘀汤加减。

[常用药] 桃仁、红花、川芎、赤芍、牛膝、柴胡、枳壳、甘草、益母草、当归、生地黄、丹参。

若肢体肿胀者，加泽兰、泽泻、大腹皮；若身痛明显，加桂枝、鸡血藤。

3）气血虚弱

[症见] 经期或经后头晕头痛，心悸少寐，神疲乏力，或身痛麻木，肢软，或发热，形寒自汗，少气懒言，或风疹频发，皮肤瘙痒，面色不华，肌肤枯燥，月经量少，色淡质稀，舌质淡红，苔白，脉细弱。

[治法] 益气养血。

[代表方] 八珍汤加减。

[常用药] 熟地黄、白芍、当归、川芎、党参、白术、云苓、甘草。

若经行身痒起风疹者，加首乌、防风。

4）脾虚饮停

[症见] 经行面浮肢肿，腹胀纳减，畏寒肢冷，便溏，或经行前后头晕沉

重，胸闷泛恶，月经量多，色淡质稀，舌淡红，苔白滑，脉濡滑或沉缓。

[治法] 健脾温阳利水。

[代表方] 苓桂术甘汤加减。

[常用药] 茯苓、桂枝、白术、甘草、黄芪。

若经行泄泻者，加山药、扁豆、莲子肉、薏苡仁；若浮肿为主者，加泽泻、巴戟天、猪苓、防己。

5）肾阳虚弱

[症见] 经行面浮肢肿，腰膝酸软，便溏，畏寒肢冷，尿少，月经量多，色淡质稀，舌淡苔白，脉沉迟。

[治法] 温肾助阳利水。

[代表方] 真武汤加减。

[常用药] 白术、茯苓、白芍、附子、生姜、巴戟天、泽泻、仙茅、仙灵脾。

若浮肿为主，可加防己、桂枝；泄泻为主者，加补骨脂、吴茱萸、肉豆蔻、五味子。

6）肾阴亏损

[症见] 经行或经后潮热，盗汗，头晕目眩，腰膝酸软，或乳房作胀，或口舌糜烂，口燥咽干，或音哑，五心烦热，月经常先期，量少色红，或经期延长，舌质红，少苔，脉细数。

[治法] 滋肾育阴。

[代表方] 左归丸加减。

[常用药] 熟地黄、山药、山茱萸、枸杞子、牛膝、菟丝子、鹿角胶、龟甲胶。

心烦失眠，加酸枣仁、柏子仁、龙骨；经行口糜者，加知母、黄柏、五味子；头痛甚者，加枸杞子、菊花；月经先期，加女贞子、旱莲草。

（2）针灸治疗

1）针刺治疗

主穴：太冲、关元、气海、三阴交。

配穴：心血不足者，加血海、神门；肝郁脾虚者，加期门、脾俞、足三里、天突；心脾两虚者，加神门、心俞、脾俞、足三里、中脘；肾虚者，加内关、膻中、肾俞。

2）耳穴电针治疗

选取耳穴内分泌、内生殖器、交感、皮质下、肝、肾、心、脾，一般刺入2分深左右，小幅度捻转，以有酸胀感为宜，然后接电针，取疏密波，每次20分钟。双耳轮流取穴。

3）耳穴贴压治疗

主穴取垂体、内分泌、卵巢、子宫、肝。肝郁气滞型加耳迷根、交感、肝阳；肝肾阴虚型加肾；脾肾阳虚型加肾、肾上腺、耳迷根；伴头痛者根据头痛部位选相应穴位，如枕、顶、额、颞；伴眩晕者加脑干、眩晕点；伴呕吐者加胃、交感。

（3）拔罐治疗

拔罐部位：中脘、肺俞、心俞、脾俞、肠俞、大肠俞。

（4）气功锻炼

通过锻炼太极拳、五禽戏、八段锦等常见的中医养生功法，可使患者身体、心理两个方面得到一种协调的、平衡的、全面的和整体的训练，改善脏腑气血阴阳，调和身心，改善身体状态。

（5）中医心理治疗

即根据患者的个性和精神、情绪的变化特点，医护及患者家属之间共同努力，注重采用合适的中医情志疗法，如移情易性、暗示解惑、五行音乐疗法等对其进行精神、情绪的调适，这对于提高患者的信心，最大限度地挖掘生命的潜能，激发机体自身的康复能力，改善患者的生活质量和中医证候状态，减轻治疗中的负面影响，提高患者治疗的依从性，促进疾病向好转、痊愈的方向发展，具有不可低估的作用与地位。

2. 西医治疗

本病的西医治疗主要指药物治疗，主要包括以下几类：

（1）抗焦虑药，适用于有明显焦虑者，如阿普唑仑等。

（2）抗抑郁药，适用于明显抑郁者，如氟西汀等。

（3）醛固酮受体的竞争性抑制剂，如螺内酯。

（4）维生素 B_6，可调节神经系统与下丘脑－垂体－卵巢轴的关系，还可抑制泌乳素的合成。

（5）抑制排卵，如避孕疗法。

3. 临床心理治疗

通过心理疏导、情绪调适以及寻求家庭支持帮助，有助于妇女经前期综合征的改善。根据经前期综合征患者存在不良适应性应付方式，在治疗中应进行心理干预，可借心理治疗来帮助克服经前期综合征。可以通过培养良好个性和心理治疗为主要治疗方式来达到治疗目的。增加解决问题应付方式的有效成分，如应付技巧训练、生物反馈训练、放松训练及合理化情绪疗法等，对经前期综合征患者很有帮助。患者若有明显的情绪障碍，则必须接受心理治疗或抗抑郁药物治疗。

【病案分析】

吴某，女，38 岁，会计。患者半年来因家事不顺心，加之平时工作压力较大，每于经前、经期出现烦躁易怒，情绪不宁，失眠多梦，胸闷胁胀，月经前后不定期，舌质红，苔薄白，脉弦数。

辅助检查：血常规、肝肾功能、女性性激素 6 项、甲状腺功能、心脏彩超、心电图、肝胆胰脾彩超、胸片、子宫及附件彩超等检查未见明显异常。SCL-90 总均分 2.3，躯体化因子 2.75，抑郁因子分 2.47，焦虑因子分 2.78。SDS：55 分，SAS：57 分，提示轻度抑郁焦虑。

中医诊断：郁病（肝经郁热）。

西医诊断：月经失调。

心理状态：焦虑抑郁状态。

兼容方法：本例的症状体征有经前、经期出现烦躁易怒，情绪不宁，失眠多梦，胸闷胁胀，月经前后不定期。

排除方法：将胸闷胁胀，月经前后不定期等症状从该例的抑郁症诊断标准中剔除。

病因方法：胸闷的病因常见于冠心病、呼吸道疾病，本例没有高血压等心血管疾病危险因素，胸片、心脏彩超、心电图未见异常，并无其他明显症状，故排除冠心病和呼吸道疾病；胁胀主要是肝胆疾病的主要表现，该患者并无明显的肝胆器质性疾病的表现，肝胆胰脾彩超未见异常，故可排除；月经先后不定期的常见病因主要是黄体功能不足、子宫内膜脱落不全、子宫内膜修复延长等，患者无明显临床表现，女性性激素 6 项及子宫及附件彩超未见异常，故可排除子宫以及附件器质性疾病。该患者半年来因家事不顺心，工作压力较大，每于经前、经期出现烦躁易怒，情绪不宁，考虑为抑郁焦虑状态所致。

替代方法：失眠是紧张担心的替代症状；胸闷胁胀是紧张不安、纠结的替代症状；月经不调与焦虑、抑郁状态相关。

中医辨证方法：因患者情志不畅，肝气郁滞，郁而化火，冲脉隶于阳明附于肝，经前冲气旺盛，肝火夹冲气逆上，扰乱心神，遂致情志异常，故诊为"郁病"，属"肝经郁热"之证。

治疗：中药治以清热疏肝、养血调经为法，以"丹栀逍遥散"为主方，柴胡 10g，当归 10g，芍药 10g，薄荷 10g（后下），茯苓 15g，牡丹皮 10g，栀子 10g，酸枣仁 30g，合欢皮 15g，生姜 3 片，大枣 3 枚，配合中医语言疗法，疏导气机。

用药 7 剂后，患者觉心烦、失眠、胸胁胀痛减轻，仍心慌，口干，心烦热，腰酸，纳一般，舌红，少苔，脉弦细，考虑为肝肾阴虚之候，加以滋养肝肾之药，熟地黄 15g，山茱萸 10g，女贞子 20g，墨旱莲 20g。

用药 3 月后，患者诸症消失，情绪正常，工作顺利。

讨论：本患者工作不顺心，经前、经期出现烦躁易怒，情绪不宁，失眠多梦，胸闷胁胀，月经前后不定期，舌质红，苔薄白，脉弦数综合考虑为"肝经郁热"之"郁病"。

女性以血为本，以气为用，肝藏血主疏泄，体阴而用阳。由于经、孕、产、乳数伤于血，使女性机体常处于阴不足，阳有余的状态，经前及经期的气血变化，使相对亏虚的阴血更显亏虚，阴血亏少，肝失所养，阴不配阳，则肝气不得宣泄而郁滞，郁久化热成肝经郁热之证。中医治以疏肝解郁、清热养血为法，以"丹栀逍遥散"为主方，方中柴胡、薄荷疏肝解郁；当归、芍药养血调经；茯苓健脾利水；牡丹皮凉血化瘀；栀子清热除烦；酸枣仁安神；合欢皮解郁；生姜、大枣调和营卫；全方共奏疏肝解郁、养血调经之效。

用药7剂后，患者口干，心烦热，舌红，少苔，脉弦细，考虑有肝血不足，肾阴亏损之象，治疗以熟地黄、山茱萸、女贞子、墨旱莲滋补肝肾。并嘱患者平素可调服百合莲子粥，以清热养阴，宁心安神。

从西医的角度看，经前期综合征与精神、体质和环境因素密切相关，多发生于性格内向和情绪抑郁的育龄期妇女。因此，医生应向患者多做解释劝导工作，使之保持心情舒畅和良好的心态；保持心理平衡，避免情志刺激；鼓励患者多到户外活动，参加有益的群体活动；积极锻炼身体，增强体质，注意劳逸结合，节制房事；饮食富于营养，低盐，适当控制饮水量。患者若有明显的情绪障碍，则必须接受心理治疗或抗抑郁药物治疗。

经前期综合征是以因经而发，经净则止为临床特点，其发病与经期及其前后冲任、气血、子宫的盈虚变化较平时急骤，气血容易壅滞或亏虚有关。更取决于患者的体质因素及脏腑的偏虚偏旺。常见的病机是肝郁、脾虚、肾虚、气血虚弱和血瘀，尤以肝郁为多见。徐旭杰等对经前期综合征证候分布规律的流行病学调查研究中，参照国内经前期综合征与相关证候诊断标准，对山东地区不同职业成年女性本病证临床表现进行流行病学调查，对526例完整资料进行辨证分析。结果表明，本病证候分布明朗，呈现以肝疏泄失常证为主的规律，肝气逆、肝气郁、肝火上炎与心脾两虚四证覆盖本病95%，前两证分别占58.9%与27.5%，是其主证与常见证。体现了经前期综合征主要与肝脏相关，尤其是肝气逆、肝气郁、肝火上炎与心脾两虚四种不同状态。除了用药调理外，还当重视经期心理调护，适寒温、调情志、慎劳逸，可防病于未然。赵更力针对育龄妇女经前期综合征的发生情况及影响因素，以问卷调查的形式，调查了北京市15～49岁的育龄妇女454例。结果提示，经前期综合征的发生率为 30.4%，轻度占 61.6%，中度占 34.1%，重度占 4.3%；经前期综合征发生率较高的症状为易激动，其次依次为抑郁、焦虑、腹胀腹泻、注意力不集中、嗜睡等；文化程度高、对生活有压力感、痛经、讨厌月经、有抑郁情绪者的经前期综合征发生率高于文化程度低、对生活无压力感、无痛经和无抑郁情绪者。提示心理状态对于经前期综合征有显著影响。

二十、围绝经期综合征

围绝经期综合征（menopausal syndrome）是指妇女绝经前后出现性激素波动或减少所致的一系列躯体及精神心理症状，如烘热汗出、烦躁易怒、潮热面红、眩晕耳鸣、心悸失眠、情志不宁等。

【西医的病因及发病机制】

围绝经期综合征前后最明显变化是卵巢功能衰退，随后表现为下丘脑 – 垂体功能变化。

1. 雌激素

绝经过渡早期雌激素水平波动很大，甚至高于卵泡期水平。

2. 孕酮

绝经过渡期卵巢尚有排卵功能，仍有孕酮分泌。但因卵泡期延长，黄体功能不良，导致孕酮分泌减少，绝经后无孕酮分泌。

3. 雄激素

绝经后总体雄激素水平下降。

4. 促性腺激素

绝经过渡期促卵泡激素（FSH）水平升高，呈波动型，促黄体生成素（LH）仍在正常范围，FSH/LH < 1。

5. 促性腺激素释放激素

绝经后促性腺激素释放激素（GnRH）分泌增加，并与 LH 相平衡。

6. 抑制素

绝经后妇女血抑制素水平下降。

【中医的病因病机】

妇女在绝经前后，肾气渐衰，冲任二脉虚衰，天癸渐竭，月经将断而至绝经，生殖能力降低而至消失，此本是妇女正常的生理变化，但有些妇女由于素体差异及生活环境等的影响，不能适应这个阶段的生理过渡，使阴阳不平衡，脏腑气血不相协调，从而出现一系列证候。本病以肾虚为主，因偏于阴虚或偏于阳虚，或阴阳两虚而出现不同证候，并可累及心、肝、脾。

【临床状态医学诊断思路】

1. 西医诊断

围绝经期综合征典型症状是潮热、潮红。多发生于 45 ～ 55 岁，大多数妇女可出现轻重不等的症状。

根据病史及临床表现，本病不难诊断。需注意除外相关症状的器质性病变，甲状腺疾病及精神疾病，卵巢功能评价（血清 FSH 值及 E2 值测定、氯米芬兴奋试验）等实验室检查有助于诊断。

2. 中医辨证

绝经期是妇女自生育期过渡到老年期的一个必经的生命阶段，绝经期前后肾气渐衰，天癸将竭，冲任亏损，精血不足，导致阴阳平衡失调，脏腑功能紊乱而发生围绝经期综合征。肾虚为致病之本，肾的阴阳平衡失调，又导致心、肝、脾等多脏的病理改变。肝肾乙癸同源，肾阴不足，水不涵木，可致肝阳上亢；心肾水火相济，肾精不足，肾水不能上济心火，则致心肾不交；脾肾为先后天之本，互相充养，肾虚阳衰，火不暖土，致脾肾阳虚。多脏同病为围绝经期综合征的特点，从而使本病出现复杂多样的临床表现。

临床表现月经紊乱或停闭，随之出现烘热汗出、潮热面红、烦躁易怒、头晕耳鸣、心悸失眠、腰背酸楚、面浮肢肿、皮肤蚁行样感、情志不宁等症状。中医辨证主要有：①阴虚火旺型：月经紊乱，经期提前，量多，或已绝经，潮热多汗颜面烘热，手足心热，心烦心悸，失眠多梦，舌红，苔少脉细数；②肝气郁结型：月经紊乱，先后不定期，量或多或少，或已绝经，胸胁胀满，乳房胀痛，情绪不稳，急躁易怒，精神抑郁，善太息，舌红，苔白，脉弦；③痰湿瘀阻型：月经紊乱，经期推后，量少，有血块，白带多，或已绝经，肢体困重，喜卧少动，头重头痛，胸闷腹胀，无欲少语，舌暗淡，苔厚腻，脉滑或沉。

3. 心理状态

绝经期前后妇女情绪多倾向于怒、悲、恐、忧、思、惊。具体而言，生活事件中负性生活事件对该病的影响比较多，发现自己日渐衰老，担心失去丈夫的爱等，性格行为出现异常改变，主要表现为脾气暴躁，故多易怒，怒易伤肝，而见烦躁易怒、胸胁乳房胀痛等症状；或因突然离开工作岗位而产生孤独感，认为自己不为儿女或社会所需要，从而怀疑自身的存在价值，故易忧善思，忧虑过度伤脾，而见抑郁、焦虑、失眠、食欲不振、疲乏乏力等症状；或因生活中悲伤不顺心之事，心里又难于排解，故易悲，悲伤肺，常表现为若有所失、闷闷不乐；某些职业女性因思维不集中、记忆力减退、工作效率下降而出现恐惧、紧张感，恐伤肾，而见尿频尿急、夜尿多、性欲降低等症状。

心身医学认为，性格内向、急躁易怒、个性较强、多思忧虑等心理因素不稳定者与围绝经期综合征息息相关。长期工作紧张繁忙，操劳过度，或家庭破裂，人际关系紧张、心情不愉快、意外事故惊吓等容易导致围绝经期综合征。因此，强烈持久的精神刺激作为诱因而影响人的心理情绪是不可忽视的。另一方面，绝经综合征患者多性格内向、孤僻、拘谨、固执或多疑，癔症性格者占较大比例，并常有唠叨不休，主诉担心，多疑焦虑，或自尊心极强，易激动，固执己见，神经质等心理障碍。因而在治疗围绝经期综合征的过程中，应注重调节身心状态。

【临床状态医学治疗方法】

1. 中医治疗

（1）内治法

本病以肾虚为本，在治疗上应注重维护肾气，清热不宜过于苦寒，祛寒不宜过于辛热，更不可妄用克伐，以免犯虚虚之戒。

1）肝肾阴虚

[症见] 头晕耳鸣，心烦易怒，阵阵烘热，汗出，兼有心悸少寐，健忘，五心烦热，腰膝酸软，月经周期紊乱，经量或多或少或淋漓不断，色鲜红。舌红苔少，脉弦细数。

[治法] 滋补肝肾，育阴潜阳。

[代表方] 一贯煎合六味地黄丸加减。

[常用药] 生地黄、山药、枸杞子、女贞子、山茱萸、白芍、首乌、牡丹皮、茯苓、泽泻、生龙牡。

血压高加珍珠母；腰痛加川断、桑寄生；失眠加夜交藤、合欢皮。

2）心肾不交

[症见] 心悸，怔忡，虚烦不寐，健忘多梦，恐怖易惊，咽干，潮热盗汗，腰酸腿软，小便短赤。舌红苔少，脉细数而弱。

[治法] 滋阴降火，交通心肾。

[代表方] 黄连阿胶汤加减。

[常用药] 黄连、黄芩、甘草、白芍、枣仁、阿胶（烊冲）、百合、知母、鸡子黄。

烦躁不安、易惊醒加龙骨、牡蛎、磁石；健忘多梦加琥珀、莲子心。

3）肝气郁结

[症见] 情志抑郁，胁痛，乳房胀痛或周身刺痛，口干口苦，喜叹息，月经或前或后，经行不畅，小腹胀痛，悲伤欲哭，多疑多虑，尿短色赤，大便干结。舌质红，苔黄腻，或舌质青紫或瘀斑，脉弦或涩。

[治法] 疏肝理气，清热养阴。

[代表法] 丹栀逍遥散加减。

[常用药] 柴胡、白术、茯苓、赤芍、白芍、当归、栀子、牡丹皮、郁金、川芎、陈皮、甘草、薄荷（后下）。

口苦躁怒加黄芩、龙胆草；舌青紫有瘀斑加桃仁、红花。

4）脾肾阳虚

[症见]月经紊乱，量多色淡，形寒肢冷，倦怠乏力，面色晦暗，面浮肤肿，腰酸膝冷，腹满纳差，大便溏薄。舌质嫩，苔薄白，脉沉弱。

[治法]温补脾肾。

[代表方]桂附理中丸加减。

[常用药]炮附子、肉桂、炮姜、党参、白术、茯苓、猪苓、泽泻、炙甘草。

便溏加山药、扁豆；偏肾阳虚加熟地黄、山茱萸。

5）肾阴阳俱虚

[症见]颧红唇赤，虚烦少寐，潮热盗汗，头昏目眩，耳鸣心悸，敏感易怒，形寒肢冷，腰膝酸软，月经闭止，性欲减退。舌质淡，脉沉无力。

[治法]益肾阴，温肾阳，泻虚火，调冲任。

[代表方]二仙汤加减。

[常用药]仙茅、仙灵脾、巴戟肉、山药、太子参、女贞子、菟丝子、桑椹子、熟地黄、首乌、知母。

失眠心慌明显加合欢皮、百合；烦躁不安加龙齿、牡蛎。

（2）针灸治疗

1）针刺治疗

主穴：气海、三阴交、肝俞、脾俞、肾俞。

配穴：肾阴亏虚者，加太溪、照海；肾阳不足者，加关元、命门；肝阳上亢者，加百会、风池、太冲；痰气郁结者，加中脘、阴陵泉、丰隆；心神不宁者，加通里、神门、心俞。

操作：主穴用毫针补法或平补平泻法。

2）耳针治疗

选内生殖器、内分泌、肝、肾、脾、皮质下、交感、神门。每次选一侧耳穴3～4个，毫针用轻刺激。可用埋针或埋丸法。

3）推拿治疗

运用推、揉、按、压、拨、擦等按摩手法治疗围绝经期综合征，可以达

323

到平和阴阳，调和气血，滋补肾阴，理脾健胃之功效。

（3）气功、太极拳治疗

导引调情法通过太极拳、气功等方法调理形体，疏通气机，消除不良情绪，以保持身心健康状态。

（4）中医心理治疗

可通过中医音乐疗法，"五音疗疾"，即通过五行音乐调节五志，平秘阴阳，调理气血，从而达到改善人体健康状况的目的。理论基础在于五行"木、火、土、金、水"生出"角、徵、宫、商、羽"五音，而"肝、心、脾、肺、肾"五脏亦生出"怒、喜、思、悲、恐"五志，五音与五行之间相呼应，又与五脏、五志相关联。音乐可以引起主管人类情绪和感觉的大脑的自主反应，因而促使情绪发生改变。许多研究显示，平静或快乐的音乐可以减轻人类的焦虑。面对压力，聆听自然和谐的音乐，可以在较短时间内将压力全然释放，使身心达到充分的平衡。

2. 西医治疗

（1）性激素治疗

主要包括雌激素制剂、组织选择性雌激素活性调节剂、选择性雌激素受体调节剂、孕激素制剂等。

（2）非激素类药物

如选择性 5- 羟色胺再摄取抑制剂、钙剂、维生素 D 等。

3. 心理治疗

心理治疗是围绝经期综合征治疗的重要组成部分，可辅助使用自主神经功能调节药物，如谷维素、地西泮（安定）有助于调节自主神经功能。还可以服用维生素 B_6、复合维生素 B、维生素 E 及维生素 A 等。给病人精神鼓励，解除疑虑，建立信心，促使健康的恢复，建议病人采取以下措施延缓心理衰老。

1）科学地安排生活

保持生活规律化，坚持力所能及的体育锻炼，少食动物脂肪，多吃蔬菜水果，避免饮食无节，忌烟酒。为预防骨质疏松，围绝经期和绝经后妇女应坚持体育锻炼，增加日晒时间，摄入足量蛋白质和含钙食物。

2）坚持适度的体力劳动和脑力劳动

坚持劳动可以防止肌肉、组织、关节发生"废用性萎缩"现象。不间断地学习和思考，学习科学文化新知识，使心胸开阔，防止大脑发生"废用性萎缩"。

3）充实生活内容

如旅游、烹饪、种花、编织、跳舞等，以获得集体生活的友爱，精神上有所寄托。

4）注意性格的陶冶

围绝经期妇女易出现急躁、焦虑、抑郁、好激动等情绪，要善于克制，并培养开朗、乐观的性格，善用宽容和忍耐对待不称心的人和事，以保持心情舒畅及心理、精神上的平静状态，从而顺利渡过围绝经期。

【病案分析】

女性，47岁，潮热、汗多、心烦1年余。

患者1年前月经周期不规则，经期延长，经量增多，潮热，汗多，多于午后、夜间发作，心烦易怒，坐立不安，不能自制，并紧张、恐惧感，害怕自己得病，心情低落，闷闷不乐，时感心慌胸闷，咽干口苦，倦怠，腰酸腿软，失眠多梦，大便干结，小便黄。曾就诊于妇科门诊，诊断"围绝经期综合征"，予左归丸、肾气丸及激素治疗等，症状稍缓解，但仍反复发作。遂于今日我门诊就诊。

查体：舌红，苔少，脉细数。心、肺查体未见明显异常。

辅助检查：血生化、血常规、甲状腺功能、女性性激素6项、心电图、胸片、腰椎片、子宫及附件彩超等检查未见明显异常，心理测评：SCL-90总均分2.3，躯体化因子2.7，抑郁因子分2.2，焦虑因子分2.6。SDS：55分，SAS：62分，提示轻度抑郁、中度焦虑。

诊断：

中医诊断：绝经前后诸证、郁病（心肾阴虚）。

西医诊断：围绝经期综合征。

心理状态：抑郁焦虑状态。

兼容方法：本例的症状体征有月经周期不规则，经期延长，经量增多，潮热，汗多，心烦易怒，坐立不安，紧张、恐惧感，害怕自己得病，心情低落，闷闷不乐，心慌胸闷，咽干口苦，倦怠，腰酸腿软，失眠多梦，大便干结，小便黄。

排除方法：将月经周期不规则，经期延长，经量增多，潮热，汗多，多于午后、夜间发作，时感心慌胸闷，失眠多梦等躯体症状从该例的抑郁焦虑状态诊断标准中剔除。

病因方法：患者潮热，汗多，心烦易怒多见于甲亢等疾病；查甲状腺功能、甲状腺彩超未见异常，可予排除；患者时感心慌胸闷，本例没有高血压等心血管疾病危险因素，没有心脏、呼吸道其他症状，心电图、胸片未发现器质性问题，故排除冠心病；腰酸腿软多见于腰椎病变，如腰椎间盘突出，经查腰椎片未见明显异常，可排除之。心烦易怒，紧张、恐惧感，害怕自己得病，心情低落，闷闷不乐是焦虑抑郁的表现。

替代方法：疲劳、乏力是心情低落，闷闷不乐心理的替代症状；植物神经症状心慌是纠结、担心的替代症状；运动系统症状坐立不安，颈、肩、腰部肌肉紧拉感、疼痛，以及失眠是紧张、不安的替代症状。

治疗方案：考虑患者围绝经期综合征伴发抑郁焦虑状态，躯体症状明显，中药汤剂以滋阴养血、补心安神为法，方用天王补心丹加减，具体方药为酸枣仁 12g，柏子仁 10g，当归 10g，天冬 9g，麦冬 10g，生地黄 15g，人参 10g，丹参 9g，玄参 10g，云苓 12g，五味子 8g，远志肉 9g，糯稻根 20g，煅龙骨 20g，煅牡蛎 20g，小麦 30g，大枣 10g，甘草 5g。配合中医情志疗法。

患者用药 1 月后，紧张、恐惧感减轻，潮热、出汗等躯体症状亦缓解，仍有心烦、失眠，舌红少苔，脉细数，加用莲子 12g，百合 15g，黄连 10g。嘱咐平时可服用大枣银耳冰糖汤、百合莲子粥等以清热除烦，养心安神，并进行太极拳等气功锻炼，疏通气机，消除不良情绪。

治疗结局：治疗半年后患者症状缓解，嘱坚持食疗及功法锻炼。1 年后随访，患者参与义工服务，生活及身体状态良好。

讨论：从中医证候状态看，围绝经期综合征以肾虚为本，治疗上应注重滋肾益阴，佐以扶阳，调养冲任，充养天癸，平调肾中阴阳。并注意有无脾虚、痰湿、瘀血之兼夹证而综合施治。治疗当中必须重视患者情志状态，明确是否存在肝气郁结、心肝郁热、心肾不交等与情志关系密切的证型，辅之以疏肝解郁、清心安神、补益心肾等治疗，并配合中医心理治疗。

妇女围绝经期综合征及其抑郁症状不仅受生理因素影响，还与其心理、社会因素有关。研究表明，无职业、月经不正常、伴侣有慢性病或离异、丧偶者、婚姻质量低、认为更年期不可调节、慢性病、经济收入低下等社会、心理因素与围绝经期综合征密切相关。因此让患者接受心理认知治疗十分必要，通过改善认知观念，使患者了解到这是一个机体正常生理变化，同时应让其了解此疾的持续时间一般都比较长，出现一些症状是不可避免的，通过调整心理状态从而治疗围绝经期综合征。还应叮嘱患者调情志、节嗜欲、适劳逸、慎起居。

本患者月经周期不规则，经期延长，经量增多，潮热，汗多，多于午后、夜间发作，心烦易怒，坐立不安，不能自制，并紧张、恐惧感，害怕自己得病，心情低落，闷闷不乐，时感心慌胸闷，咽干口苦，倦怠，腰酸腿软，失眠多梦，大便干结，小便黄。综合以上诊断为"心肾阴虚"之证。肾为先天之本，元气之根，藏精而主生殖和生长发育，肾中精气是构成人体的基本物质，也是维持人体生长发育及生殖功能的物质基础。肾阴虚衰为发病之先导，心肾失济是绝经前后的阴阳失衡之关键。中医治以滋阴养血，补心安神为法，天王补心丹加减，方中生地黄滋肾养血；玄参、天冬、麦冬滋润清虚火，丹参、当归养血调经，人参、茯苓益气宁心，酸枣仁、五味子酸以收敛心气而安心神，柏子仁、远志养心安神，浮小麦、糯稻根、煅龙骨、煅牡蛎收敛止汗，全方共奏滋阴养血，补心安神之效。患者用药2月后，紧张、恐惧感减轻，潮热、出汗等躯体症状亦缓解，仍有心烦、失眠、舌红少苔，脉细数，考虑脏阴不足，燥热内扰所致，加用莲子、百合、黄连养阴清热安神。

通过对抗抑郁焦虑，配合健康宣教及心理治疗，可使患者在心理上克服不良反应，进而消除躯体症状，顺利适应和度过这一特殊时期。

二十一、阳痿

阳痿又称勃起功能障碍（erectile dysfunction，ED），指持续或反复不能达到或维持足够阴茎勃起以完成满意性生活。按病因可分为心理性、器质性和混合性阳痿三类，其中混合性阳痿多见。一生中从未在性交时达到过勃起的叫原发性或终生性阳痿，仅仅在某种情况下才出现这类问题的称为继发性阳痿。原发性阳痿往往与躯体因素有关，治疗非常困难；继发性阳痿往往与性环境、性伴侣、性行为时的情绪状况、性的创伤经历等心理社会因素有关。

【西医的病因及发病机制】

1. 器质性病因

包括血管源性、神经源性中枢神经疾病、外周神经疾病或损伤性、手术与外伤、内分泌疾病、泌尿生殖系疾病、药物、不良生活习惯等因素。

2. 心理性病因

心理性病因是指紧张、压力、抑郁、焦虑和夫妻感情不和等精神心理因素所造成的阳痿。

3. 混合性病因

混合性病因是指精神心理因素和器质性病因共同导致的阳痿。此外，由于器质性阳痿未得到及时的治疗，患者心理压力加重，害怕性交失败，使阳痿治疗更加复杂。

【中医的病因病机】

阳痿的病因病机比较复杂，但总与肝、肾、心、脾功能失调密切相关。年龄较小，或体质强壮者，其病多与心、肝相关，是心神与情志之变；年龄较大，或体质衰弱者，又多与脾、肾相联系，是虚损之疾。然其理归结到一点，阳痿乃阳道不兴，功能使用之故，其基本病理变化多为肝郁、肾虚、血瘀。常见病因包括情志所伤、湿热伤筋、心脾两伤、气滞血瘀、脾胃不足、药病损伤和色欲过度。

【临床状态医学诊断思路】

1. 西医诊断

全面了解性生活史、既往病史及心理社会史对阳萎首诊很重要，通过国际勃起功能评分表（IIEF-5）询问病人过去 6 个月有关性生活的 5 个问题，根据得分可判断严重程度。此外，夜间阴茎勃起试验（NPT）对区分心理性和器质性阳萎有帮助。为进一步查明器质性的病因，可进行阴茎海绵体注射血管活性药物实验、血管系统检查、勃起神经检测检查，做出动脉性、静脉性和肌性等病因学的诊断。海绵体活检已被采用来评价海绵体结构和功能。

2. 中医辨证

首先，本病需分清虚实，肝气郁结、肝经湿热、瘀血阻络者属实证；命门火衰者属虚证。青壮年多实证，老年人多虚证，临床上有相当比例的患者表现为虚实夹杂证。

其次，应明辨病位。阳痿病位在宗筋，病变脏腑主要在于肝、胆、心、脾、肾。阳痿为郁怒所伤者，病位在肝；突遇不测、大惊卒恐者，其病位多在胆、心、肾；湿热外袭者，病位多在肝经；内蕴湿热者，往往先犯脾，后侮肝；房事劳伤、命门火衰者，则病在肾。临床上既有单一脏腑发病，也有累及多个脏腑经络的情况。

再者，因病机不同，阳痿的寒热性质亦不尽相同。热为阳邪，其性炎上，易伤阴津，易动血液。阳痿热证者，常夹杂湿邪侵犯肝经，临床多兼见阴囊潮湿、舌苔黄腻、脉象弦数等。寒为阴邪，易伤阳气，其性收引。阳痿寒证者，多为寒邪入于肝经，临床多兼见阴囊湿冷、少腹拘急、舌苔白、脉沉弦或沉迟等。

此外，本病尚有虚寒和虚热证者。阳痿虚寒证，多表现为命门火衰，临床可兼见腰膝酸冷、肢体畏寒、小便清长、舌质淡、脉沉细迟。阳痿虚热证，多表现为肾阴亏虚、阴虚火旺，临床可兼见五心烦热、潮热盗汗、舌质红、舌苔薄黄或剥脱、脉象细数。

3. 心理状态

阳痿病因分为器质性和非器质性两大类。非器质性阳痿通常由精神因素引发，常见因素有性知识缺乏、不和睦的家庭关系、不适当的性信息、孤独、不实际的期望、女方的性障碍、年龄变化、抑郁或忧虑、害怕妊娠、染上性病，此外如对性交失败的预感、配偶之间彼此缺乏吸引力、交流贫乏、害怕亲昵等均可导致功能性阳痿。因此，阳痿的发生、发展包含着心理、生理和社会因素。同时，阳痿是极易影响男性心理状态的一种疾病，常带来精神心理压力，造成男性抑郁状态或焦虑状态等。应全面评估患者症状特点、心理状态、社会功能、生活质量，充分掌握患者生命状态。可选择相关的量表如宗氏抑郁自评量表（SDS）、宗氏焦虑自评量表（SAS）、汉密尔顿抑郁量表（HAMD）、汉密尔顿焦虑量表（HAMA）、90 项症状自评量表（SCL-90）等。

情志不遂，思欲过度，忧思郁怒，则肝失疏泄，宗筋所聚无能，乃成阳痿；或过思多虑，损伤心脾，气血不足，宗筋失养；或大惊卒恐，伤于心肾，气机逆乱，气血不达宗筋，不能作强，则阳事不举。此即《景岳全书·阳痿》所云："凡思虑焦劳，忧郁太过者，多致阳痿。""凡惊恐不释者，亦致阳痿。"因此，临床上治疗阳痿常重视患者的心理状态，患者阳痿症状的改善往往与其心理状态的改善共同显现。

【临床状态医学治疗方法】

1. 中医治疗

实证者，肝郁宜疏通，湿热应清利；虚证者，命门火衰宜温补，结合养精，心脾血虚当调养气血，佐以温补开郁；虚实夹杂者需标本兼顾。

（1）内治法

1）命门火衰

[症见] 阳事不举，或举而不坚，精薄清冷，神疲倦怠，畏寒肢冷，面色㿠白，头晕耳鸣，腰膝酸软，夜尿清长，舌淡胖，苔薄白，脉沉细。

[治法] 温肾壮阳。

[代表方] 右归丸加减。

[常用药] 附子、肉桂、仙灵脾、鹿胶、菟丝子、韭菜子壮命门之火；熟地黄、山茱萸、枸杞子、当归滋阴养血，从阴求阳。

滑精频繁，精薄精冷，可加覆盆子、金樱子、芡实、益智仁补肾固精；兼气虚者，加黄芪、太子参、白术、山药。

2）心脾亏虚

[症见] 阳痿不举，心悸，失眠多梦，神疲乏力，面色萎黄，食少纳呆，腹胀便溏，舌淡，苔薄白，脉细弱。

[治法] 补益心脾。

[代表方] 归脾汤加减。

[常用药] 党参、黄芪、白术、茯苓补气助运；当归、熟地黄、酸枣仁、远志养血安神；仙灵脾、补骨脂、九香虫、阳起石温补肾阳；木香、香附理气解郁。

夜寐不酣，可加夜交藤、合欢皮、柏子仁养心安神；若胸脘胀满，泛恶纳呆，属痰湿内盛者，加用半夏、川朴、竹茹以燥湿化痰。

3）肝郁不舒

[症见] 阳事不起，或起而不坚，心情抑郁，胸胁胀痛，脘闷不适，食少便溏，苔薄白，脉弦。

[治法] 疏肝解郁。

[代表方] 逍遥散加减。

[常用药] 柴胡、香附、郁金、川楝子疏肝理气；当归、白芍、生地黄、枸杞子养血柔肝；白术、茯苓、甘草健脾助运。

见口干口苦，急躁易怒，目赤尿黄，此为气郁化火，可加牡丹皮、山栀、龙胆草以泻肝火；若气滞日久，兼有血瘀之证，可加川芎、丹参、赤芍药以活血化瘀。

4）惊恐伤肾

[症见] 阳痿不振，心悸易惊，胆怯多疑，夜多噩梦，常有被惊吓史，苔

薄白，脉弦细。

[治法] 益肾宁神。

[代表方] 启阳娱心丹加减。

[常用药] 人参、菟丝子、当归、白芍益肾补肝壮胆；远志、茯神、龙齿、石菖蒲宁心安神；柴胡、香附、郁金理气疏郁。

惊悸不安，梦中惊叫者，可加龙齿、磁石以重镇安神；久病入络，经络瘀阻者，可加蜈蚣、露蜂房、丹参、川芎通络化瘀。

5）湿热下注

[症见] 阴茎痿软，阴囊潮湿，瘙痒腥臭，睾丸坠胀作痛，小便赤涩灼痛，胁胀腹闷，肢体困倦，泛恶口苦，舌红苔黄腻，脉滑数。

[治法] 清利湿热。

[代表方] 龙胆泻肝汤加减。

[常用药] 龙胆草、牡丹皮、山栀、黄芩清肝泻火；木通、车前子、泽泻、土茯苓清利湿热；柴胡、香附疏肝理气；当归、生地黄、牛膝凉血坚阴。

阴部瘙痒，潮湿重者，可加地肤子、苦参、蛇床子以燥湿止痒；若湿盛，困遏脾肾阳气者，可用右归丸合平胃散；若湿热久恋，灼伤肾阴，阴虚火旺者，可合用知柏地黄丸以滋阴降火。

（2）针灸治疗

1）针刺治疗

针灸对原发性阳痿可获满意疗效，对继发者，应治疗原发病。

主穴：关元、三阴交、肾俞。

配穴：肾阳不足者，加命门、中极；肾阴亏虚者，加太溪、复溜；心脾两虚者，加心俞、脾俞、足三里；惊恐伤肾者，加志室、胆俞；湿热下注者，加会阴、阴陵泉；气滞血瘀者，加太冲、血海、膈俞。

操作：主穴用毫针补法。可用灸法。针刺关元针尖略向下斜刺，使针感向前阴放散。

2）推拿治疗

①患者俯卧位，医者用右手拇指拨命门穴、肾俞穴，用擦法擦肾俞和八

髎穴，直擦督脉，捏脊 3 次。②仰卧位，用一指禅推法点按关元、曲骨，然后以神阙为中心振腹 5 ~ 10 分钟，点按足三里、内关穴。

（3）气功、太极拳治疗

中医养生功法是在中国古代被称为导引、吐纳、守神、存想、静坐、坐禅等的一类心身锻炼方法，常见功法有太极拳、五禽戏、八段锦等。通过这些功法的练习，可使人类心身两个方面得到一种协调的、平衡的、全面的和整体的训练，改善脏腑气血阴阳，调和身心，改善身体状态。

（4）中医情志疏导心理治疗

1）准备阶段

精心设计场景，分别单独听取患者和性伴侣的倾诉，知其所思、所苦、所恶。洞察隐情，详告病所由来，共同分析病因病机，释疑解惑，使患者增强愈病信心，提高依从性。此阶段治疗 1 ~ 2 次。

2）疏导阶段

针对第一阶段所收集到的信息，辨情施治。对于抑郁伤肝者，重点在"宣"。宣者，宣发、疏通意也。宣其抑郁可治痿。思虑损及心脾型重点在"释"。释者，解也。解除思虑亦可治痿。对于惊恐伤肾者重点在"思"。思者，思考，考虑也。立足病因，着重于性知识教育，使患者及配偶了解学习有关房事理论、房事技巧，增进夫妻间的沟通与交流，取得妻子对丈夫的理解、支持和配合，帮助丈夫克服恐惧情绪。

2. 西医治疗

（1）口服药物，选择性 5 型磷酸二酯酶抑制剂，如西地那非、他达拉非、伐地那非；α 肾上腺素能受体阻断剂，如酚妥拉明。

（2）局部治疗，阴茎海绵体注射血管活性药物，如前列腺素 E_1 等。

（3）手术治疗。

3. 临床心理治疗

由于多数勃起功能障碍患者存在心理性因素，所以心理治疗是十分必要的，最好夫妻双方共同参与性心理治疗。性感集中训练是目前心理性勃起功能障碍最重要的治疗方法，适用于几乎所有性功能障碍的治疗，其目的在于解除焦虑，增进夫妻间沟通与交流，提高从语言交流到非语言交流的技巧，逐步改善夫妻关系和性功能。

【病案分析】

患者，男，27岁，新婚，但近3月来因工作问题被上司责备后，逐渐产生心理压力，忧虑过度而产生阳痿，阴茎不能勃起或能勃起但不坚硬。患者曾就诊于男科，治疗效果不理想，心理负担较重，害怕夫妻性生活，阳痿症状更明显。来诊时见郁郁寡欢，紧张担心，易疲劳，心悸胸闷，食欲不振，腹胀，大便稀溏，纳眠差。

查体：舌淡，苔薄白，舌边有齿痕、脉沉细。

辅助检查：血压、心电图、肝功能、肾功能、心功能、甲状腺功能、糖化血红蛋白、空腹血糖、电解质等均未见明显异常。心理测评：SCL-90总均分2.8，躯体化因子3.05，抑郁因子分3.47，焦虑因子分3.78。SDS：66分，SAS：63分，提示轻度躯体化、中度抑郁、中度焦虑。

中医诊断：阳痿（心脾两虚）。

西医诊断：勃起功能障碍。

心理状态：抑郁焦虑状态。

诊断思路：

兼容方法：本例的症状体征有阴茎不能勃起或能勃起但不坚硬、郁郁寡欢、紧张担心、易疲劳、心悸、胸闷、食欲不振、腹胀、纳差。

排除方法及病因方法：此患者多次于男科就诊，客观辅助检查无异常，可暂排除勃起功能障碍是由生殖系统器质性病变引起。心悸的病因常可见于心血管及呼吸道疾病，本例没有高血压等心血管疾病危险因素，没有心脏、呼吸道其他症状，心电图及血生化均未见异常，暂不考虑冠心病和呼吸道疾病，同时也排除了糖尿病、甲状腺功能异常等内分泌疾病。患者郁郁寡欢、紧张担心属于抑郁焦虑的表现。

替代方法：心悸是焦虑所致的紧张担心的替代症状，易疲劳、食欲不振、腹胀纳差都是郁郁寡欢的替代症状，阴茎不能勃起或能勃起但不坚硬也是郁郁寡欢、自怨自艾的心理替代症状。

治疗：中药以补益心脾为主，以归脾汤加减为方，具体组成为：党参20g，黄芪30g，白术20g，茯苓20g，当归10g，熟地黄10g，酸枣仁20g，远志10g，仙灵脾10g，补骨脂10g，九香虫6g，阳起石5g，醋香附15g。配合中医五行音乐疗法，并予患者适当言语鼓励。

2周后复诊，勃起功能较前改善，情绪较前好转，纳可，仍易疲劳，有心悸胸闷、喜叹息，效不更方，加用紫苏梗10g，麸炒枳壳10g。

4周后再次复诊，与妻子同来，两人皆表示症状有明显好转，房事状态较前改善，予守前方继续治疗。坚持服药2月，夫妻生活基本恢复正常。

讨论：四诊合参，该病属于中医学"阳痿"范畴，证属心脾两虚。缘于患者工作压力大，情志不遂，过思多虑，损伤心脾，气血不足，宗筋失养，宗筋所聚无能，乃成阳痿。舌淡，苔薄白，舌边有齿痕，脉沉细为心脾两虚之舌脉象。

中药方剂以党参、黄芪、白术、茯苓补脾益气；当归、熟地黄养血滋阴；酸枣仁、远志宁心安神；仙灵脾、补骨脂、九香虫、阳起石、香附温阳理气，做到气血阴阳兼调，心脾肝肾兼顾。复诊症状改善，仍偶有心悸胸闷，舌脉同前，予原方加苏梗、枳壳宽胸理气。

该病与精神心理状态密切相关，因此，配合中医心理治疗之五行音乐疗法以调畅情志，配合医者的心理疏导以建立患者自信，在治疗中也起着重要作用。

阳痿的发生无论何因，均与宗筋有关。从中医证候状态角度看，肾阳虚、肾阴虚、瘀血阻滞、脾胃病变、肾精瘀滞、痰浊阻络、心血不足都是常见病理证候，而怒、思、忧、恐等情志因素是主要诱发因素。一般年轻、体质好者，常与心、肝有关，多为心神和情志病变，年龄大、体质弱者，常与脾、肾有关，多为虚损病变。

由于传统思维习惯的影响，男子阳痿常被认为是肾虚，然而秦国政、林强等曾对勃起功能障碍（ED）患者进行过观察统计分析，发现肾虚致病的ED患者实际上只占少数，多数患者是受心理因素的影响。林强等从肝论治，将180例ED患者分为治疗组与对照组，治疗组以疏肝解郁为基本法，将120例患者分为肝气郁结型、气结血瘀型、肝胆湿热型、肝肾亏虚型，分别用疏肝振痿汤、通络振痿汤、清肝振痿汤、调肝益肾振痿汤辨证治疗；对照组则予以补肾壮阳中成药男宝胶囊，并且同时向两组患者夫妻讲解性生活方面的知识，解除他们对性生活一些不正确的认识及心理负担，调整其精神状态。结果显示，肝气郁结型总有效率为94.1%，气结血瘀型总有效率为85.7%，肝胆湿热型总有效率为89.6%，肝肾亏虚型总有效率为65.4%，对照组总有效率为66.7%。

中医历代医家皆强调肝郁等肝之功能失调是阳痿致病之关键所在，《景岳全书·阳痿》云："凡思虑焦劳忧郁太过者，多致阳痿。"《广嗣纪要·调元篇》云："阳痿，少年贫贱之人犯之，多属于郁，宜逍遥散以通之，再用白蒺藜，以其通阳也。"现代男科中医家王琦教授指出："男子有曲情，非女子独有；前阴为肝所统，气血充盈则振；宗筋为肝所主，治痿当重调肝。"临床实践中常用用调肝疏肝、活血通络、补气生血、潜阳凉肝、清热利湿、培土抑木等治疗方法等。

临床上要重视患者情绪状态，对于存在心理障碍患者，可通过心理治疗或抗抑郁药物治疗，纠正心理障碍。

二十二、早泄

早泄（premature ejaculation）一般认为是指持续地发生性交时射精过早导致性交不满意，或阴茎未插入阴道时就射精。早泄往往发生于性冲动过强、性行为过于匆忙、过于紧张、性环境缺乏安全感等。偶尔出现早泄属于正常现象。

【西医的病因及发病机制】

早泄的确切发病机制尚不明确，但一般认为多与精神因素有关，多由大脑病理性兴奋或脊髓中枢兴奋性增强有关，因而性交时恐惧、焦虑、紧张是早泄发生的主要原因。另外还可见于年轻时惯用手淫自慰者，总以快速达到高潮为目的；性知识缺乏，仅以满足男性为宗旨；夫妻不善于默契配合；感情不融洽，对配偶厌恶，有意或无意的施虐意识；担心性行为有损健康，加剧身体的某些固有疾病；性交频度过少或长时间性压抑者；以及女方厌恶性交，忧心忡忡，迫于要求快速结束房事等。凡此种种，皆可导致早泄，甚至出现连锁反应，影响勃起能力。近年来的研究发现，早泄还可由前列腺炎、包皮阴茎头炎等引起，也与遗传性因素、甲状腺功能相关。

【中医的病因病机】

中医学认为，早泄病因一为房事不节，纵欲过度，耗损元阴，相火内动，扰及精关，精关易开；二为情绪不畅，肝气郁滞，日久化火，致心肝火旺，或湿热循经下注阴器，扰动精室；三为肾气亏虚，封藏失职，精关不固。综前所述，早泄病机主要是：肾阴亏虚，相火偏亢；湿热下注，疏泄不利；肾精肾气不足，封藏失职。

【临床状态医学诊断思路】

1. 西医诊断

通过详细询问病史、性生活调查可以初步诊断，根据其临床表现基本可以做出诊断，而且了解其发病原因对治疗有一定的指导和帮助。可以利用精神心理个性检测法如 SCL-90 等，进行精神心理学分析，有助于了解患者的精神心理状况。

2. 中医辨证

该病与肝、肾关系最为密切，并与心、脾相关。肾主藏精，肝主疏泄，无论是阴虚火旺，还是湿热下注，或是肾气亏虚，均可影响肝之疏泄、肾之封藏，以致精关疏泄无权，而见早泄。

早泄也有虚、实之分。实证早泄多为湿热所致，多见于体健年少者，伴性欲亢进，心烦易怒，口苦咽干，小便黄赤。虚证早泄多为肾阴、肾阳亏虚所致，多见于久病体衰者，伴性欲减退、腰膝酸软、小便清长。另外尚有阴虚兼火旺的虚中夹实证，多伴阳事易举，五心烦热，潮热盗汗。临证时当详细辨别，分清虚实。此外临床还可见心脾两虚者，多兼见心悸怔忡，失眠多梦，神疲乏力，纳呆便溏等。

3. 心理状态

现代研究多认为早泄的发病与其精神、心理状态密切相关，与男女双方性生活协调与否有密切关系。所以应详细了解患者有关心理情况和性生活情况，必要时还要向女方详细了解，以便针对具体情况，采取相应的治疗方法。一些病人由于不能及时治疗，或因为一两次的过早射精，而产生了焦虑、恐惧心理，进一步增加心理负担，从而加重病情，或致阳痿、性欲减退等，使病情不断恶性循环。

中医学认为，早泄患者多因平素情志郁闷，思欲不遂，致气机不畅，肝失疏泄，波及精室成本病；或因平素思虑过度，耗伤心脾，致精关约束无权。

【临床状态医学治疗方法】

1. 中医治疗

治疗原则，虚证者宜补脾肾为主，或滋阴降火，或温肾填精，或补益心脾，佐以固涩。实证者宜清热利湿，清心降火。慎用补涩，忌苦寒太过，以防恋邪或伤及脾胃。

（1）内治法

1）肝经湿热

[症见] 泄精过早，阴茎易举，阴囊潮湿，瘙痒坠胀，口苦咽干，胸胁胀痛，小便赤涩，舌红，苔黄腻，脉弦滑。

[治法] 清泄肝经湿热。

[代表方] 龙胆泻肝汤加减。

[常用药] 龙胆草、山栀、黄芩、泽泻、木通、黄柏、车前子、柴胡、乌药、当归、生地黄。

2）阴虚火旺

[症见] 过早泄精，性欲亢进，头晕目眩，五心烦热，腰膝酸软，时有遗精，舌红，少苔，脉细数。

[治法] 滋阴降火。

[代表方] 知柏地黄丸加减。

[常用药] 知母、黄柏、牡丹皮、生地黄、山茱萸、枸杞子、龟甲、金樱子、芡实、龙骨。

3）心脾亏损证

[症见] 早泄，神疲乏力，形体消瘦，面色少华，心悸怔忡，食少便溏，舌淡脉细。

[治法] 补益心脾。

[代表方] 归脾汤加减。

[常用药] 党参、黄芪、白术、炙甘草、当归、生地黄、桂圆肉、酸枣仁、茯神、远志、木香、山茱萸、龙骨、金樱子。

4）肾气不固

[症见] 早泄遗精，性欲减退，面色㿠白，腰膝酸软，夜尿清长，舌淡苔薄，脉沉弱。

[治法] 益肾固精。

[代表方] 金匮肾气丸加减。

[常用药] 熟地黄、山药、山茱萸、附子、肉桂、龙骨、金樱子、芡实。

（2）针灸治疗

选穴：①心俞、肺俞、脾俞、肾俞、志室、次髎；②中脘、气海、关元、足三里、阳陵泉、蠡沟、三阴交、太溪、太冲、四渎、合谷。两组交替针刺。

（3）太极拳治疗

太极拳的运动特点为中正安舒、轻灵圆活、松柔慢匀、开合有序、刚柔相济，动如"行云流水，连绵不断"，这种运动既自然又高雅，可亲身体会到音乐的韵律，哲学的内涵，美的造型，诗的意境。在享受中，使疾病消失，使身心健康。

（4）中医心理治疗

中医心理疗法别具特色，一直以来都是临床治疗疾病的重要手段。常用的中医心理疗法包括：劝说开导、移情易性、暗示解惑、顺情从欲。具体方法如下：①启发诱导患者，解除患者的疑虑，提高患者的信心，主动配合治疗；②据患者病情、性格的不同而酌情运用，旨在调神。

2. 西医治疗

治疗早泄需根据其发病原因，首先治疗诱发因素，并由妻子密切合作，采用性感集中训练法，克服对性行为的错误认知和自罪感，建立和恢复性的自然反应。性交时应用避孕套，或阴茎头局部应用利多卡因喷雾剂或软膏剂，通过局部麻醉作用来延长射精潜伏期。近年来应用性选择 5-HT 重吸收抑制剂（SSRIs）如达帕西汀等，取得较好疗效。

3. 临床心理治疗

心理治疗其目标应集中于患者及其性伴侣的两性关系，其内容包括：①不仅要提高患者性能力自信心，还要增强其整体自信；②减轻操作焦虑；③增强与性伴侣的交流和沟通，增进夫妻感情；④解决可能导致早泄的人际关系问题。

【病案分析】

患者男性，34 岁，教师，因"勃起不坚伴早泄"3 年余来诊。

患者 3 年前结婚，初次性生活因精神过度紧张，加之连日劳累，未能成功，造成精神负担，后虽能勉强行房，但因勃起时间短，射精过快，不能尽意。半年前患者离异后再婚，行房时不由自主常想起以往的经历，心情紧张、沉重，夫妻生活质量差。患者自信心受挫，心情低落，闷闷不乐，兴趣减退，工作缺乏动力，而且容易与周围人起争执。患者于外院就诊，进行"阳痿、早泄系列检查"，诊断为精神性阳痿、早泄。来诊时不能完全勃起半年，早泄，性欲正常，精神紧张，情绪低落，自卑感，胸胁胀满刺痛。

查体：舌质暗红，苔薄白，脉弦。

辅助检查：血常规、血生化、甲状腺功能检查、男性激素相关检查未见明显异常。心理测评：SCL-90 量表总均分 2.7，躯体化因子 2.05，抑郁因子分 3.7，焦虑因子分 2.8，SDS 量表：64 分，SAS 量表：61 分，提示中度焦虑、抑郁及躯体化。

中医诊断：阳痿、早泄（肝气郁结，瘀血阻络）。

西医诊断：勃起功能障碍，早泄。

心理状态：抑郁焦虑状态。

此例病案中患者抑郁焦虑症状明显，表现为精神紧张，情绪低落，自卑感，胸胁胀满刺痛，并且曾于外院就诊诊断为精神性阳痿，再结合血常规、血生化、甲功、心理测评结果，不难得出其勃起不坚伴早泄症状是由抑郁焦虑状态引起，而非器质性损害或内分泌疾病引起。

治疗：中医以疏肝解郁，化瘀通络为法，方药以柴胡疏肝散加减：柴胡10g，莪术10g，当归10g，白芍10g，陈皮10g，香附10g，枳壳10g，丹参10g，川芎10g，茯苓10g，金樱子15g，芡实20g，甘草5g。同时予夫妻双方以心理疏导。配合针刺治疗，选取：①心俞、肺俞、脾俞、肾俞、志室、次髎；②中脘、气海、关元、足三里、阳陵泉、蠡沟、三阴交、太溪、太冲、四渎、合谷。两组交替针刺。

2周后复诊，患者精神舒畅，胸胁胀满刺痛消失，夫妻生活质量较前提高，守上方加山茱萸、淫羊藿、熟地黄益肾固精，继续维持治疗。

治疗结局：随诊半年，患者情绪可，勃起硬度及性交持续时间基本正常，夫妻生活基本满意。

讨论：本病例缘于患者长期精神紧张、心情低落，气机不畅，气滞血瘀，肝失疏泄，精室受扰而有早泄。中医以疏肝解郁，化瘀通络为法，以柴胡疏肝散加减：柴胡疏肝解郁；莪术破血行气；当归、白芍养血柔肝；丹参、川芎活血化瘀通络；茯苓、甘草健脾益气，金樱子、芡实固肾涩精，诸药合用，共奏疏肝解郁，活血通络之效。

情志精神状态是维持人体内环境稳定的重要因素，中医的"情志"学说，实际上就是社会、心理因素对人体状态影响的集中表现。与阳痿相类似，早泄的中医病因也主要为精神行为性的，现代医家多从心、肝论治。陈金荣等认为肝主疏泄功能对机体的神经递质、神经肽、激素等的合成释放具有调节作用，因而只有精神情志调畅，男子的性欲、性兴奋，阴茎勃起，射精功能以及生殖等一系列的性心理和性生理才能维持正常。陈长勇用心理疗法配合局部摩擦法及阴茎头浸泡法——秦椒（蜀椒）泡洗阴茎治疗早泄300例，取得了较好疗效。

西医学研究认为，早泄的精神心理因素更是占主要地位，其主要的表现形式为焦虑，这是几乎所有性功能障碍患者的共同特征，器质性疾病所导致早泄则少见。所以在阳痿、早泄的治疗中，要特别关注患者心理因素，予以心理疏导，让患者了解性知识，鼓励夫妻双方不要相互责备、埋怨，而应相互理解、鼓励。对于心理障碍明显，严重影响日常生活、工作者，则可适当予抗抑郁、抗焦虑治疗。

二十三、抑郁障碍

抑郁障碍（major depression disorder，MDD）以显著而持久的心境低落为主要临床特征，是心境障碍的主要类型。临床可见心境低落与其处境不相称，情绪的消沉可以从闷闷不乐到悲痛欲绝，自卑抑郁，甚至悲观厌世，可有自杀企图或行为，甚至发生木僵，部分病例有明显的焦虑和运动性激越，严重者可出现幻觉、妄想等精神病性症状。每次发作持续至少2周以上，长者甚或数年，多数病例有反复发作的倾向，每次发作大多数可以缓解，部分可有残留症状或转为慢性。

【西医的病因及发病机制】

本病的病因尚不清楚，大量的研究资料提示遗传因素、神经生化因素和心理社会因素对本病的发生有明显影响。

1. 心理社会因素

应激性生活事件及心境障碍与抑郁症的关系较为密切。研究者发现，人们在经历一些可能危及生命的生活事件后6个月内，抑郁症发病危险系数增加6倍，提出生活事件在抑郁症发生中起促发作用，认为负性生活事件如丧偶、离婚、婚姻不和谐、失业、严重躯体疾病、家庭成员患重病或突然病故，均可导致抑郁症的发生，并指出丧偶是与抑郁症关系最密切的应激源。经济状况差、社会阶层低下者也易患本病。女性应付应激能力低于男性，更易患本病。

2. 遗传因素

心境障碍与遗传因素有关，但遗传方式目前尚不肯定。也有人认为其发病是遗传易感性和环境因素共同作用的结果。曾有多位学者对病人家系调查，结果表明病人亲属患病率比一般人群高 10 ~ 30 倍，血缘关系越近则患病率越高。单卵双生比双卵双生的患病率高。

3. 生物化学改变

包括单胺学说、受体学说、5- 羟色胺（5-HT）学说、多巴胺（DA）学说、γ- 氨基丁酸（GABA）学说等。

4. 神经内分泌改变

（1）下丘脑 – 垂体 – 肾上腺皮质（HPA）轴

抑郁症 HPA 轴可能有改变，24h 尿内 17- 羟皮质类固醇及血浆皮质醇分泌过多，昼夜节律与正常人不同。抑郁症患者分泌时间提前 1 ~ 2h，晚间分泌并不抑制，昼夜分泌曲线相对平直。

（2）下丘脑 – 垂体 – 甲状腺（HPT）轴

NE 和 DA 使 HPT 释放增加，5-HT 使之减少，改变 TSH 从垂体前叶释放，TSH 可调节 T_3、T_4 生成，又反馈到 HPT 轴，由此可见甲状腺功能状态与抑郁症有关。

【中医的病因病机】

中医学认为情志不舒，气机郁滞，脏腑功能失调为本病的主要发病病机。其病变规律是：思虑过度使肝失条达，气机不畅，以致肝气郁结而见心情抑郁，情绪不宁的核心症状。气郁日久化火，见肝郁化火证候；火易伤阴，母病及子，肝火太旺，耗伤心阴，而见心肝郁热；肝气横逆犯脾，脾失运化，则见肝郁脾虚之证候；脾主运化，脾虚则气血生化乏源，心神失养，导致心脾两虚；而脾失健运，水液代谢紊乱，会产生痰湿、血瘀等病理产物，而见痰气郁结、气滞血瘀等证候。

【临床状态医学诊断思路】

1. 西医诊断

中国精神障碍分类方案与诊断标准第 3 版（CCMD-3）对抑郁障碍诊断标准如下：

抑郁发作以心境低落为主，与其处境不相称，可以从闷闷不乐到悲痛欲绝，甚至发生木僵。严重者可出现幻觉、妄想等精神病性症状。某些病例的焦虑与运动性激越很显著。

（1）症状标准

以心境低落为主，并至少有下列4项：①兴趣丧失、无愉快感；②精力减退或疲乏感；③精神运动性迟滞或激越；④自我评价过低、自责，或有内疚感；⑤联想困难或自觉思考能力下降；⑥反复出现想死的念头或有自杀、自伤行为；⑦睡眠障碍，如失眠、早醒，或睡眠过多；⑧食欲降低或体重明显减轻；⑨性欲减退。

（2）严重标准

社会功能受损，给本人造成痛苦或不良后果。

（3）病程标准

①符合症状标准和严重标准至少已持续2周。②可存在某些分裂性症状，但不符合分裂症的诊断。若同时符合分裂症的症状标准，在分裂症状缓解后，满足抑郁发作标准至少2周。

（4）排除标准

排除器质性精神障碍，或精神活性物质和非成瘾物质所致抑郁。

2. 中医辨证

本病在中医学属于郁证范畴。其诊断要点如下：以忧郁不畅，情绪不宁，胸胁胀满疼痛为主要临床表现，或有易怒易哭，或有咽中如有炙脔，吞之不下，咯之不出的特殊症状。患者大多数有忧愁、焦虑、悲哀、恐惧、愤懑等情志内伤的病史，并且郁证病情的反复常与情志因素密切相关。多发于青中年女性。

辨证首先要辨明受病脏腑与六郁。郁证的发生主要为肝失疏泄，脾失健运，心失所养，应依据临床症状，辨明其受病脏腑侧重之差异。郁证以气郁为主要病变，但在治疗时应辨清六郁。一般说来，气郁、血郁、火郁主要关系于肝；食郁、湿郁、痰郁主要关系于脾；而虚证则与心的关系最为密切。

其次辨别证候虚实。抑郁症病理性质初起多实，日久转虚或虚实夹杂。

344

本病虽以气、血、湿、痰、火、食六郁邪实为主，但病延日久则易由实转虚，或因火郁伤阴而导致阴虚火旺，心肾阴虚之证；或因脾伤气血，生化不足，心神失养，而导致心脾两虚之证。实证病程较短，表现精神抑郁，胸胁胀痛，咽中梗塞，时欲太息，脉弦或滑；虚证则病已久延，症见精神不振，心神不宁，心慌，虚烦不寐，悲忧善哭。

3. 心身状态

中医学认为，郁证以情志失调、肝气郁结为基本病机。该病既可以兼血瘀、化火、痰结、食滞，也可影响各个脏腑、损耗气血阴阳，而出现多种躯体表现。

抑郁症患者可伴有睡眠障碍、乏力、食欲减退、体重下降、便秘、身体任何部位的疼痛、性欲减退、阳痿、闭经等躯体症状。躯体不适可涉及各个脏器，出现恶心、呕吐、心慌、胸闷、出汗等症状。自主神经功能失调的症状也较常见。睡眠障碍主要表现为早醒，一般比平时早醒 2 ~ 3 小时，醒后不能再入睡，这对抑郁发作具有特征性意义。一方面，多系统的躯体症状可以是抑郁症的伴随症状；另一方面，各种躯体不适给患者造成更大心理困扰，影响生活质量，加重病情。因此，临床上对患者心理症状、躯体症状必须加以甄别，遣方用药更有的放矢，取得更好疗效。

抑郁症患者有显著躯体不适主诉及症状者占全部病人总数的 70% 以上。不少患者有突出的躯体性焦虑，他们常常纠缠于某一躯体症状不放；有时甚至躯体症状完全掩盖了抑郁情绪，表现为"隐匿性抑郁"的形式，重者在躯体不适症状基础上，产生疑病观念，进而可发展为疑病妄想。

需要注意的是，因"隐匿性抑郁"以躯体不适为主，患者本人也常由于碍于面子，不愿意接受或承认自己的心理问题，故无意识中也容易将主观抑郁归咎于躯体问题或躯体症状，他们大多辗转于内、外科等其他临床各科求治，易被误诊或误治，严重影响了临床疗效。且有的患者因其疑病倾向或急于查找病因，做了许多不必要的检查，造成有限资源的浪费，增加了不必要的经济负担，故希望临床医师重视和注意抑郁症的早期识别和治疗，以减少不必要的开支，提高其临床疗效。

【临床状态医学治疗方法】

1. 中医治疗

（1）内治法

本人在总结临床三十余年经验的基础上，整理古代文献，根据临床经验，总结出郁病的"三期五脏十候辨证法"，即首辨"期"、次辨"脏"、再辨"候"。"三期"即从中医整体观出发，抑郁症全病程诊治当分为急性期、巩固期、维持期三阶段，"五脏"即中医之"心、肝、肺、脾、肾"，在该病不同的病程阶段有相应的证候状态。

1）肝气郁结

[症见] 精神抑郁，情绪不宁，胸部满闷，胁肋胀痛，痛无定处，脘闷嗳气，不思饮食，大便不调，舌苔薄腻，脉弦。

[治法] 疏肝解郁，理气畅中。

[代表方] 柴胡疏肝散加减。

[常用药] 柴胡、芍药、枳壳、香附、陈皮、川芎、郁金、合欢皮、炙甘草等。

肝气犯胃，恶心嗳气、脘闷不舒明显者，加旋覆花、法半夏和胃降逆；兼有食滞腹胀者，加神曲、麦芽消食化滞；肝气乘脾而见腹痛腹泻者，加白术、防风补脾燥湿，散肝舒脾；舌质有瘀点瘀斑者，加丹参、牡丹皮活血化瘀。

2）肝郁化火

[症见] 性情急躁易怒，胸胁胀满，口苦而干，或头痛、目赤、耳鸣，或嘈杂吞酸，大便秘结，舌质红苔黄，脉弦数。

[治法] 疏肝解郁，清肝泻火。

[代表方] 丹栀逍遥散加减。

[常用药] 牡丹皮、栀子、夜交藤、白芍、远志、香附、郁金、知母、川芎、酸枣仁、柏子仁、珍珠母、生龙齿、麦冬、百合等。

热势较甚，口苦，大便秘结者，加大黄泄热通腑；肝火上炎见头痛、目

346

赤、耳鸣者，加钩藤、菊花、蔓荆子清热平肝疏风；热盛伤阴见舌红少苔、脉细数者，可去原方中川芎之温燥，加生地黄、山药滋阴健脾，或改用滋水清肝饮养阴清火。

3）气郁伤肺

[症见]平素精神抑郁，失眠，心悸，每遇情志刺激诱发，发时突然呼吸短促，胸闷咳嗽，咽中如窒，但喉中无痰声，苔薄，脉眩。

[治法]开郁散结，理气降逆。

[代表方]五磨饮子加减。

[常用药]木香、沉香、槟榔、枳实、台乌药。

气郁化火见烦躁、舌红苔黄者，加牡丹皮、栀子、白芍清热泻火；手足蠕动或抽搐缘于血虚生风者，加当归、生地黄、钩藤、珍珠母养血息风；躁扰不眠者，加酸枣仁、柏子仁、茯神养心安神。

4）痰气郁结

[症见]精神抑郁，胸部闷塞，胁肋胀满，咽中如有物梗塞，吞之不下，咯之不出，舌苔白腻，脉弦滑。

[治法]行气开郁，化痰散结。

[代表方]半夏厚朴汤加减。

[常用药]半夏、厚朴、茯苓、生姜、紫苏、牡丹皮等。

湿郁气滞见胸脘痞闷、嗳气、苔腻者，加香附、佛手片、苍术理气除湿；痰郁化热见烦躁、舌红苔黄者，加瓜蒌、黄芩、黄连清化痰热；舌质紫暗或有瘀点瘀斑者，加郁金、丹参活血化瘀。

5）肝郁肾虚

[症见]情绪低落，烦躁兼兴趣索然，神思不聚，善忘，忧愁善感，胁肋胀痛，时有太息，腰酸背痛，性欲低下，脉沉细弱或沉弦。

[治法]益肾调气，解郁安神。

[代表方]颐脑解郁方加减。

[常用药]北刺五加、五味子、郁金、合欢皮、柴胡、栀子、白芍、甘草等。

水火不济，心肾不交而心烦不寐明显者，加黄连、肉桂交通心肾；遗精较频者，加芡实、莲须补肾固涩；视物昏花模糊明显者，加女贞子、枸杞子以养肝明目。

6）心脾两虚

[症见] 多思善疑，头晕神疲，心悸胆怯，失眠，健忘，纳差，面色不华，舌质淡苔薄白，脉细。

[治法] 健脾养心，补益气血。

[代表方] 归脾汤加减。

[常用药] 党参、茯苓、白术、甘草、黄芪、当归、龙眼肉、酸枣仁、远志、木香、神曲等。

情志不舒，心胸郁闷明显者，加郁金、佛手片以理气开郁；头痛明显者，加川芎、天麻活血祛风而止痛。

7）心肝郁热

[症见] 烦躁易怒，失眠多梦，眩晕头痛，面红目赤，胁痛口苦，舌红苔黄腻，脉弦数。

[治法] 清热除烦，解郁安神。

[代表方] 郁乐冲剂加减。

[常用药] 柴胡、香附、知母、牡丹皮、百合、甘草、酸枣仁、柏子仁、百合、大枣、生龙齿、珍珠母、川芎。

阴虚兼有瘀热者，加牡丹皮、桃仁、红花、郁金等清热凉血，活血化瘀；若阴虚火旺明显，潮热盗汗，头晕目眩者，加黄连、川牛膝等清热降火；肾阴亏虚，虚火妄动，遗精腰酸者，加龟甲、熟地黄或加服知柏地黄丸。

8）气滞血瘀

[症见] 精神抑郁，善太息，多梦，性情急躁，头痛，失眠，健忘，或胸胁疼痛，或身体某部有发冷或发热感，舌质紫暗或有瘀点、瘀斑，脉弦或涩。

[治法] 疏肝理气，活血化瘀。

[代表方] 血府逐瘀汤加减。

[常用药] 当归、生地黄、桃仁、红花、枳壳、赤芍、柴胡、甘草、桔梗、川芎、牛膝。

见气短乏力，自汗，脉细弱或结代属气虚血瘀者，当益气活血，用人参养荣汤合桃红四物汤加减，重用人参、黄芪等益气之品；若寒凝血瘀或阳虚血瘀者，伴畏寒肢冷，脉沉细或沉迟，加桂枝或肉桂、细辛等温通散寒之品。

9）肝郁脾虚

[症见] 精神抑郁，胸胁胀满，多疑善虑，喜太息，纳呆，消瘦，稍事活动便觉倦怠，脘痞嗳气，大便时溏时干，或咽中不适，舌苔薄白，脉弦细或弦滑。

[治法] 疏肝健脾，化痰散结。

[代表方] 逍遥散加减。

[常用药] 柴胡、当归、白芍、白术、茯苓、生姜、薄荷、炙甘草。

阴虚兼有瘀热者，加牡丹皮、桃仁、红花、郁金等清热凉血，活血化瘀；若阴虚火旺明显，潮热盗汗，头晕目眩者，加黄连、川牛膝等清热降火；肾阴亏虚，虚火妄动，遗精腰酸者，加龟甲、熟地黄、知母或加服知柏地黄丸。

10）痰火扰心

[症见] 心悸，急躁易怒，失眠多梦，受惊易作，便秘尿黄，舌红苔黄腻，脉滑数。

[治法] 清热化痰，宁心安神。

[代表方] 黄连温胆汤加减。

[常用药] 川连、竹茹、枳实、半夏、橘红、甘草、生姜、茯苓。

失眠明显者，加酸枣仁、柏子仁、生龙齿、夜交藤以养心安神助眠；头晕头痛明显者，加天麻、钩藤、川牛膝平肝潜阳息风；舌紫暗，或有瘀斑瘀点，苔薄白者，加丹参、桃仁、红花活血化瘀。

（2）针灸治疗

1）毫针治疗

主穴：内关、太冲、三阴交。

配穴：肝郁脾虚者，加期门、脾俞、足三里、天突；心脾两虚者，加神门、心俞、脾俞、足三里、中脘；肾虚肝郁者，加期门、内关、膻中、关元、肾俞；肝胆湿热者，加行间、侠溪、三阴交、中极。

2）耳针治疗

根据患者具体症状，将王不留行籽压于耳穴，用胶布固定，嘱患者定时按压，每日3次，每次3~5分钟。能疏通气血，安神定志。

取穴：心、肝、脾、肾、内分泌、交感、神门等。

3）温灸治疗

将艾条点燃靠近双侧足三里，以温热为度。能温补脾胃，温通经络。可配合多功能艾灸仪治疗。

（3）中医养生功法治疗

中医养生功法是对中国古代的导引、吐纳、炼丹、守神、存想、静坐、坐禅等一类心身锻炼方法的称谓。此类运动不仅注重身体的锻炼，更强调精神和心理素质的修养，其核心思想是形神兼备、动静自然，并注重集体锻炼。例如在太极拳运动中，人们相互交流，使身心得到放松，既可以使他们心情愉悦，避免孤独感，又可以促进人际关系的协调发展，从而提高他们社会适应能力对于抑郁症的康复有较好的辅助作用。

（4）中医心理治疗

可参考上篇第五章相关内容。

2.西医治疗

（1）药物治疗

各种抗抑郁药物的疗效大体相当，又各有特点，药物选择主要取决于以下因素：①考虑抑郁障碍症状特点：伴有明显激越的抑郁发作可优先选用有镇静作用的抗抑郁剂；伴有强迫症状的抑郁发作可优先选用选择性血清素再吸收抑制剂（SSRIs）或氯米帕明；非典型抑郁可选用SSRIs；伴有精神病性症状的抑郁发作不宜选用安非他酮。②既往用药史：如既往治疗药物有效则继续使用，除非有禁忌证。⑧药理学特征：如镇静作用较强的药物对明显焦虑激越的患者可能较好。④药物间相互作用：有无药效学或药动学配伍禁忌。⑨患者躯体状况和耐受性。⑥治疗获益及药物价格。目前一般推荐 SSRIs、去甲肾上腺素再摄取抑制剂（SNRIs）、去甲肾上腺素及特异性5- 羟色胺受体拮抗药（NaSSAs）作为一线药物选用。但由于价格因素，在我国不少地区阿米替林、氯米帕明、马普替林等仍作为治疗抑郁发作的首选药物。

（2）电抽搐治疗或改良电抽搐治疗

对于有严重消极自杀言行或抑郁性木僵的患者，应首选电抽搐或改良电抽搐治疗；对使用抗抑郁药治疗无效的患者也可采用电抽搐治疗。电抽搐治疗见效快，疗效好，6 ~ 12 次为一疗程。电抽搐治疗后仍需用药物维持治疗。

（3）重复经颅磁刺激治疗

重复经颅磁刺激治疗（repetitive transcranial magnetic stimulation，rTMS）是 20 世纪 90 年代初应用于精神科临床研究的物理治疗方法，其基本原理是磁场穿过皮肤、软组织和颅骨，在大脑神经中产生电流和引起神经元的去极化，从而产生生理效应。

（4）脑深部电刺激

脑深部电刺激（deep brain stimulation，DBS）是一种神经外科手术疗法，刺激器是如同起搏器样的装置，或者将刺激电极植入基底神经核区，或背侧丘脑，或底丘脑核区，以高频电刺激打断神经、精神疾病的异常神经活动。

3. 临床心理治疗

心理治疗包括支持心理疗法、认知疗法、人际心理疗法等多种方法，在临床上可根据抑郁症患者的人格特点及病情特征选择合适的方法。如因婚姻引发的抑郁则应用婚姻疗法，由于认知行为偏差引起的抑郁则应用认知行为疗法。很多研究认为心理疗法具有与药物同等重要的作用，心理疗法较之药物疗法有很多优势，不仅没有药物诸多副作用、依从性差等缺点，且对于防止抑郁症复发有良好的作用。

【病案分析】

患者女性，42 岁，因"情绪低落、兴趣减退 1 年，加重 2 周"入院。

患者 2008 年因家庭原因，出现持续性情绪低落，兴趣减退，愉快感缺乏，心烦，焦躁，易紧张，入睡困难且中途易醒，醒后再入睡尚可，梦多，自觉容易疲劳、乏力，提不起精神，但否认自杀观念，伴心悸，胸闷，气紧，咽中如有物梗塞，颈、双肩、腰部肌肉酸痛拉紧感，大便稀溏，无幻听、幻视、妄想等精神病性症状、无思维奔逸等躁狂症状。患者曾因颈、肩、腰部肌肉酸痛于外院理疗科、疼痛科、骨科等门诊及住院治疗，诊断"颈椎病、腰椎间盘突出症"等，治疗后疼痛症状有所减轻，但易复发，对家庭经济造成较大影响。后就诊于门诊，遂收入我科住院。

查体：舌淡红，舌边有齿痕，苔薄白腻，脉弦细。

辅助检查：血生化、甲状腺功能、脑电图、心电图、胸片等辅助检查未见异常。SAS：52 分，SDS：68 分，提示中度抑郁、轻度焦虑症状，SCL-90 提示中度抑郁、轻度焦虑症状，中度躯体化。

中医诊断：郁病（肝郁脾虚，痰气郁结）。

西医诊断：抑郁障碍。

心理状态：抑郁焦虑状态。

诊断思路：

兼容方法：本例的症状体征有情绪低落，心烦、急躁，易紧张，失眠，疲劳，心悸胸闷，气紧，咽中如有物梗塞，颈、肩、腰部酸痛。

排除方法：将疲劳、心悸胸闷，气紧，咽中如有物梗塞，颈、肩、腰部酸痛等躯体症状从该例的抑郁症诊断标准中剔除。

病因方法：本例中，心悸胸闷的病因常见于冠心病、呼吸道疾病，本例没有高血压等心血管疾病危险因素，没有心脏、呼吸道其他症状，心脏检查、胸片未发现器质性问题，故排除冠心病和呼吸道疾病，考虑是抑郁障碍的躯体表现。咽中梗塞感，需排除炎症、食管癌等器质性疾病，综合判断患者症状及辅助检查结果，并不支持，考虑与抑郁焦虑状态相关所致功能性症状。颈、肩、腰部酸痛可见于颈椎、腰椎病变所致慢性疼痛，但此类疾病的疼痛，往往有相应的体征，疼痛的性质为刺激样疼痛，如针刺、放电样疼痛，而本例则是肌肉酸痛拉紧感，不属于颈椎、腰椎病变。患者持续性情绪低落，兴趣减退，愉快感缺乏 1 年，伴有心烦，焦躁，易紧张，属于抑郁状态和焦虑状态。

替代方法：睡眠障碍是抑郁悲观无助和焦虑所致紧张、担心的替代症状；疲劳、乏力是心情低落，闷闷不乐心理的躯体替代症状；交感神经症状心慌是纠结、担心的替代症状；运动系统症状颈、肩、腰部肌肉紧拉感、疼痛，是紧张、焦躁的替代症状。

治疗：中药汤剂以疏肝解郁，健脾化痰为主，以逍遥散合半夏厚朴汤为主，具体方药如下：柴胡 15g，当归 10g，芍药 10g，薄荷 10g（后下），茯苓 15g，白术 15g，酸枣仁 30g，合欢皮 15g，半夏 10g，紫苏 10g，厚朴 10g，葛根 20g，川芎 10g，香附 15g，生姜 3 片，大枣 3 枚。配合中医语言疗法，告知其为"肝郁脾虚，痰气郁结"之证，避免忧思郁怒，应调畅情志，怡情易性，疏导气机。食疗可服用玫瑰参茶、梅橘汤等起健脾疏肝，化痰解郁之效。配合针刺治疗，取内关、太冲、三阴交、期门、脾俞、足三里、天突，以及颈肩腰部局部阿是穴以疏通经络，调畅气机。

2 周后复诊，症状减轻，情绪较前好转，但仍易疲劳，纳呆，眠不安稳，调整为归脾汤加合欢花、郁金、香附。

治疗结局：半年后随诊，复测 SAS：33 分，SDS：45 分，提示抑郁焦虑症状较前明显缓解。患者表示情绪正常，对治疗效果满意。

讨论：郁病的症状纷杂，应综合病史资料，抓住主症，辨别六郁及主次。本患者情志抑郁，是为气郁；胸胁满闷，为痰郁；身重、肢体酸痛、大便稀溏为湿郁，是故考虑气郁、痰郁、湿郁为主。综合考虑病因病机，乃因患者情志不畅，思虑过度，损伤脾胃，运化气机不利，气机郁滞，故心情抑郁，兴趣减退。脾不运化，水湿内停，酿化痰湿，痰蒙心神，心神受扰，故见入睡困难且中途易醒。舌淡红，舌边有齿痕，苔薄白腻，脉弦细亦为本病之征。

首诊时方剂选用"逍遥散合半夏厚朴汤"加减，方中柴胡、薄荷、香附疏肝解郁，紫苏、厚朴宽胸理气，开郁畅中，芍药养血柔肝，茯苓健脾利水，配酸枣仁、合欢皮、大枣以养心安神，白术补气健脾，运化中焦，半夏、生姜化痰和胃，当归、葛根、川芎活血通络。

2 周后复诊时，患者证候状态表现为心脾两虚，心神失养，予归脾汤健脾益气，养血安神，合欢花、郁金、香附理气解郁。

中医情志治疗对郁病有极为重要的作用，对本患者可采用中医语言疗法，用通俗、易懂的中医语言对抑郁症患者证型的解释可与患者达到同情，能增加患者对治疗的认同感，提高治疗依从性。并结合情志相胜法，以"喜胜忧"为主旨，通过与患者交谈，挖掘患者生活中仍有意义、喜乐之事，使其用心体验其中的愉悦情绪，利用情绪调节来控制不良情绪，纠正阴阳气血不调，恢复机体平衡的协调功能。

应用中医治疗抑郁症已有许多相关研究。钟向阳等用自拟柴胡加龙骨牡蛎汤治疗抑郁症，与西药组（盐酸帕罗西汀）对照，结果提示自拟柴胡加龙骨牡蛎汤加减治疗抑郁症有明显的临床疗效，临床症状评定优于盐酸帕罗西汀。郑景莉将 61 例抑郁症患者随机分为 2 组，治疗组 34 例用丹栀逍遥散加减，对照组 27 例予盐酸氟西汀治疗，6 周为 1 个疗程。结果提示治疗组总有效率 85.29%，对照组总有效率 81.48%，2 组总有效率比较差异有统计意义。曹爱群等将 60 例抑郁症患者随机分为 2 组，治疗组 30 例予柴胡解郁汤加减，对照组 30 例予盐酸帕罗西汀片治疗，疗程均为 5 周，2 组治疗后 HAMD 评分均降低，说明两组均有明显治疗作用。所以中医药治疗抑郁症效果得到广大医者及患者的认同。

抑郁症不同阶段有不同的证候表现，该病多为情志所伤，始于肝失条达，气失疏泄，故初期以气郁为先；由气及血，则为血郁；气郁日久化火，则为火郁；气滞湿阻，聚而成痰，则为痰郁；气滞水湿不行，湿气停留，则为湿郁；食滞不消而蕴湿、生痰、化热等，则又可成为湿郁、痰郁。

急性期抑郁症病人内在动力较差，不能主动参与治疗，故第一期治疗以病人被动参与治疗为主，采取中医、针灸、西药等综合治疗手段。第二期为巩固期，该阶段治疗是在病人好转、能积极主动参加治疗的前提下，逐步减少中药、针灸、心理治疗等被动治疗手段，由核心治疗师建议患者逐步增加主动治疗措施，如光线疗法，中医音乐疗法，中医行为治疗、中医睡眠疗法等中医心理治疗技术，使得病人通过本期的治疗，更进一步主动参与治疗，在根本上进行从被动到主动的转变，并为进一步提高工作社会功能，为第三期治疗做准备。第三期即为恢复期，本期的治疗措施主要以病人主动参与为主，核心治疗师应提醒患者通过主动参与各种社会活动，或是互相帮助病友等行为来提高主观能动性，帮助其尽快恢复生活、工作能力，逐步回归社会。

二十四、焦虑障碍

焦虑障碍，又称为焦虑性神经症，是神经症这一大类疾病中最常见的一种，以焦虑情绪体验为主要特征。

【西医的病因及发病机制】

1. 生物学因素

有人认为本病的发生与大脑额叶及边缘系统有关，与肾上腺素能系统、GABA 能系统、五羟色胺能系统有关。其神经递质的抑制、吸收、释放和重吸收传递过程障碍是焦虑症发作的关键。许多研究发现，患者的交感神经活性增高，应激反应过敏，容易诱发此症。

有关脑电图的研究也已取得实质性的进展。有报告指出，焦虑症患者的 α 节律异常。睡眠状态中的中断增多，δ 睡眠减少，一期睡眠减少，REM 睡眠减少。这一点与抑郁症表现有所不同。有人通过影像学研究发现，焦虑情绪可能与右侧颞叶皮质萎缩有关。而现代神经心理学的研究多集中于脑干中的蓝斑、边缘系统以及额颞叶，希望通过这些被认为与情绪相关的结构中，找到焦虑症发病的物质基础，但目前还没有定论。

遗传学研究显示，此症的某些方面具有遗传特征。患者的一级亲属中大约25%患有此症，其中女性多于男性。但也有人表示怀疑，认为焦虑症患者在家庭生活中情绪不稳，不排除会对其后代的心理发育造成直接影响，而非完全遗传学因素。

2. 社会心理因素

焦虑症的发生多与社会背景相关，以生活事件刺激为主要致病源，如生活窘迫、工作困难、学习压力过大、人际关系紧张等。此外，与移民、下岗、生意失败、遭遇意外等也有密切关系。

精神分析理论认为，焦虑是由于人的本能冲动而诱发。在儿童早期产生的焦虑被压抑以后，到了成年依然存在，会因为某些事物的刺激而唤起，促发焦虑症的发生。学习理论则认为，焦虑是一种习得性行为，人的焦虑源自于自我保护意识，由于对刺激产生的应激反应出现泛化，而形成本症。还有人认为性格基础是致病的根源，由于心理和生理条件有缺陷，使人的警觉性提高，交感神经功能相对亢进，导致应激失败，引发焦虑症。

【中医的病因病机】

中医学无焦虑障碍的明确对应名称，中医古籍文献记载的"惊悸""不寐""脏躁""灯笼病""卑慄"等符合焦虑障碍表现。多因禀赋不足、脏气衰弱、脏腑虚损、病后失养，或思虑过度，伤及心脾，或脾胃虚弱，气血生化之源不足，或失血过多等，导致心气不足，心阴亏耗，气血两亏，心失所养，故神不安而志不宁；或为五志化火，或热病伤阴，以致阴血伤损，虚火内生，骚扰心神；情志过激，肝失条达，气机不畅，肝气郁结；或思虑太过，情郁化火，或外感热邪，内陷心包，或久病伤阴，或房室不节致心肾不交。

【临床状态医学诊断思路】

1. 西医诊断

本节主要讨论广泛性焦虑障碍（general anxiety disorder）。此型是焦虑障碍最常见类型，中国精神障碍分类方案与诊断标准第3版（CCMD-3）对广泛性焦虑障碍定义如下：

广泛性焦虑障碍是指一种以缺乏明确对象和具体内容的提心吊胆，及紧张不安为主的焦虑症，并有显著的植物神经症状、肌肉紧张及运动性不安。病人因难以忍受又无法解脱，而感到痛苦。

（1）症状标准

1）符合神经症的诊断标准。

2）以持续的原发性焦虑症状为主，并符合下列 2 项：①经常或持续的无明确对象和固定内容的恐惧或提心吊胆；②伴自主神经症状或运动性不安。

（2）严重标准

社会功能受损，病人因难以忍受又无法解脱，而感到痛苦。

（3）病程标准

符合症状标准至少已 6 个月。

2. 中医辨证

中医学认为，本病有虚、实之分。实证方面，主要认为其基本病机是情志失调、肝气郁结，说明气机失调在本病的病机中有重要地位。肝主疏泄，喜条达，恶抑郁，情志失调，肝气郁滞，郁而化热，扰乱心神，则烦躁焦虑不安。病性以实证为主；病机为情志不遂，肝气郁结，气郁化火，耗伤心血，主要病位为肝和心。虚证方面，由于精气是大脑活动的物质基础。肾之精气（包含肾阴和肾阳）的盛衰直接关系到脑髓的盈亏及大脑功能的正常发挥。情志过极可直接伤及内脏，影响脏腑气机，阴血暗耗，肾水亏虚不能上济于心，导致"心无所倚，神无所归，虑无所定"而出现焦虑紧张、坐立不安、惶惶不可终日等症状。

3. 心身状态

焦虑障碍主要是由于情志过极，心失所养。由于所愿不遂，精神紧张，家庭不睦，遭遇不幸，忧愁悲哀等精神因素，损伤心脾，使心失所养而发生一系列病变。损伤心气，以致心气不足，则心悸；耗伤心阴以致心阴亏虚，心火亢盛，则心烦；心失所养，心神失守，以致精神惑乱，则悲伤哭泣，哭笑无常。心的病变还可进一步影响到其他脏腑。

焦虑障碍临床症状包括两个方面，一方面是焦虑的情绪体验，如提心吊胆，紧张不安等；另一方面是焦虑的身体表现（运动性不安和自主神经功能失调）。不少焦虑症病人仅以躯体症状为主诉，容易掩盖疾病的本原。因此必须分析患者的躯体症状、情绪症状，总体把握患者状态特点。

【临床状态医学治疗方法】

1. 中医治疗

注重使用安神药物治疗该病心神不安主症，同时，通过辨别兼次症，随证给予理气解郁、祛湿化痰、滋阴补血等治疗，这正是中医整体观念、辨证论治原则的体现。

（1）内治法

1）肝气郁结

[症见] 多愁善感，情绪不稳，精神紧张，唉声叹气，头晕头痛，两胁胀满，失眠多梦，舌淡红，苔薄白，脉弦。

[治法] 疏肝解郁。

[代表方] 柴胡疏肝散加减。

[常用药] 柴胡、香附、枳壳、当归、白芍、川芎、甘草。

2）心脾两虚

[症见] 失眠健忘，兴趣缺乏，心悸易惊，善悲易哭，倦怠乏力，面色萎黄，纳差便溏。舌淡苔白，脉细弱。

[治法] 健脾益气，养心安神。

[代表方] 归脾汤加减。

[常用药] 党参、黄芪、白术、茯苓、当归、熟地黄、酸枣仁、远志、龙眼肉、大枣、木香。

3）肝肾阴虚

[症见] 焦虑不安，紧张烦躁，眩晕，耳鸣，手足颤抖，五心烦热，颧红汗出，腰膝酸软，舌红苔少，脉细数。

[治法] 滋补肝肾，养血安神。

[代表方] 天王补心丹加减。

[常用药] 生地黄、玄参、天冬、麦冬、丹参、当归、人参、茯苓、酸枣仁、五味子、柏子仁、远志。

4）心肝郁热

[症见] 烦躁易怒，失眠、多梦，甚至噩梦连连，头晕、头痛，面红目赤，胁痛口苦，舌红苔黄腻，脉弦数。

[治法] 清热除烦，解郁安神。

[代表方] 郁乐冲剂加减。

[常用药] 柴胡、香附、知母、牡丹皮、百合、甘草、酸枣仁、柏子仁、百合、大枣、生龙齿、珍珠母、川芎。

（2）针灸治疗

1）毫针治疗

主穴：百会、神庭、四神聪、安眠、内关、神门、照海、申脉。

配穴：肝气郁结者，加太冲、内关；脾气不足者，加太白、三阴交；肝肾亏虚者，加肾俞、肝俞。

2）耳穴贴压疗法

耳穴贴压疗法，简称耳压法，是在耳针治疗基础上发展起来的一种新的治疗。《灵枢》曰："耳为宗脉之所聚。"故取耳穴、神门、心皮质下三穴合用，共奏镇静安神之功，疗效显著。

（3）中医健身养生功法治疗

以太极拳为代表的传统中医气功锻炼，除了对防身、健身极有好处外，同时还可使人气沉丹田，心胸开阔，阴阳平衡。对于焦虑症、疑病症、强迫症、抑郁症等，较其他体育项目有独到良好的调整作用。因此，开展太极拳运动，对大众，尤其是对焦虑障碍患者的身心健康有十分重要意义。

（4）中医心理治疗

可采用情志相胜法、中医音乐疗法、移情调志法等中医心理治疗改善焦虑症患者的症状。如民间常用的"叫魂疗法"，运用"暗示疗法"的原理治疗本病。

2. 西药治疗

急性期以缓解或消除焦虑症状及伴随症状，提高临床治愈率，恢复社会功能，提高生存质量为目标。

（1）使用有抗焦虑作用的抗抑郁药治疗

SSRIs 和 SNRIs 对广泛性焦虑有效，且药物不良反应少，患者接受性好，如帕罗西汀、文拉法辛、度洛西汀、氢溴酸西酞普兰等目前已在临床上广泛使用。三环类抗抑郁剂如丙米嗪、阿米替林等对广泛性焦虑有较好疗效，但较强的抗胆碱能副作用和心脏毒性作用限制了它们的应用。

根据抗抑郁药起效较慢、无成瘾性，而苯二氮卓类起效快，但长期使用有成瘾性的特点，临床上多在早期将苯二氮卓类与 SSRIs/SNRIs 或三环类药物合用，维持 2 ~ 4 周，然后逐渐停用苯二氮卓类药物。很少单独应用苯二氮卓类药物作为一种长期的治疗手段。

（2）其他药物治疗

丁螺环酮、坦度螺酮是 $5-HT_{1A}$ 受体的部分激动剂，因无依赖性常用于广泛性焦虑障碍的治疗，但起效较慢。β-肾上腺素能受体阻滞剂对于减轻焦虑症患者自主神经功能亢进所致的躯体症状如心悸、心动过速等有较好疗效。此外氟哌噻吨美利曲辛对焦虑也有较好的缓解作用，但不宜长期使用，老年人使用可能诱发帕金森综合征。

广泛性焦虑障碍是一种易慢性化和复发性疾病，在急性期治疗后，巩固治疗和维持治疗对于预防复发非常重要，巩固期至少 2 ~ 6 个月，维持治疗至少 12 个月。

3. 临床心理治疗

首先应与病人建立良好的医患关系，获得病人的信任。其次系统介绍焦虑障碍的相关知识，纠正误解，解析患者心理特征，找出影响发病的心理、社会因素，及不恰当的行为应对方式。接下来，实施认知治疗。鼓励患者表达焦虑情绪，认真听取患者对疾病的认识及观念的转变情况，在与病人沟通过程中及时发现病人的不合理信念，改变病人对疾病的错误认知评价。以一定的行为经验的结果，帮助病人重新认识自己的错误认知，并指出这些错误认知和焦虑之间的关系，从而矫正其错误的理解和信仰（对躯体不适的错误认知），建立健康正确的认知系统。配合放松训练，即根据病人具体情况制定每周放松训练计划，尽量选择安静环境下进行，配合节奏舒缓的轻音乐，同时通过言语指导进行放松训练，反复练习，达到全身放松的目的。采用启发、诱导、角色扮演等方式，协助患者认识错误观点，倾听其对躯体和心理不适的诉说，给予一定的安慰、疏导、支持和有针对性的暗示，教会患者如何识别、评估、控制和矫正他们不恰当的害怕想法及行为，进而减轻主观感受程度，缓解焦虑和不安情绪；最后，对每次治疗进行归纳总结，并向患者约定下一次治疗的时间，然后做好相关记录。

【病案分析】

患者女性，40岁，因"心烦、失眠、头痛间作16年，再发并加重2月"住院。

患者25岁时分娩后出现心烦、紧张，经常易为小事过分担心，易激惹，为小事与人争吵，入睡困难且早醒，中途醒后再入睡困难，头痛呈拉紧感，并伴有情绪低落、兴趣减退、愉快感缺乏，持续约2周后可减轻，无幻视、妄想等精神病性症状，无思维奔逸等躁狂症状，遂前往当地医院就诊，予谷维素等治疗，症状无明显缓解。此后患者每因事情激惹则出现心烦，紧张，焦躁，为小事莫名担心，坐立不安，情绪低落，但尚可自行控制不良情绪。2月前患者再次出现心烦，紧张，焦躁，坐立不安，情绪低落，夜间入睡困难且早醒，醒后再入睡困难，严重时彻夜不眠，口苦、咽干、脘腹胀闷，门诊就诊后收入住院。

查体：舌淡红，苔薄白，脉弦略数。

辅助检查：血生化、甲功指标、脑电图、头颅CT等检查无异常。SCL-90量表提示中度焦虑、轻度抑郁。

中医诊断：郁病（心肝郁热）。

西医诊断：广泛性焦虑障碍。

心理状态：焦虑状态。

病情分析：患者产后血虚，心失所养，故情绪不宁，而后长期思虑过度，气机不畅，肝气郁结，故心情抑郁，兴趣减退，思维减退；肝横逆犯脾，脾不运化故纳呆；肝气郁而化火，心肝火旺，心神受扰，故见入睡困难且早醒，舌淡红，苔薄白，脉弦略数，四诊合参，属于"郁病"范畴，证属心肝郁热。

治疗：中药汤剂疏肝解郁，清心安神为主，以自拟方剂郁乐冲剂合甘麦大枣汤为主，方药如下：柴胡10g，酸枣仁30g，柏子仁15g，知母20g，生龙齿30g，枳壳10g，川芎15g，牡丹皮10g，百合15g，珍珠母30g，香附10g，甘草10g，大枣5枚，小麦30g。

针刺治疗取百会、神庭、四神聪、安眠、内关、神门、照海、申脉、太冲、内关、太白、三阴交等穴。实施移情调志法等中医心理治疗改善患者情绪状态。食疗方以玫瑰参茶、木香饮等为主。

2周后患者睡眠、头痛、心烦减轻，疲倦、腹胀，上方加厚朴15g，木香5g，白术10g。

1月后心烦、紧张情绪基本缓解，门诊随诊半年，病情稳定。

讨论：本例患者心烦，紧张，焦躁，情绪低落，夜间入睡困难且早醒，醒后再入睡困难，严重时彻夜不眠，结合舌脉，属心肝郁热，方药以柴胡、枳实疏肝解郁，知母、牡丹皮、百合清热除烦，甘草甘润缓急，酸枣仁、柏子仁、百合、大枣养肝血、安心神，生龙齿、珍珠母重镇安神，小麦补益心气，川芎、牡丹皮行气活血，奏解郁疏肝理气、清泄心肝郁热、安神定志之功，但又无耗伤心肝阴血之嫌。2周后患者症状好转，尚有疲倦、纳差，考虑为脾虚气滞，加白术、厚朴、木香以健脾理气。临床上应密切关注患者精神、胃口、情志，尤其是主要症状的动态变化，随时调整用药，不可一方、一药从始至终。

广泛性焦虑症通常伴随有明显的交感神经症状，多是交感神经兴奋的表现，尤其以心血管、消化、呼吸和泌尿系统表现突出。如心慌心悸，心口闷痛；胃胀胃痛，反酸呃逆，肠鸣腹泄；胸闷气短，呼吸气阻；尿频、尿急、尿痛等。临床上，一方面需要重视患者的情绪症状，另一方面也要鉴别患者的躯体化症状，甄别器质性症状与功能性症状，以调整躯体、心理状态平衡的观念指导临床治疗，可获良效。

临床治疗中可以采用先药物治疗为主，心理治疗为辅；后期以心理治疗为主，药物治疗为辅的原则。在充分了解病情的基础上，制定出治疗方案。初期在解释病情的前提下，先运用中西药相结合的方法，针对焦虑症状进行抗焦虑治疗，等症状缓和后，再积极采取心理辅导，从患者的性格特征、个人需求、内心冲突、心理失衡的机制等方面，全面为患者分析矛盾心态，取得患者认知能力的提高。待病情稳定后，在维持治疗的过程中，帮助其安排好日常生活，协调好生活事件，提高应激防范能力。这样焦虑症的治疗就较为理想。

二十五、睡眠障碍

睡眠障碍是指睡眠指数、质量、时间和节律紊乱。按照国际睡眠疾病分类第三版（ICSD-3），睡眠障碍分为 7 类：失眠；呼吸相关睡眠障碍；中枢性多眠；睡眠节律紊乱；异态睡眠；睡眠运动障碍；其他睡眠障碍。

【西医的病因及发病机制】

引起睡眠障碍的原因很多，包括生理、心理、环境等因素的改变，以及药物、神经精神和躯体疾患。睡眠障碍是很多躯体疾病、神经精神疾病的表现之一，睡眠障碍及其相关疾病不及时处理和调整，又可诱发更多严重的躯体和心理疾病。本节主要讨论失眠。

1. 年龄、性别、职业因素

有资料显示，失眠者女性多于男性。发病年龄多在 41 ~ 50 岁，其次为60 岁以上；31 ~ 40 岁者随着现代生活节奏的加快，竞争的激烈，各种矛盾日益增多，使他们长期处于一种高度紧张的精神状态，从而导致失眠发病率逐渐升高。在职业分布中，退休人员占第一位；第二位是管理人员，可能原因是他们中大多数人工作及应酬繁忙，生活不规律，又缺少一定量的体力活动，易导致失眠的发生。

2. 环境因素

由于环境因素作用于躯体导致的失眠，或由于环境因素对睡眠的直接干扰，如睡眠环境突然改变、酷暑、严寒、噪声、强光或高原反应等；或由于处于需要保持警惕的环境下，如守护病人、身处危险场所等，环境因素消除后失眠恢复，此为环境因素失眠的诊断关键。

3. 心理及生活行为因素

由于心理精神因素和睡眠习惯不良引起的失眠，是临床上最多见的失眠之一。一过性心理生理性失眠，如兴奋、喜悦、焦虑、不安、悲痛、恐惧等所致的失眠；非一过性心理生理性失眠，如长期抑郁、焦虑等负性情绪等所致的失眠。

4. 躯体疾病因素

任何躯体不适均有可能导致睡眠障碍。近年来由于疾病因素导致失眠的发生率有所上升，尤其是高血压、慢性胃肠炎、围绝经期综合征等。

5. 药物原因

可能引起睡眠障碍的药物，如氨茶碱、阿托品、异烟肼等。其发病原因有：①药物的兴奋作用，常见的有咖啡因（包括浓茶和咖啡）、茶碱、甲状腺素、皮质激素和抗震颤麻痹药等；②药物副作用对睡眠的干扰；③白天服用各种镇静药物后引起的觉醒–睡眠节律紊乱；④安眠药或嗜酒者的戒断反应。

综上，睡眠与觉醒是中枢神经系统主要活动的结果，通过生物钟周期性开启通向睡眠诱导区（中缝核、孤束核）和觉醒诱导区（如蓝斑头部），并通过上行抑制或激励系统，利用特殊的神经递质对大脑皮层产生抑制或易化，从而产生睡眠或觉醒。如果这种生理功能或参与其中的解剖结构产生病理性的改变都会导致睡眠障碍。失眠的机制即为上述神经生理功能的抑制作用减弱和/或易化作用增强。

【中医的病因病机】

本病相当于中医学的"不寐"范畴，与心、脾、肝、肾阴血不足和脑髓失常关系最为密切，其病理变化，以阳盛阴衰，阴阳失交为主。因为血之生成来源于脾之水谷精微所化，血上奉于心，则心得其养；受藏于肝，则肝体柔和而魂得安藏；统摄于脾，则生化不息，调节有度；血化为精，下藏于肾，上承于心，滋养脑髓，则心肾相交，神志安宁。所以因暴怒、思虑、忧郁、邪热、痰水等伤及诸脏，精血内耗，彼此影响，每成顽疾。所以，不寐之证，虚实兼有，以虚者为多。

【临床状态医学诊断思路】

1. 西医诊断

失眠症（insomnia）是一种以失眠为主的睡眠质量不满意状况，其他症状均继发于失眠，包括难以入睡、睡眠不深、易醒、多梦、早醒、醒后不易再睡、醒后不适感、疲乏，或白天困倦。失眠可引起病人焦虑、抑郁，或恐惧心理，并导致精神活动效率下降，妨碍社会功能。

CCMD-3 关于失眠症的诊断标准如下：

（1）症状标准

1）几乎以失眠为唯一症状，包括难以入睡、睡眠不深、多梦、早醒，或醒后不易再睡，醒后不适感、疲乏，或白天困倦等。

2）具有失眠和极度关注失眠结果的优势观念。

（2）严重标准

对睡眠数量、质量的不满引起明显的苦恼或社会功能受损。

（3）病程标准

至少每周发生 3 次，并至少已 1 个月。

（4）排除标准

排除躯体疾病或精神障碍症状导致的继发性失眠。如果失眠是某种躯体疾病或精神障碍，如神经衰弱、抑郁症等症状的一个组成部分，不另诊断为失眠症。

由于个体差异，对睡眠时间和质量的要求亦不相同，故也有学者提出，临床判断失眠除了要根据睡眠的时间和质量，更重要的是以能否消除疲劳、恢复体力与精力为依据。

2. 中医辨证

（1）辨受病脏腑之不同

由于受累的脏腑不同，表现的兼证也互有差异，必须抓住脏腑病变的特点。例如，不寐患者除主诉失眠外，尚有不思饮食，或食欲减退，口淡无味，饭后觉胃脘胀闷，腹胀，便溏，面色萎黄，四肢困乏，或嗳腐吞酸等一系列症状者，多属脾胃病变；兼有多梦、头昏、头痛、健忘等症状者，则其病在心等。

（2）辨临床表现之不同

不寐的不同临床表现，与其病因、病情轻重、病程久暂有关。轻者少眠或不眠，重者彻夜不眠，轻者数日即安，重者数月不解，甚至终年不眠，最常见者为入睡困难。如患者虽能入睡，但睡间易醒，醒后不易再睡者，多系心脾两虚；心烦失眠，不易入睡，又有心悸，口舌溃烂，夜半口干者，多系阴虚火旺；入睡后易于惊醒，平时善惊，易怒，常叹息者，多为心虚胆怯或血虚肝旺等。

3. 心理状态

心身医学认为，过分紧张造成心理负担，以至日后形成心理性失眠状态，使心理睡眠障碍经久不愈。在睡眠障碍的治疗过程中应重点调整患者心理状态，重视社会环境因素。

【临床状态医学治疗方法】

1. 中医治疗

治疗当以补虚泻实，调整脏腑阴阳为原则。实证泻其有余，如疏肝泻火，清化痰热，消导和中；虚证补其不足，如益气养血，健脾补肝益肾。在此基础上安神定志，如养血安神，镇惊安神，清心安神。

（1）内治法

1）肝火扰心

[症见] 不寐多梦，甚则彻夜不眠，急躁易怒，伴头晕头胀，目赤耳鸣，口干而苦，不思饮食，便秘溲赤，舌红苔黄，脉弦而数。

[治法] 疏肝泻火，镇心安神。

[代表方] 龙胆泻肝汤加减。

[常用药] 龙胆草、黄芩、栀子、泽泻、车前子、当归、生地黄、柴胡、甘草、生龙骨、生牡蛎、灵磁石。

胸闷胁胀，善太息者，加香附、郁金、佛手、绿萼梅以疏肝解郁；若头晕目眩，头痛欲裂，不寐躁怒，大便秘结者，可用当归龙荟丸。

2）痰热扰心

[症见] 心烦不寐，胸闷脘痞，泛恶嗳气，伴口苦，头重，目眩，舌偏红，苔黄腻，脉滑数。

[治法] 清化痰热，和中安神。

[代表方] 黄连温胆汤加减。

[常用药] 半夏、陈皮、茯苓、枳实、黄连、竹茹、龙齿、珍珠母、磁石。

伴胸闷嗳气，脘腹胀满，大便不爽，苔腻脉滑，加用半夏秫米汤和胃健脾，交通阴阳，和胃降气；若饮食停滞，胃中不和，嗳腐吞酸，脘腹胀痛，再加神曲、焦山楂、莱菔子以消导和中。

3）心脾两虚

[症见] 不易入睡，多梦易醒，心悸健忘，神疲食少，伴头晕目眩，四肢倦怠，腹胀便溏，面色少华，舌淡苔薄，脉细无力。

[治法] 补益心脾，养血安神。

[代表方] 归脾汤加减。

[常用药] 人参、白术、甘草、当归、黄芪、远志、酸枣仁、茯神、龙眼肉、木香。

心血不足较甚者，加熟地黄、芍药、阿胶以养心血；不寐较重者，加五味子、夜交藤、合欢皮、柏子仁养心安神，或加生龙骨、生牡蛎、琥珀末以镇静安神；兼见脘闷纳呆，苔腻，重用白术，加苍术、半夏、陈皮、茯苓、厚朴以健脾燥湿，理气化痰。若产后虚烦不寐，或老人夜寐早醒而无虚烦者，多属气血不足，亦可用本方。

4）心肾不交

[症见] 心烦不寐，入睡困难，心悸多梦，伴头晕耳鸣，腰膝酸软，潮热盗汗，五心烦热，咽干少津，男子遗精，女子月经不调，舌红少苔，脉细数。

[治法] 滋阴降火，交通心肾。

[代表方] 六味地黄丸合交泰丸加减。

[常用药] 熟地黄、山茱萸、山药、泽泻、茯苓、牡丹皮、黄连、肉桂。

心阴不足为主者，可用天王补心丹以滋阴养血，补心安神；心烦不寐，彻夜不眠者，加朱砂、磁石、龙骨、龙齿重镇安神。

5）心胆气虚

[症见] 虚烦不寐，触事易惊，终日惕惕，胆怯心悸，伴气短自汗，倦怠乏力，舌淡，脉弦细。

[治法] 益气镇惊，安神定志。

[代表方] 安神定志丸合酸枣仁汤加减。

[常用药] 人参、茯苓、甘草、茯神、远志、龙齿、石菖蒲、川芎、酸枣仁、知母。

心肝血虚，惊悸汗出者，重用人参，加白芍、当归、黄芪以补养肝血；肝不疏土，胸闷，善太息，纳呆腹胀者，加柴胡、陈皮、山药、白术以疏肝健脾；心悸甚，惊惕不安者，加生龙骨、生牡蛎、朱砂以重镇安神。

（2）针灸疗法

1）针刺治疗

主穴：照海、申脉、神门、印堂、四神聪。

配穴：肝火扰心者，加行间、侠溪；痰热内扰者，加丰隆、内庭、曲池；心脾两虚者，加心俞、脾俞、足三里；心肾不交者，加太溪、水泉、心俞、脾俞；心胆气虚者，加丘墟、心俞、内关；脾胃不和者，加太白、公孙、内关、足三里。

2）耳针法

选皮质下、心、肾、肝、神门、垂前、耳背心。毫针刺，或揿针埋藏，或王不留行籽贴压。

（3）气功、太极拳治疗

太极拳、八段锦、气功等疗法，具有中正安舒、轻灵圆活、松柔慢匀、开合有序、刚柔相济的特点，对于睡眠障碍患者，可在享受中使疾病消失，使身心健康。

（4）中医心理治疗

可综合采取顺意从欲法、情志相胜法、音乐疗法等中医心理手段，运用某种方式以唤起患者新的情志来抑制原有的过盛之情志，从而消除其心理障碍，使躯体疾病得以痊愈。

2. 西药治疗

目前，用于治疗失眠症的西药主要有苯二氮卓类药物和非苯二氮卓类药物两种，但无论选择哪种药物，都要注意短期使用，以免形成药物依赖。

3. 临床心理治疗

（1）认知行为治疗

认知行为治疗是一组通过改变思维或信念和行为的方法来改变不良认知，达到消除不良情绪和行为的短程心理治疗方法。认知行为疗法有利于失眠症患者重塑合理认知模式，缓解负性情绪，减弱"唤醒"状态，打破中介机制，最终建立条件化、程序化的睡眠行为。

（2）音乐治疗

音乐治疗指运用音乐活动的各种形式，包括听、唱、演奏、律动等各种手段，使人消除焦虑、烦躁等负面情绪，从而促进身心健康、改善睡眠质量。研究发现，单纯放松音乐治疗失眠症的有效率达86%，且无嗜睡、疲乏、头晕等镇静催眠类药物产生的不良反应和副作用。

【病案分析】

患者，女，47岁，因"彻夜不眠间作8年，再发2月余"入院。患者8年前因压力大，操劳过度，开始彻夜不眠，未予以重视。随后患者整月眠浅，易醒，或整夜多梦，噩梦，甚至毫无睡意，彻夜不眠，白天无精神疲倦，无情绪低落、兴趣减退，无过分紧张、担心等不适，患者多次于大型三甲医院寻求中西医治疗，睡眠改善不明显。6年前患者曾于某医院就诊，予以口服助眠西药后出现恶心欲吐（诊断及药名不详），后患者自行停药，仍间断寻求中医中药治疗，1年前患者曾于某精神病院就诊（诊断与治疗均不详），上症无明显改善。随后患者坚持口服助眠中药汤剂后睡眠渐好转，每晚可入睡 6～8 小时，偶多梦。2 月前再次出现彻夜不眠，或整夜做梦，噩梦，坚持服用中药后症状改善不明显，遂来住院治疗。入院症见精神尚可，夜间睡眠差，整夜多梦，经常梦到奇怪的人或场景，或眠浅，易醒，醒后再入睡困难，甚至毫无睡意，彻夜不眠，平素性格外向，精力旺盛，爱与人交往、交谈，无头晕头痛及情绪低落等不适，平素纳可，小便可，大便秘结。

查体：舌暗红，少苔，脉细略数。一般查体及神经系统检查未见异常。

辅助检查：查脑电图示轻度异常。甲功五项正常。SCL-90：总评分 2.3，SAS：47.5，SDS：52.5；匹兹堡睡眠质量指数得分：15 分。

中医诊断：不寐（心肾不交夹瘀）。

西医诊断：失眠症。

治疗：考虑患者久病之人，肾精耗伤，水火不济，则心阴渐耗，虚火扰神，心肾不交，阳不入阴，则见不寐、多梦，又因心主血脉，心阳独亢于上，故见白天言语多。心阴亏虚导致血脉涩滞，则血液运行不畅，久病成瘀。予"黄连阿胶汤"，黄连 10g，黄芩 10g，阿胶 10g（烊化），白芍 10g，知母 15g，墨旱莲 15g，肉桂 5g，茯神 15g，酸枣仁 30g，合欢皮 15g，甘草 5g，丹参 10g。

2 天后患者症状逐渐改善，1 周后夜间睡眠 5～6 小时，睡眠深度正常，无噩梦，重测匹兹堡睡眠质量指数得分：6 分。中药守上方加熟地黄 10g，山茱萸 10g，五味子 10g 以养肝肾、宁心神，予出院，嘱出院后忌浓茶、咖啡、烟酒，适量运动。随访 1 年，患者未再发作。

讨论：本例患者夜间睡眠差，整夜多梦，经常梦到奇怪的人或场景，或眠浅，易醒，醒后再入睡困难，甚至毫无睡意，彻夜不眠，平素性格外向，精力旺盛，爱与人交往、交谈，大便秘。舌暗红，少苔，脉细略数，综合考虑为"心肾不交夹瘀"之"不寐"。肝血耗伤，肝肾亏虚，肾水肾精不能上承于心，致使心肾不交、心火偏亢。"黄连阿胶汤"具有养阴泻火、益肾宁心之效，配合"交泰丸"交通心肾，方中黄连、黄芩清心降火，肉桂引火归原，阿胶、白芍、知母、墨旱莲滋养降火，茯神、酸枣仁、合欢皮养心安神，丹参活血宁心，甘草调和诸药。1 周后症状改善，加用熟地黄、山茱萸、五味子滋养肝肾，维持疗效。

有研究者在治疗失眠的过程中，通过对 164 例经匹兹堡睡眠质量指数量表（PSQI）评定存在睡眠障碍者，同时使用症状自评量表（SCL-90）对身心状况进行评估，并随机分为治疗组与对照组，治疗组除进行睡眠健康宣教外再给予音乐体感振动治疗，对照组则按照睡眠健康宣教，进行自我调节。治疗结束后进行睡眠质量及身心症状测评。结论提示体感振动音乐疗法可以在一定程度上改善睡眠状况及身心症状。通过改变身心状态，从而达到调节睡眠障碍的目的。保持心情愉快，不贪欲妄念，消除恐惧及顾虑，顺其自然，才能精神内守，气清血和。

二十六、神经性厌食症

神经性厌食症（anorexianervosa，AN）是由心理因素引起的一种慢性进食障碍，指个体通过节食等手段，有意造成并维持体重明显低于正常标准为特征的进食障碍。常会导致营养不良、代谢和内分泌障碍，如月经紊乱或躯体功能紊乱。严重的甚至可出现恶病质状态，躯体衰竭进而危及生命。据美国报道，女性此病的终生患病率大约为 0.6%，90% 以上的患病者是青少年女性，男性患者少见。发达国家发病率高于其他国家。我国尚缺乏流行病学资料，但是随着生活水平的不断提高，物质供应的不断丰富，以及对"瘦为美"标准的追求，使本病的发病率有增高的趋势。

【西医的病因及发病机制】

神经性厌食症的病因仍在探讨之中。目前的研究认为病因有以下几个方面。

1. 心理因素

发病前往往有某些生活事件发生，影响人的情绪，出现情绪问题。并且该症患者多存在某些人格弱点，如自我评价低、过度依赖及完美主义倾向、过度关注体型和体重，并以此来判断自我价值。

2. 社会文化因素

20世纪后半期，进食障碍发病率和患病率有很大增加，与现代社会文化的背景相关，审美趋向、追求美的标志是纤细苗条。慢性应激状态、工作学习过度紧张、新环境适应不良、社交关系障碍均与该病起病相关。

3. 生物学因素

遗传因素在AN的发病中起一定作用，家属中有进食障碍者患此病的概率比正常人群多8倍，这由家系研究和双生子研究证实，但AN的遗传方式和基因位点尚未确立。有关AN的神经生物学已展开了深入研究，涉及的神经递质有5-羟色胺（5-HT）、去甲肾上腺素（NE）、多巴胺（DA）等，AN还存在多种神经内分泌异常，多种激素或神经肽与食欲、饱感有关，并且不同激素或神经肽之间存在多种复杂的相互作用。脑影像学方面，有多项CT研究显示，AN患者在长期饥饿时有CSF间隙扩大（脑沟和脑室扩大），有一项研究发现体重增加后又恢复；功能影像研究发现AN患者额叶和顶叶皮层代谢和灌注降低，并推测与局部5-HT功能紊乱有关。

【中医的病因病机】

中医学认为，本病与脾胃虚弱、禀赋不足、情志不舒等因素有关，尤以情志不舒最为关键。心为神明之府，心有隐曲，思想不得自遂，则心神怫郁，心血不能濡润脾土，以成过思伤脾之病。脾伤不能助胃消食，则厌食。或由于素体肥胖而自卑或受讥笑，心情抑郁不舒，肝气不能疏泄条达，致使脾土壅塞，痰湿内生，而致进食障碍。若长期拒食或节食，水谷不充，胃阴亏虚，胃失濡养，不能受纳腐熟，加之气血生化乏源，不能濡养肝体，肝失疏泄，影响了脾胃的运化功能，故不思饮食。

【临床状态医学诊断思路】

1. 西医诊断

神经性厌食的诊断，主要依据其临床表现。医生应详细收集完整病史，了解患者现在进食和控制体重的方式，以及患者对体重的看法。辅助检查和实验室检测是必不可少的，必须排除躯体因素所致的体重下降，如慢性消耗性疾病、脑肿瘤、内分泌障碍、肠道疾患、克罗恩病或吸收不良综合征等，还要注意患者消瘦的程度、心血管系统的状态，以及维生素缺乏的征象。

诊断要点有：①进食量明显低于常人。②节食导致明显的体重减轻，比正常平均体重减轻 15% 以上，或者 BMI（体重千克数 / 身高米数的平方）为 17.5 或更低，或在青春期前不能达到所期望的躯体增长标准，并有发育延迟或停止。③体重减轻是自己故意造成的，常常采取的方式是过度运动、引吐、导泻等。④心理上则表现为异乎寻常的对肥胖的恐惧。⑤常有下丘脑 - 垂体 - 性腺轴的广泛的内分泌紊乱。

2. 中医辨证

该病属中医学恶食、不嗜食、郁病、虚劳等范畴。神经性厌食的病机总体为肝郁气滞，脾虚失运。见脘痞胁满，不思饮食，嗳腐吞酸，大便不行或臭秽，舌质厚浊者，则偏于饮食积滞；见胃脘满闷不饥，或目眩头晕，或恶心欲吐，或咳痰不爽，苔腻脉滑者，偏于痰湿阻滞；见脘痞不舒，胁肋作胀，时作叹息，脉弦者，偏于肝气不舒；见神疲乏力，四肢不暖，纳呆便溏，舌质淡胖，脉沉细者，偏于脾胃虚弱。

3. 心理状态

本病以情绪为主导因素，一方面思虑过度则心神怫郁，心血不能濡养脾土，再加上思虑过度本就伤脾，脾脏受损则不思食，也不能助胃消食，发为厌食。另一方面，心情抑郁，肝气不舒，肝气乘脾，则致脾土不运，痰湿内生，痰迷心窍，继而不思食亦不消食。本病虽在脾胃，而病根却在肝与心脑，而脑为髓海，属元神之府，乃主宰人体一切感官及思维活动的中心。

神经性厌食症之症状表现兼具生理和心理两方面。生理异常主要为极度消瘦，限制或拒绝进食；心理上则表现为对肥胖的极度恐惧，情绪抑郁，行为退缩，人际交往减少。

此病多见于年轻女性，此类患者多伴有明显的心理症状，在结合相关辅助检查，排除相关疾病后，重点就是从心理状态入手进行全面分析，并借助心理评估量表以更加准确地评估其心理状态，心身共调。

【临床状态医学治疗方法】

1. 中医治疗

神经性厌食症的病机主要是肝气郁滞，脾虚不能受纳，故以疏肝健脾为原则，结合具体症状辨证论治。偏于邪实者，治宜祛邪为主，可采用消食、化痰、解郁等法。偏于正虚者，治宜扶正为主，采用健运脾胃、益气养阴等法。虚实兼夹者当审其标本缓急主次而治之。

（1）内治法

1）饮食积滞

[症见] 脘胁满闷，痞塞不舒，不思饮食，嗳腐吞酸，恶心呕吐，大便不行，舌质厚浊，脉弦滑。

[治法] 消导和胃。

[代表方] 保和丸加减。

[常用药] 山楂、神曲、莱菔子、陈皮、半夏、茯苓、连翘。

2）痰湿内阻

[症见] 胃脘满闷不饥，目眩头晕，恶心欲吐，或咳痰不爽，小便黄涩，舌苔腻，脉滑。

[治法] 祛湿化痰，理气宽中。

[代表方] 二陈汤合平胃散加减。

[常用药] 半夏、橘红、生姜、茯苓、苍术、甘草、生姜、大枣。

3）肝气郁滞

[症见] 脘胁不舒，痞塞满闷，不思饮食，两胁作胀，时作叹息，舌质红，苔薄白，脉弦。

[治法] 疏肝解郁，理气消滞。

[代表方] 越鞠丸或四磨饮子加减。

[常用药] 乌药、香附、沉香、槟榔、苍术、川芎、栀子、神曲、党参。

4）脾胃虚弱

[症见] 胸脘胀满，时宽时急，不知饥，不欲食，四肢不暖，气短乏力，

374

形体消瘦，大便稀溏，舌淡苔白，脉沉细。

[治法] 补脾益气，健脾开胃。

[代表方] 香砂六君子汤合四物汤加减。

[常用药] 党参、白术、茯苓、法半夏、陈皮、砂仁、焦三仙、当归、白芍、熟地黄、生姜等。

（2）针灸治疗

1）针刺治疗

主穴：足三里、内关、中脘。

配穴：食滞者，加梁门、天枢；痰饮者，加膻中、丰隆；肝气犯胃者，加阳陵泉、太冲；脾胃虚寒者，加脾俞、胃俞。

2）耳针治疗

取胃、贲门、食道、交感、神门、脾、肝等穴。每次选 3 ~ 4 穴，毫针刺，中等刺激，亦可用揿针埋藏或王不留行籽贴压。

（3）推拿治疗

取百会、攒竹、太阳、脾俞、胃俞、肾俞、中脘、天枢、关元、中极、足三里、三阴交等穴。用推、拿、按、摩、揉、捏等手法。每天 1 次，10 次为 1 疗程。

（4）气功、太极拳治疗

导引调情法通过太极拳、气功等方法调理形体，疏通气机，强健脾胃，缓解不良情绪，以维护身心健康。

（5）中医心理治疗

可采取中医五行音乐疗法进行治疗。

2. 西医治疗

（1）药物治疗

治疗目的一是调节与满足感有关的神经递质或神经肽，从而改善食欲；二是治疗与神经性厌食共病的其他精神障碍。现研究发现以下药物可让患者受益：①抗抑郁剂：如氟西汀既可使抑郁症状改善，又可增加食欲和体重；安定类药物也常用来调整病人焦虑情绪；阿米替林对伴贪食诱吐效果较好。

②抗精神病药物：常用的有舒必利，对单纯厌食者效果较好；也有人用小剂量奥氮平增加神经性厌食患者的食欲。对于精神症状严重且复杂者，抗抑郁剂、抗精神病药、锂盐、抗癫痫病药、抗焦虑药均可使用。

（2）恢复体重

恢复体重是一个渐进性的过程，通常需要 8 ~ 12 周。要保证患者的正常营养，纠正水、电解质紊乱；要定期测体重，确定目标体重和理想体重增长率；可供给高热量饮食，给予静脉输液或静脉营养治疗；补充多种维生素及微量元素；餐前肌内注射胰岛素可促进食欲。

3. 临床心理治疗

（1）支持性心理治疗

此治疗对 18 岁以上起病的慢性成年 AN 患者疗效较好，具体内容包括：与患者建立良好的关系，取得患者的信任和配合；对 AN 患者进行耐心细致的解释、心理教育和营养咨询，使患者了解其疾病的性质，认识到科学、合理的饮食对身体发育和健康的重要性；鼓励其积极、主动地参与治疗；培养患者的自信心和自立感，使其在治疗计划中负起个人责任，矫正患者饮食行为，最终战胜疾病。

（2）精神动力性心理治疗

此治疗适合于有心理学头脑、能够体察自己的情感、能够通过领悟使症状得到缓解的 AN 患者。对 AN 患者的精神动力性理解是精神动力性心理治疗的核心，是对患者进行各种心理治疗的基础，AN 患者的厌食行为其实是患者无法解决的潜意识冲突的外在表现形式。

（3）家庭治疗

此治疗适用于起病较早、病期较短的青少年 AN 患者。家庭治疗的观点认为，AN 的症状并非仅仅是个体的症状，而可能是整个家庭的病理问题在其个体身上的反映，家庭治疗的工作在于引发家庭的健康力量，将患者的进食障碍问题转化为家庭关系问题，改变失功能的家庭模式，最终改善进食障碍症状。

（4）认知行为治疗（CBT）

此治疗适合年龄较大的一些患者。有报道认为 CBT 治疗 AN 有效，且对恢复期患者有防复发作用。CBT 的治疗目标不仅仅是增加体重、规律饮食、重建动力和恢复月经，更多的要检验其厌食症状发展的特殊生活饮食，这样可以给出治疗的建议。

（5）团体治疗

此法可在医院的门诊和病房开展，可以让 AN 患者和其他类型的摄食障碍患者、肥胖者甚至其他问题的青少年一起参加，可以设定一些特定的专题让青少年一起讨论。

【病案分析】

患者女性，19 岁，拒食、消瘦 2 年余。

患者 2 年前因担心身体肥胖，控制饮食，拒绝进食肉类，米饭、蔬菜类摄入极少，甚至几乎不吃任何食物，家人多次劝阻无效。1 年后出现形体消瘦，体重下降，由原来的 50kg 降至 30kg，并出现经常性晕倒、月经紊乱。1 年前开始出现进食后恶心、呕吐，遂与家人前往当地医院诊治，行胃镜检查提示浅表性胃炎，予护胃等治疗 1 月后，呕吐缓解。半年来出现双下肢水肿，当地医院诊断为低蛋白血症。来诊时见：形体消瘦，胸脘胀满，不知饥，不欲食，四肢不暖，气短乏力，大便稀溏，失眠，表现为入睡困难，情绪差，对任何事情缺乏兴趣。

查体：表情淡漠，发育正常，营养不良，心、肺及神经系统检查未见明显异常。舌淡苔白，脉沉细。

辅助检查：肝肾功示总蛋白 49g/L，白蛋白 32.6g/L，红细胞 2.74×10^{12}/L，血红蛋白 96g/L，肿瘤指标、甲功及其余血生化结果未见明显异常。心理测评：SCL-90 量表总均分 3.0，抑郁因子分 3.37，焦虑因子分 3.46，躯体化因子分 3.17；宗氏抑郁自评量表（SDS）60 分，提示中度抑郁；宗氏焦虑自评量表（SAS）68 分，提示中度焦虑。

中医诊断：恶食（肝郁脾虚）。

西医诊断：神经性厌食症。

心理状态：抑郁焦虑状态。

诊断思路：此例病案中，患者因担心身体肥胖而致厌食，因厌食而致身体消瘦、晕倒、月经紊乱、浅表性胃炎、低蛋白血症等，同时伴随着明显的抑郁焦虑症状。经排除甲状腺功能的问题，再结合心理测评结果，可知该病的"主要矛盾"即为抑郁焦虑状态，厌食既与抑郁焦虑互为因果，也是抑郁焦虑的心理替代症状，四诊合参，得出肝郁脾虚状态的诊断。

治疗：中医以疏肝解郁，益气健脾为法，以越鞠丸合香砂养胃丸加减为方。具体方药为香附 10g，苍术 10g，赤芍 10g，炒山栀 10g，炒神曲 10g，党参 20g，茯苓 20g，白术 20g，熟地黄 10g，当归 10g，煨姜 5g，姜半夏 10g，焦三仙各 10g，甘草 5g。予中医心理疏导疗法，配合八段锦等中医功法锻炼。并予口服盐酸氟西汀分散片 20mg qd 抗抑郁焦虑治疗。

1 月后复诊，患者情绪好转，家人诉其食欲明显改善，体重增加 4kg，仍偶有脘腹胀满，大便稀溏，睡眠较前改善，上方去栀子、麦芽，加砂仁 5g、白豆蔻 5g、陈皮 10g 醒脾祛湿止泻，余治疗同前，并嘱患者继续坚持配合治疗。

讨论：本病例属于中医学"恶食"范畴，证属肝郁脾虚。缘患者情志不畅，肝失疏泄，气机流通受阻，致气机不畅，肝气郁结，水液代谢障碍，湿浊停留，痰湿由生，脾胃升清降浊的功能失衡，影响脾胃之运化乃至气血生化与运行，久病则脾胃亏虚，而成本病。

考虑患者为青年女性，处于肝郁脾虚状态，抑郁焦虑症状明显，中药以疏肝解郁，益气健脾为主，以越鞠丸、香砂养胃丸加减为方。香附、苍术、赤芍、炒山栀子、炒神曲行气解郁；党参、茯苓、白术、甘草补气健脾；熟地黄、当归滋补营血；煨姜温阳和胃；姜半夏燥湿化痰；焦三仙消积化滞开胃，全方消补兼施，气血兼顾，共奏疏肝解郁，健脾益气之效。

1 月后复诊时患者情绪症状及躯体症状都有明显好转，胃口渐开，食欲增加，体重上升，但仍有脘腹胀满、大便稀溏，考虑为气郁湿滞，上方加砂仁、白豆蔻、陈皮以理气燥湿化痰醒脾。

再结合中医心理治疗以激发病人乐观的心态及坚强的信念，调整其整体状态，从根本上治疗疾病。八段锦锻炼可调整形体，疏通经络，改善负性情绪。

从中医证候状态看，对本病的治疗，需重视肝在发病过程中的作用。

本病的病变部位虽然在脾胃，脾胃功能失调，但肝在本病之发生发展中起着重要的作用，临床上从肝论治收效颇佳。肝主疏泄，调畅气机，关乎脾胃升降。肝的疏泄功能正常与否，直接关系到气的升降出入和水液代谢的输布运行。肝之疏泄功能正常，则脾胃冲和，气机畅达，升降出入有序，水液输布正常，脏腑经络生理活动保持协调平衡；若肝失疏泄，气机流通受阻，则形成气机不畅，肝气郁结，湿浊停留，痰湿由生，脾胃升清降浊的功能失衡，影响脾胃之运化乃至气血生化与运行，还可影响其他的脏腑。所以治疗首当治肝，治肝的核心，在于疏肝解郁，调畅气机，有血行不畅则行血；有痰内结者，则化痰；有瘀血者，活血化瘀；使肝之气机通畅，气血调和。

对神经性厌食的研究已广泛开展，王薇从肝论治，分阶段状态论治青少年女性神经性厌食症取得较满意疗效，先以疏肝解郁、化痰开窍法，减轻患者对体重增加的恐惧感；进而以柔肝养阴、生津开胃法，增加患者食欲及纳食；最后以滋补肝肾、养血活血为法，将患者整体状态调整至最佳。

陈晓鸥对青少年女性神经性厌食症患者进行中西医结合治疗也取得了较好疗效。中医辨证以疏肝理气、健脾安神为法，中药以柴胡、栀子、清半夏、远志、香附、陈皮、云茯苓、木香、炒酸枣仁、砂仁、山楂、焦神曲、炒麦芽、莱菔子、甘草为方，配穴选取百会、神庭、内关、神门、足三里、三阴交、太冲、公孙。结合西药予以黛力新 1 片 /d，舒必利 0.3 g/d，同时给予静脉高营养及胃肠动力药物。同时选用心理治疗。治疗 2 周后，患者能少量进食，4 周后患者食欲渐增，睡眠安稳，体重增加 4kg。所以中医药法是治疗本病的一大优势。

从西医角度看，进食障碍应以心理治疗为主，药物治疗主要是针对病人的抑郁、焦虑等情感症状。应选用不良反应小的药物，且以小剂量治疗为宜（如抗焦虑药物阿普唑仑、氯硝西泮等）或 SSRI 类药物。呕吐反应明显者，可考虑应用苯纳嗪等止吐剂。对营养不良和脱水等躯体障碍，必须高度注意，及时纠正营养、水电解质、酸碱平衡失调，并注意预防或处理感染等并发症。

二十七、神经性贪食症

神经性贪食症（bulimia nervosa，BN）是指具有反复发作的不可抗拒的冲动性暴食，进食后又因担心发胖而采用自我诱吐、导泻、利尿、禁食或过度运动来抵消体重增加为特征的一组进食障碍。其发病人群主要是女性，发病年龄多在 18～20 岁。男性少见。此病可与神经性厌食交替出现，两者可能具有相似的病理心理机制及性别、年龄分布。多数病人是神经性厌食的延续者，发病年龄较神经性厌食晚。

【西医的病因及发病机制】

西医学认为，神经性贪食症的病因学复杂，发病机制为多因素的，涉及社会文化因素、家庭影响、人格特质、认知过程、情绪特点、生物学异常等，这些因素在发病中起着重要的作用。

1. 生物因素

BN 孪生子同病率较高，而且单卵孪生子较双卵孪生子同病率高；双生子研究还发现，神经性贪食的遗传率为 28%～83%，提示遗传因素起一定作用。

与 AN 患者相比，BN 患者血和脑脊液中去甲肾上腺素和 5-HT 的异常变化更明显。有研究表明，BN 患者的 5-HT 功能失调，如催乳素对 5-HT 受体激动剂（m-CPP）、5-羟色胺酸及 dl 芬氟拉明的反应迟钝，m-CPP 引起头痛样的反应增强。康复后的 BN 女患者用 ^{18}F 阿坦色林（一种特异性 5-HT$_{2A}$ 受体拮抗剂）进行 PET 研究，发现两侧眶额皮层 5-HT$_{2A}$ 结合显著减少。

2. 心理与家庭因素

BN 患者心理特点包括低自尊、高神经质水平、情感不稳定、冲动、控制能力差，对亲密关系的恐惧，对发育和成熟过程适应能力较差，包括对青春期、婚姻、妊娠以及与家庭成员和父母的关系问题、遇到的性问题等。因此，BN 可以是处理这些过程中所遇到的应激事件的一种方式。该类患者在家庭冲突中被抛弃、被忽视比 AN 患者更为多见，儿童期不良经历越多的女性暴食的危险性越大。BN 患者较 AN 患者更善于交际、更愤怒和更冲动，缺少和 AN 患者相当的超我控制和自我力量。

3. 社会因素

就心理学机制而言，"以瘦为美"文化既可产生对食欲的压抑，也可呈反转相，表现为暴饮暴食。

【中医的病因病机】

中医学认为，本病的病位在肝，与脾、胃有关，病机为肝气郁滞，木不疏土，脾土不能健运水湿，气机不畅，导致郁火内生，火郁日久伤津，形成肝胃郁热。阴亏与脾土寒湿相混杂，从而导致了善食易饥，食入拒纳的症状。本病属本虚标实，虚实夹杂的病证。

【临床状态医学诊断思路】

1. 西医诊断

患者有反复发作的暴食行为，一次可进大量食物。每周至少发作 2 次，且持续至少 3 个月。对进食有强烈的欲望或冲动感，存在认为自己太胖的观念，有对发胖的恐惧心理。常采用引吐、导泻、增加运动量、使用药物等方法，以消除暴食引起的发胖。排除神经系统器质性病变、内分泌系统疾病、消化系统疾病等所致的呕吐、厌食、贪食，也非癫痫、精神分裂症等继发所致。若已明确诊断为神经性厌食，或交替出现的经常性厌食与间歇性暴食的症状，只诊断为神经性厌食。

2. 中医辨证

此病在中医古籍中与"食亦"相类似，食亦乃中医之古病名，首见于《素问·气厥论》，书中云："大肠移热于胃，善食而瘦人谓之食亦，胃移热于胆，亦曰食亦。"《类经》云："大肠移热于胃，燥热之气上行也，故善于消谷，阳明主肌肉而热烁之，则虽食亦病而瘦，所以谓之食亦……阳明胃热而移于胆，则木火合邪，不生脾土，故亦当善食而瘦。"《黄帝内经素问注证发微》认为："胃为水谷之海，其气外养肌肉，今大肠之热移之，是传其生我者也，则胃火愈盛，食已如饥，故虽多食，而肌肉瘦瘠，又谓之食易。其'亦'当作'易'，盖饮食移易而过，不生肌肤也。胃移热于胆，是传其所胜我者，则胃病如故，而胆木生火，亦当善食而瘦也，亦名食易。"

现代医家认为该病的病位在肝，与脾、胃有关，主要应明辨寒热虚实。贪食但食不知味，并有呕吐清水或痰涎，喜热饮，形寒怕冷，情绪抑郁，便溏不爽，尿清长者，偏向于脾阳虚损；贪食易饥，常呕吐食物或胃酸、胆汁，喜冷饮，心烦易怒，性格消极悲观，孤僻执拗，大便燥结，尿短黄，舌红无苔或苔少花剥者，常为肝胃郁热证型。

3. 心理状态

本病乃情志为病，禀赋素虚、肝气善结、环境影响等导致情志不畅是本病的主要病因。有意控制饮食，摄入不足，化生乏源也是本病的重要原因。《灵枢·本神》篇云："愁忧者，气闭塞而不行。"思虑过多，情绪低落者，易使气机郁滞，郁火内生，故善食易饥；气机郁滞又会导致胃失和降，故食入拒纳，两者可交替发生，并恶性循环。

本病患者多见于青年女性，性格偏颇、精神抑郁的心理倾向，或因生活事件的精神刺激，加重了抑郁，导致脏腑（尤其胃）神经活动功能失调。此类患者多有明显的心理症状，首先通过望、闻、问、切，可评估其整体生命状态，通过问诊及心理测评量表（如 SAS、SDS、SCL–90、汉密尔顿焦虑、抑郁量表、贝克–拉斐尔森躁狂量表、生活事件量表等）可进一步判断其心理状态。在诊疗过程中，需围绕患者精神心理状态进行评估诊断，心身兼调，进行全面治疗。

【临床状态医学治疗方法】

1. 中医治疗

（1）内治法

1）脾阳虚损

[症见]进食量多，不可控制的强烈摄食欲望，进食无分餐，食品无选择，食而不知其味，自行诱发呕吐，呕吐水、痰涎，喜热饮，情绪抑郁，便燥结或便溏不爽，以及怕冷、尿清长，舌淡白偏暗、苔白滑，脉弦缓或沉细涩。

[治法] 疏肝解郁，降逆和胃，温运脾阳。

[代表方] 丁香散加减。

[常用药] 丁香、桂心、川椒、厚朴、青橘、木香、党参、当归、桃仁、赤芍。

2）肝胃郁热

[症见] 进食量多，不可控制的强烈摄食欲望，进食无分餐，食品无选择，食而不知其味，自诱发呕吐，呕吐食物、胃酸、胆汁，消极悲观，孤僻执拗，敏感多疑，心烦易怒，喜冷饮，大便燥结，尿短黄，舌红苔黄或少苔无苔，脉滑或弦数。

[治法] 顺气解郁，清解郁热。

[代表方] 五磨饮子加减。

[常用药] 木香、乌药、枳壳、沉香、槟榔、丁香、代赭石。

（2）针灸治疗

主穴：内关、足三里、中脘。

配穴：脾阳虚者，加脾俞、胃俞；肝郁者，加太冲、阳陵泉。

（3）推拿治疗

取太冲、阳陵泉、内关、乳根、中脘、足三里、脾俞、胃俞、肝俞等穴。用推、拿、按、摩、揉、捏等手法，每天1次，10次为1疗程。

（4）拔罐治疗

将竹罐放入煮热的中药液锅内，当罐内充满药液时，用镊子将其快速取出，用手甩净罐内药液，迅速吸附在相应的穴位上，热度以患者能耐受为佳。患者若感觉过烫，应立即拔掉竹罐，以避免局部皮肤烫伤。

（5）中医养生功法治疗

中医养生功法是现代人对中国古代的导引、吐纳、炼丹、守神、存想、静坐、坐禅等一类心身锻炼方法的称法。常见功法有太极拳、五禽戏、八段锦等。通过这些功法的练习，可使人类心身两个方面得到一种协调的、平衡的、全面的和整体的训练，改善脏腑气血阴阳，调和身心，改善身体状态。

（6）中医心理治疗

临床常用疏神开心法。即医者待患者如知己，以诚相待，使患者把心中的疑虑讲出，再有针对性地加以解释，使患者心情舒畅、气血畅通、心身健康。疏神开心法是一种最基本的心理治疗方法，类似于西医学的心理咨询、心理疏导。疏导的前提是患者疏泄，或为自动疏泄，或为引导疏泄，不论是哪种疏泄方式，都要给予同情、关怀，并以十分耐心的态度、巧妙的语言，引导其无所顾虑，畅所欲言。疏泄完毕，要科学地分析与解释，且分析要客观现实，要指出患者认知系统中的非理性成分，让患者了解不良情绪来源于自己本身，只要能使患者改变其想法，放弃非理性信念，接受理性的生活哲学，就可避免非理性信念的困扰，即避免负性情绪的困扰。

2. 西医治疗

抗抑郁药物可以改善病人的情绪，促进病人对治疗的合作性，常被应用。SSRIs 在临床应用中对多数进食障碍病人都能收到较满意的疗效，对病人的恐惧、易激惹、沮丧情绪等均有明显的疗效，间接促进病人行为的改善。当病人出现严重的营养不良时应予支持疗法，如纠正水电平衡，给予足够维持生命的能量等。

3. 临床心理治疗

（1）家庭治疗

进食障碍患者的家庭一般充满敌意、混乱、孤独，缺乏良好的教育方式和共情。家庭治疗是一种把关注的焦点置于人际关系上的心理治疗范式。它认为，个体只有在互动和系统（家庭）中才能被说明、被理解，个体的困扰实际上是关系的困扰，是个体所在的系统出现了问题。因此，实施心理干预的对象应当是在关系和系统上，而不仅仅是个体。

（2）认知行为治疗（CBT）

CBT 的基本观点是，认知过程是个体情感和行为的中介，适应不良的情感和行为与适应不良的认知有关。进食障碍患者具有明显的歪曲认知，因此，CBT 逐步被应用于 BN 的治疗。目前，CBT 是治疗进食障碍最常用最有效的方法。CBT 对于 18 周岁以上的女性治疗效果更好，因为成年病人的主要致病因素是不合理的认知。

（3）人际关系心理治疗（IPT）

与 CBT 方法不同，IPT 并不直接关注 BN 的症状，而专注和矫正"有问题的人际关系"。通过改变 BN 患者人际关系的方式，达到控制和缓解症状的目的，故 IPT 显效慢，需要时间长。系列比较研究发现，CBT 显效快，而 IPT 显效慢，治疗开始 CBT 优于 IPT，随后经 IPT 的 BN 患者症状继续改善；尽管 CBT 和 IPT 起效时间不同，但两种治疗方法疗效相当。

（4）行为治疗（BT）

BT 的治疗方式很多，据报道暴露和反应预防（ERP）治疗对 BN 效果较理想，ERP 治疗源自治疗强迫症的减轻焦虑模式。BN 患者接受 ERP 治疗，绝大部分症状改善甚至达显著改善。长期随访研究发现，CBT 和 IPT 优于 BT，与前两种方法相比，BT 患者易出现复发。

（5）综合治疗

在临床工作中为了获得最佳疗效，应采用临床状态医学治疗手段，采用心理治疗合并中西药物治疗的综合性治疗措施，以调整患者临床状态为目的。CBT 单独使用或结合药物的治疗效果均优于单独采用药物治疗。此外，部分患者还需躯体支持治疗，规定患者进食时间和进食量，尽量减少或制止呕吐行为，禁用导泻药物；对水电解质代谢紊乱者予以对症处理。

【病案分析】

患者女性，19 岁，因"进食量剧增半年"就诊。

半年前患者因在班级里被嘲笑身材肥胖，开始节食。但时有无法控制"暴食"冲动，每周 3 ~ 4 次，有时一餐可进食 1 斤多米饭以及肉食、蔬菜，饭后再吃零食，直至腹胀甚至呕吐为止，家人发现后，劝阻无效，前来就诊。患者表示自己有时突然很想吃，哪怕肚子胀得厉害，但还是想吃，明知道贪吃不好，怕变胖，但无法控制，还偷偷吃泻药防止肥胖。消极悲观，孤僻执拗，敏感多疑，心烦易怒，月经常提前，量一般，色紫红，大便干，尿短黄。舌淡红，苔薄黄，脉弦。

辅助检查：血常规、血生化、甲状腺功能、脑电图检查未见明显异常。心理测评：SCL-90 量表总均分 3.1，躯体化因子 3.05，抑郁因子分 3.6，焦虑因子分 4.2，SDS 量表：72 分，SAS 量表：72 分，提示中度抑郁、重度焦虑。

中医诊断：食亦（肝胃郁热）。

西医诊断：神经性贪食症。

心理状态：抑郁焦虑状态。

诊断思路：该病案中患者抑郁焦虑症状明显，表现为消极悲观，孤僻执拗，敏感多疑，心烦易怒，每周 3 ～ 4 次无法自控而"暴食"，心理测评结果也支持抑郁焦虑状态的诊断，再通过辅助检查可排除甲状腺功能异常或癫痫导致的贪食。

治疗：中医以顺气解郁，清解郁热为主，以五磨饮子加减为方，组方如下：木香 10g，乌药 10g，枳实 10g，沉香 3g，槟榔 10g，柴胡 10g，佛手 10g，丁香 1.5g，黄连 10g，黄芩 10g，知母 10g，当归 10g，白芍 10g。并予中医心理疏导疗法。

2 周后复诊时，患者症状减轻，但口渴欲饮，大便干结，考虑胃阴亏虚，上方加生地黄、石斛、麦冬。患者用药 2 月后，情绪明显好转，未再发生"暴食"。3 月后诉月经基本正常，继续坚持中西配合治疗，巩固疗效。

讨论：本病例中医诊断为食亦，证属肝胃郁热。缘患者肝失疏泄，气机流通受阻，形成气机不畅，肝气郁结，郁而化热，肝火横逆犯脾胃，胃火内生，故消谷善饥，食欲旺盛。肝气郁结，故情绪不宁，进食后后悔。

考虑患者青年女性，肝胃郁热状态，中医汤剂以顺气解郁，清解郁热为主，以"五磨饮子"加减。乌药、沉香顺气降逆解郁，木香、槟榔、枳实行气导滞，柴胡疏肝解郁，佛手、丁香和胃理气解郁，黄连、黄芩、知母清解郁热，当归、白芍养血柔肝。

二诊时口渴欲饮，大便干结，考虑病程日久，耗损阴血，前方加生地黄、麦冬、石斛滋养肝胃之阴，再结合中医心理疏导疗法，心身兼调，以收完整疗效。

在该病的论治上，各医家都有自己独到的见解。张琪教授认为初期多为胃热，即胃热多食易饥之状态，治疗上多以清胃热为主，可以选用白虎汤、白虎加人参汤加减治疗。随着病情进展，饮食不节而伤脾，导致脾虚，患者脾虚索食以自救之状态，虽临床表现仍以多食易饥为主，但是此时应注意捕捉患者脾虚之症状，不宜再用清热之法治疗，否则苦寒清热之品进一步损伤脾阳导致病情缠绵难愈，在治疗上多消补兼施，在健脾的同时要佐以消食之品，多以香砂六君子汤加味。肝之疏泄条达功能有助于脾之运化升清，同样脾之运化升清功能也有助于肝之疏泄条达，当脾之转运升清功能失常导致肝之疏泄失常而出现土壅木郁之症，进而出现精神症状，应佐以疏肝解郁，行气活血之法。

从中医状态看，情志在整个疾病过程中起重要作用。不但关系到疾病的发生，而且影响到疾病的发展、预后和复发，还可影响疾病的治疗效果。因此对本病的治疗，应着重调节情志。治疗要注意以心理、行为治疗为主，应纠正应用状况，控制暴食行为，打破恶性循环，建立健康饮食行为。心理治疗可予群体心理治疗、认知行为疗法等。药物治疗以新型抗抑郁药物为主，SSRIs类药物副作用较小，安全性高，值得临床推广，根据临床经验，氟西汀对暴食伴有情绪障碍者效果较好。

主要参考文献

[1]简占亮.试论医学高技术与医学目的[J].医学与社会，1998，4（11）：38-40.

[2]林吴平."平衡"是养生的灵魂[J].健身科学，2010（2）：14-15.

[3]金伯泉.医学免疫学[M].北京：人民卫生出版社，2008.

[4]郭方明，武秀.基因调控与阴阳平衡[J].亚太传统医药，2008，4（3）：20-22.

[5]沈自尹.中医药在调节基因平衡上的优势[J].Journal of Integrative Medicine，2003，1
（1）：3-4.

[6]陆广莘.国医大师临床经验实录：国医大师陆广莘[M].北京：中国医药科技出版社，
2011.

[7]王新华.中医基础理论[M].北京：人民卫生出版社，2012.

[8]王晓岚.论"证"的功能性及特定性[J].山东中医药大学学报，1998，5（22）：327.

[9]王庆其.内经选读[M].北京：中国中医药出版社，2004.

[10]李黎，杜渐，王昊，等.中医五态人格的五行配属关系探讨[J].世界中医药，2014，7
（9）：871-873.

[11]章红英.《内经》情志致病特点概述[J].北京中医.1998，2（31）：47-48.

[12]赵会华.医易养生心理学思想研究[D].长春：吉林大学，2006.

[13]刘向哲，王新志，王永炎.基于禀赋概念的"五态人"与中风发病相关性初步研究[J].中
国中医基础医学杂志，2011，8（17）：910-911.

[14]王琦.略论《内经》中的医学与气象问题[J].上海中医药杂志，1979.5（19）：44-48.

[15]王玉花.中国传统人格思想研究[D].哈尔滨：黑龙江中医药大学，2009，5.

[16]王建军，虢周科.试从《内经·素问疏五过论》论"疑难杂病"新治疗观[J].光明中医，

2012，8（27）：1521–1522.

[17]王智瑜.从睡眠到觉醒的相关概念探讨《黄帝内经》的睡眠觉醒理论[D].北京：北京中医药大学，2005.

[18]郑开梅.抑郁症中医证候特征及相关社会心理因素的临床流行病学调查[D].天津：天津中医学院，2005.

[19]周少林，王燕.小议《黄帝内经》中七情致病的特点[J].江苏中医药，2011，1（43）：5–6.

[20]孟华，曹勇，黄进.亚健康与中医心身相关理论的关系[J].辽宁中医药大学学报，2009，5（11）：159–160.

[21]严世芸.中医各家学说[M].北京：中国中医药出版社，2003.

[22]郭良清.《伤寒论》六经复杂性辨证论治思维研究——复杂性辨证论治思维在糖尿病中的应用[D].济南：山东中医药大学，2014.

[23]王新华.中医基础理论[M].北京：人民卫生出版社，2012.

[24]高玮，钟力炜，傅春瑜.基于信息技术平台的医院会诊模式重建[J]. 中国医院管理，2012，12（32）：67–68.

[25]徐立思，孔祥亮，何新慧.《伤寒论》疾病自愈机制与临床征兆[J].上海中医药大学学报，2012，6（26）：27–29.

[26]姜远英，许建华.临床药物治疗学（第二版）[M].北京：人民卫生出版社，2007.

[27]邓洪新，魏于全.肿瘤基因治疗的研究现状和展望[J].中国肿瘤生物治疗杂志，2015，2（22）：170–176.

[28]金宏林，辛玉芬，徐光达，等.耳鼻喉科疾病治疗中的超声雾化的应用[J].中国伤残医学，2012，4（20）：60–61.

[29]刘跃.中医心理学在心身疾病治疗中的应用[J].上海电力学院学报，2014，30：162–164.

[30]魏佳.安神定惊法联合中医心理法治疗惊恐障碍的临床观察[D].广州：广州中医药大学，2014：5.

[31]杨晓雯，曾志华.中医非药物疗法治疗失眠的研究进展[J]. 内蒙古中医药，2014，31：71.

[32]潘雪君，陆灏，张明.中医按摩和药茶在老年2型糖尿病治疗中的应用前景[J].中医临床

研究，2014，36（6）：132-133.

[33]申国祥.气功治癌机理探讨[J].中国气功科学，1995，8（2）：30-31.

[34]刘斌，余方，施俊.音乐疗法的国内外进展[J].江西中医药大学学报，2009，21（4）：89-91.

[35]王燕平.中医运动养生的理论与实践[J].陕西中医学院学报，2011，6（34）：9-10.

[36]刘燕.通往心灵的福祉——佛教思想对心理健康的启示[J].新疆石油教育学院学报，2007，9（1）：50-52.

[37]张伯礼.中医内科学[M].北京：人民卫生出版社，2012.

[38]万学红，卢雪峰.诊断学[M].北京：人民卫生出版社，2013.

[39]张孝娟，黄小玲，虢周科.中医临床心理学[M].北京：中国医药科技出版社，2006.

[40]杨菊贤，陈玉龙.内科医生眼中的心理障碍[M].上海：上海科学技术出版社，2007.

[41]周仲瑛.中医内科学[M].北京：人民卫生出版社，2007.

[42]葛均波，徐永建.内科学[M].北京：人民卫生出版社，2013.

[43]石学敏.针灸学[M].北京：中国中医药出版社，2002.

[44]王敏华.慢性胃炎的中医治疗思路与方法[J].中国医药指南，2014（24）：275-276.

[45]李浩德.中医疏肝法治疗慢性胃炎临床分析[J].亚太传统医药，2015，11（19）：114-117.

[46]史建纲.糖尿病分期治疗好[N].甘肃日报，2004，11，26（3）：6.

[47]吕仁和，肖永华，刘滔波.分期论治糖尿病[J].药品评价，2008（1）：35-37.

[48]姚昶，高卫卫，杨理.清热养阴治甲亢——许芝银教授经验总结[J].中国民族民间医药，2009，14（5）：61-62.

[49]李莉，税文辉，王新英.温阳与通络并用治疗甲状腺功能减退症33例[J].陕西中医，2008，29（5）：546-547.

[50]莫崇念.温补脾肾法治疗脾肾阳虚型甲状腺功能减退症患者的临床观察[D].成都：成都中医药大学，2012.

[51]陈文娟，钟妙文，杨劲松.真武汤加减治疗甲状腺功能减退症（脾肾阳虚型）30例疗效观察[J].新中医，2006，38（3）：41-42.

[52]李霞，娄金波，陈永华，等.右归丸加减治疗原发性甲状腺功能减退症（肾阴阳两虚证）临床观察[J].亚太传统医药，2016，12（3）：118-119.

[53]杨东宁.脑梗死分期与中医病性证素的关系[J].光明中医，2011，4（10）：1963-1965.

[54]蔡定芳，杨云柯，顾喜喜，等.中医辨证结合西医分期治疗急性脑梗死临床研究[J].中国中西医结合杂志，2007，27（9）：789-792.

[55]陈婉珉，郑春叶，连新福.100例帕金森病患者中医证候要素及证型分布规律[J].中医杂志，2011，52（3）：214-217.

[56]倪进军，王铃清，赵艳敏，等.300例偏头痛分期治疗中医辨证规律的临床研究[J]. 辽宁中医杂志，2015（9）：1707-1708.

[57]吴江，贾建平.神经病学[M].北京：人民卫生出版社，2015.

[58]吴西志，吴运渠，付航，等.中医药治疗癫痫研究近况[J].光明中医，2015，30（2）：445-446.

[59]邓颖，袁昌文.止痫汤治疗难治性癫痫30例[J].Clinical Journal of Traditional Chinese Medicine，2010，10（12）：1052-1052.

[60]赵红宁.中医治疗癫痫用药规律及临床效果研究[J].中医临床研究，2015，11（8）：46-47.

[61]高拴生，朱春晖，李炜，等.裴正学教授治疗眼肌型重症肌无力经验探析[J]. 甘肃医药，2014，33（3）：219-221.

[62]陈孝平，汪建平.外科学[M].北京：人民卫生出版社，2013.

[63]虢周科，李丽灵，魏佳.癌症治疗观探讨[J].辽宁中医杂志，2014，23（16）：1377-1378.

[64]张学军.皮肤性病学[M].北京：人民卫生出版社，2013.

[65]陈红风.中医外科学[M]. 北京：人民卫生出版社，2012.

[66]顾玉潜.加味龙胆泻肝汤治疗带状疱疹66例[J].甘肃中医学院学，2008，25（1）：29-30.

[67]张凤芹.辨证分型治疗带状疱疹35例观察[J].中国实用乡村医生杂志，2008，8（15）：30-31.

[68]应旭文.血府逐瘀汤加减治疗带状疱疹后遗神经痛30例[J].浙江中西医结合杂志，2002，12（3）：176-178.

[69]张彦敏，冯洲.血府逐瘀汤加减治疗带状疱疹后遗神经痛52例[J].湖南中医杂志，2005，21（4）：50-52.

[70]闫玉红，卢传坚，姚丹霓，等.寻常型银屑病中医基本证候与疾病分期及病情的相关性探讨[J].广州中医药大学学报，2012，29（4）：28-30.

[71]马宝璋，齐聪.中医妇科学[M].北京：人民卫生出版社，2012.

[72]沈铿，马丁.妇产科学[M].北京：人民卫生出版社，2015.

[73]乔明琦.愤怒和郁怒与经前期综合征肝气逆证肝气郁证相关性研究[J].陕西中医，2006，27（11）：1359-1361.

[74]徐旭杰，韩秀琴，慈玉珍，等.经前期综合征证候分布规律的流行病学调查研究[J].中国中医学基础杂志，1997，3（53）：31-33.

[75]赵更力.育龄妇女经前期综合征的发生情况及影响因素[J].中医妇科学杂志，1998，33（4）：222-224.

[76]晋献春，谢德娟，罗海鸥.戴裕光教授治疗月经不调经验[J].中国疗养医学，2012，21（2）：36-38.

[77]陈和利，金石，王力，等.知识女性月经不调与精神因素关系调查[J].江西中医学院学报，2007，19（3）：86-87.

[78]孙伟，冯晓军，冯雪花.中医药治疗女性月经不调的研究进展[J].医药论坛，2012，12（33）：23-25.

[79]任婕，王天芳，李力，等.更年期综合征常见中医证候及其症状分布特点的文献分析[J].江苏中医药，2008，40（4）：67-69.

[80]马丽爽，陈长香，李淑杏，等.女性更年期综合征及抑郁影响因素的研究[J].中国老年学杂志，2009，29（3）：354-355.

[81]卢亦彬.合和汤治疗女性性欲低下50例[J].福建中医药，2009，40（2）：31-32.

[82]黎志远，王艳，黎慧，等.中药辨证治疗女性性欲低下58例临床研究[J].中国性科学，2006，40（11）：30-32.

[83]庞保珍，赵焕云.自拟春遥丹治疗性欲低下176例[J].国医论坛，2004，19（2）：17.

[84]秦国政.郁是阳痿发病学的重要环节[J].云南中医学院学报，2001，24（4）：30-31.

[85]林强.从肝论治勃起功能障碍120例疗效观察[J].中国男科学杂志，2008，22（1）：51-53.

[86]陈金荣，任晓丹，侯思理.心理疗法在男科治疗学中的临床意义[J].北京中医药大学学报，2003，26（1）：72-74.

[87]陈长勇.降敏法治疗早泄[J].中国男科学杂志，2001，15（3）：213.

[88]钟向阳，李秋琼，缪雪娜.自拟柴胡加龙骨牡蛎汤加减治疗抑郁症50例[J].中国保健营养旬刊，2012，22（11）：217-218.

[89]郑景莉.丹栀逍遥汤加减治疗抑郁34例临床观察[J].河北中医，2010，32（1）：59.

[90]曹爱群，郭永林，张旭桥.柴胡解郁汤治疗肝郁血虚型抑郁症30例[J].中国中医药现代远程教育，2010（2）：23.

[91]郝伟，于欣.精神病学[M].北京：人民卫生出版社，2013.

[92]袁拯忠，叶人，项祖闯，等.913例失眠患者中医证型分布规律[J].中华中医药学刊，2011，29（7）：1508-1509.

[93]杨艳杰，彭涛，杨占强，等.大学生睡眠障碍的影响因素研究[J].健康心理学杂志.2000，8（3）：254-256.

[94]孔晶，刘伟，韩标，等.体感振动音乐疗法改善睡眠障碍的研究[J].中国康复医学杂志，2006，21（12）：1107-1110.

[95]王薇.从肝论治青少年女性神经性厌食症体会[J].江苏中医药，2003，24（5）：46-47.

[96]陈晓鸥.中西医结合治疗神经性厌食1例[J].辽宁中医药大学学报，2006，8（4）：104-106.

[97]徐鹏.张琪教授治疗神经性贪食症经验[J].云南中医中药杂志，2011，32（5）：6-7.